来て！ 助産婦さん

CALL THE MIDWIFE
A True Story of the East End in the 1950s
JENNIFER WORTH

Clinical Editor
Terri Coates MSc, RN, RM, ADM, Dip Ed

訳者代表　土屋さやか

訳　　　安藤仁美　岡山真理　川内恵美子　丹治恵実
　　　　早瀬麻子　藤田和佳子　ブラウン美由紀　山之内智子

（株）クオリティケア

CALL THE MIDWIFE: A True Story Of The East End In The 1950s
by Jennifer Worth
First published in Great Britain in 2002   by Merton Books
1 3 5 7 9 10 8 6 4 2
Copyright© Jennifer Worth 2002
©First Japanese edition 2015 by Quality Care,Tokyo
Front image: © Corbis
Back image: © Getty
Cover design: © www.blacksheep-uk.com

All rights reserved. No part of this publication may be
reproduced, stored in a retrieval system, or transmitted,
in any form or by any means, electronic, mechanical,
photocopying, recording or otherwise, without the prior
permission of both the copyright owner and the above publisher.
The right of Jennifer Worth to be identified as the author
of this work has been asserted in accordance with the
Copyright, Designs and Patents Act 1988.

Japanese translation rights arranged with Merton Books
c/o William Morris Endeavor Entertainment, LLC, New York
through Tuttle-Mori Agency, Inc., Tokyo

This is a work of non-fiction, and the events it recounts
are true. However, certain names and identifying characteristics
of some of the people who appear in its pages have been
changed. The views expressed in this book are the author's.

原著はイギリスにおいてMerton Booksによって最初に出版されたものであり、本書はタトル・モリ・エージェンシーとの契約に基づき、(株)クオリティケアが日本において初めて出版するものである。この作品はノン・フィクションであり、作品中の出来事は実際に起こったことである。しかし、登場人物のいくつかの名前や特徴は変更されている。また、作品中の見解は作者のものである。

この本は、愛する夫のフィリップに捧げる

『メアリー』の話は、ジョー・ウィリアムソン神父と
ダフニー・ジョーンズに捧げられる

謝辞

以下の人々に感謝する。

半世紀前に私が一緒に働かせてもらった全ての看護師と助産師。その多くは既に亡くなっている。

私の思い出に火をつけてくれたテリー・コーツ。

ウェルクローズ・トラストの理事長トニー・ウィリアムソン司祭。

励まし続けてくれたエリザベス・フェアバーン。

原典にあたってくれたパット・スクーリング。

コックニー訛りを書くにあたって手伝ってくれたナオミ・スティーブンス。

スザンナ・ハート、ジェニー・ホワイトフィールド、ドロレス・クック、ペギー・セイヤー、ベティ・ホーニー、リタ・ペリー。

タイプして、読んで、助言をくれた方々。

タワー・ハムレット郷土史資料館。

E14区にあるアイランド歴史トラストの館長さん。

E14区にあるドックランド記念館の記録保管係さん。

シモンズ・エアロフィルムの司書さん。

訳者代表

土屋さやか　　　　大阪大学大学院　博士後期課程

訳者

安藤仁美
岡山真理　　　　　奈良県立医科大学大学院　看護学研究科
川内惠美子　　　　大阪大学大学院
丹治恵実　　　　　大阪医科大学看護学部
早瀬麻子　　　　　大阪大学大学院　博士後期課程
藤田和佳子　　　　北海道大学　保健科学研究院
ブラウン美由紀　　日産厚生会玉川病院　産科病棟
山之内智子　　　　京都大学大学院　博士後期課程

目次

Introduction（序章） 1

Call the Midwife（助産婦さんを呼んで！） 8

Nonnatus House（ノンナート・ハウス） 19

Morning Visits（朝の家庭訪問） 28

Chummy（チャミー） 39

Molly（モリー） 46

The Bicycle（自転車） 58

Antenatal Clinic（妊婦健診） 62

Rickets（くる病） 73

Eclampsia（子癇） 80

Fred（フレッド） 89

A Christmas Baby（クリスマス・ベイビー） 95

A Breech Delivery（逆子のお産） 103

Jimmy（ジミー） 115

Len & Concita Warren（ウォーレン夫妻） 126

Sister Monica Joan（シスター・モニカ・ジョアン） 144

Mary（メアリー） 152

Zakir（ザキール） 161

Cable Street（ケーブル・ストリート） 169

Café Life（カフェ・ライフ） 181

Flight（逃走） 191

Sister Evangelina（シスター・エヴァンジェリーナ）……………… 202

Mrs Jenkins（ジェンキンス夫人）……………… 212

Rosie（ロージー）……………… 222

The Workhouse（救貧院）……………… 232

The Bottom Dropped Out of Pigs（豚が大暴落）……………… 238

Of Mixed Descent Ⅰ（混血児Ⅰ）……………… 247

Of Mixed Descent Ⅱ（混血児Ⅱ）……………… 258

Of Mixed Descent Ⅲ（混血児Ⅲ）……………… 264

The Luncheon Party（昼食会）……………… 272

Smog（スモッグ）……………… 284

The Flying Squad（産科救急派遣隊）……………… 295

A Premature Baby（未熟児）……………… 300

Old, Old Age（年老いた晩年）……………… 310

In the Beginning（始まりの時）……………… 319

まえがき

　1998年1月、助産の雑誌にテリー・コーツによる『文学における助産婦の印象』という論文が掲載された。ヨーロッパのものや英語で書かれた書籍等を注意深く調べた結果、テリーは、文学の中に助産婦は全く存在しないと結論づけるに至った。

　なぜなのだろう？　医者は何冊もの本にぞろぞろと登場し、宝石のような知恵をまき散らしている。看護婦も、良きにつけ悪きにつけ、存在しないものではない。でも、助産婦は？　助産婦が文学の主人公として登場するのを聞いたことがあるだろうか？　助産はドラマの連続である。全ての子どもは愛または欲望の下に生を受け、痛みの中うまれ、喜び、時には後悔に包まれる。助産婦はそのただ中で、全てを見ている。それなのに、なぜ分娩室の扉の後ろに隠れているような影の存在なのだろう？

　テリー・コーツは、こんなにも大切な職業が無視されていることを嘆き、論文を締めくくった。私は彼女の文章を読み、挑戦を受け入れ、筆を取った。

ジェニファー・ワース

INTRODUCTION（序章）

　ノンナート・ハウスはロンドンのドックランズの中心に位置しており、ステプニー、ライムハウス、ミルウォール、アイル・オブ・ドッグス、キュビット・タウン、ポプラ、ボウ、マイル・エンド、ホワイトチャペル地域にわたって活動していた。この地域は人口密度が高く、ほとんどの家族は代々そこで暮らし、生まれた場所から通りを1、2本離れた場所へすら移動しないこともよくあった。家族の生活は狭い範囲で営まれていた。子どもたちは叔母や祖父母、従兄弟や年上の兄弟といった大家族に育てられ、家族は互いにせいぜい数通りしか離れていない家に住んでいた。子どもたちは、いつもお互いの家を駆け回って出入りしていた。私がそこに住んで働いていた時、夜を除いて家々の扉に鍵がかかっていたことはなかったように記憶している。

　子どもたちはそこら中にいて、通りは子どもたちの遊び場だった。1950年代には、裏通りには車は無かった。というのも、誰も車を持っていなかったのだ。そのため、そこは完璧に安全な遊び場だった。主要な道路、特にドックへ行き来する道路は産業用車両の往来が激しかったが、小さな通りには車は無かった。

　爆撃の跡地は、冒険にうってつけの遊び場だった。爆撃の跡地は数多くあり、ほんの10年前の戦争とドックランズの集中砲火のすさまじさを物語っていた。破壊された家々の大量の残骸が、2、3本の通りを塞いでしまっていた。そのような区域は乱雑に板囲いされていることが多く、半壊した建物が建つ瓦礫の荒野を部分的に隠していた。おそらく「入るな、危険」という看板がどこかに取り付けられていたが、6、7歳以上の活発な少年にとっては雄牛に対する赤い旗のようなものだった。どこの跡地にも板囲いを慎重に取り除いた秘密の入口があり、小さな体なら通り抜けることができた。表向きは誰も入ってはいけないことになっていたけれど、警察も含めて皆、目をつむっているようだった。

　そこは疑いようもなく危険な地域で、ナイフによる殺傷事件はよくあることだった。ストリートファイト*もよく起こり、パブでの喧嘩や口論は毎日のよ

---

*公共の場所での喧嘩。

うにあった。人口が過密した小さな家の中では、家庭内暴力が起こるのも当然だった。しかし、私は子どもや年寄りに対する理不尽な暴力事件を一度も聞いたことはなかった。そこには、弱い者に対するある種の尊重があった。当時はクレイ兄弟*の時代で、ギャングによる闘争、長期にわたる抗争、組織的犯罪、激しい勢力争いがあった。いたるところに警察がいたが、決して1人では巡回していなかった。しかし、私は一度も老婦人が殴られて年金を盗まれたり、子どもが誘拐されて殺されたりしたというようなことは聞かなかった。

　その地域で生活していた大多数の男性はドックで働いていた。

　雇用率は高かったが、賃金は安く、労働時間は長かった。特殊技能のある男性は比較的高賃金で規定時間を働いており、彼らの仕事は手厚く保護されていた。通常、特殊技能は家族内で受け継がれ、父親から息子や甥に継承された。しかし、日雇い労働者にとって、当時の生活は地獄だったはずだ。積荷を下ろす小型船がない時には仕事は無く、男達は通用門のところで一日中タバコを吸ったり、口げんかをしたりしながら、ぶらぶらしていた。一方で、積荷を下ろす小型船がある時には、14時間から18時間におよぶ過酷な肉体労働が続いた。彼らは朝5時から仕事を始め、夜10時頃まで働いた。彼らがその後パブになだれ込み、ふらふらになるまで飲みすぎていたのも無理はない。少年は15歳になるとドックで仕事を始め、他の男性と同じように働くことを求められた。男性は全員労働組合員にならなければならず、労働組合は公平な賃金率と公平な労働時間を保証するよう努めていたが、クローズドショップ制**という悪魔に取りつかれていた。クローズドショップ制は、得られる利益と同じくらいに労働者間に揉め事と反感を引き起こしていた。けれども労働組合がなければ、1850年代と変わらず1950年代も労働者は賃金を搾取され続けていたに違いない。

　当時は、若くして結婚することが普通だった。イースト・エンドの真っ当な人々の間では性のモラルは高く、それどころか極端なほどに潔癖だった。結婚しないパートナーは事実上皆無で、少女がボーイフレンドと一緒に住むこともなかった。もし一緒に住もうとしたら、家族から厳しい罰を受けたことだろう。爆撃の跡地やゴミ置き場の陰で行われていることは、口にされることさえな

---

*英国の有名なギャング。
**労働組合に加入していることを雇用の条件とする制度。

かった。若い少女が妊娠してしまったら、相手の若者に対する結婚のプレッシャーは相当なもので、抵抗できる者はいなかった。みんな大家族で、たいていは非常に子だくさんで、離婚はほとんどなかった。家族の激しく乱暴な喧嘩はよくあったが、たいてい夫と妻は結束していた。

　ほとんどの女性は働きに出ていなかった。もちろん若い少女達は働いていたが、身を固めた若い女性が仕事を続けることは社会的に認められなかった。一度妊娠すると外での仕事は不可能で、子育て、掃除、洗濯、買い物、料理をひたすら繰り返す終わりのない生活が女性の運命となった。この地域の女性が2、3室しか寝室のない小さな家で、13、14人も子どものいる家族をどのように管理しているのか、私にはしばしば不思議だった。2部屋と小さな台所しかない安アパートにそれだけの家族が住んでいるところもあった。

　避妊は、ほとんど行われていなかった。そして、もし行われたとしても信頼のおけないものだった。避妊法は女性に任されていて、女性達は安全期、アカニレの樹皮、ジンと生姜、温水による腟洗浄などについて果てしない議論をしていたが、受胎調節のために診療所を訪れることはなかった。私の聞いたところでは、多くの男性は当然のことながらコンドームを使用することを拒んだ。

　洗濯、洗濯干し、アイロンがけは女性の一日の家事の大部分を占めていた。洗濯機は事実上皆無であり、回転式乾燥機は発明されていなかった。物干し場は服がいっぱいの花畑のようで、私たち助産婦はしばしば患者のもとへ行くのに、はためくリネンの森を注意深く進まなければならなかった。家やアパートに入ると、玄関や階段、台所、リビングルーム、寝室にはさらに多くの洗濯物が干してあり、かがんだり洗濯物の間を縫うようにして進んだりした。コインランドリーが始まったのは1960年代に入ってからだったので、すべての洗濯物を家で手洗いしなければならなかった。

　1950年代までには、ほとんどの家の屋外には水道と水洗便所があった。なかには浴室付きの家もあった。しかし、ドックランズの安アパートでは未だ公共の洗い場が頻繁に利用されていた。1週間に1回、少年達はぶつぶつ不平を言いながらも、断固として風呂に入れると決めた母親達に連れられて、洗い場で水浴びをした。男性達は、おそらく女性の命令によるのだろうが、同じように週1回の清浄式を遂行した。土曜日の午後には、陰気な顔をした男性達が小さなタオルと石鹸を持って洗い場に向かう姿があった。その顔は毎週恒例の

風呂をめぐる攻防で、女性と争って敗北したことを物語っていた。

　私がイースト・エンドにいた時、多くの家にはラジオがあったが、テレビが置かれているのは見たことがなかった。このことは家族の大きさが原因だったかもしれない。主な娯楽は、パブ、男性社交クラブ、ダンス、映画、ミュージックホール、ドッグレースだった。驚くことに、教会は多くの場合、若者にとって社交生活の中心となっていた。どの教会にも色々なユースクラブがあり、毎晩様々な活動が行われていた。イースト・インディア・ドック・ロードにある諸聖徒教会は巨大なヴィクトリア建築の教会だったが、教会の牧師と7人以上いた精力的な若い副牧師達が運営するユースクラブには、数百人もの若者が参加していた。副牧師達は、毎晩500～600人もの若者向けの活動を準備して、若者の若さとエネルギーを発散させなければならなかった。

　世界中の国々から何千人もの船乗りがドックに来ていたが、彼らはそこで暮らす人々の生活を大きく侵害するようなことはなかった。地元の人々は「私達のことは私達で」と言って、彼らと接触しなかった。若い娘達は手厚く庇護されていたが、その一方で、船乗りたちの需要を満たすために売春宿が数多くあった。私は仕事でそのなかの2、3軒に行かなければならなかったのだけれど、そこは身の毛もよだつような場所だった。

　主要な道路では売春婦達が客引きをしているのを見かけたが、小さな通りでは皆無だった。船乗りたちが初めに上陸する場所であるアイル・オブ・ドッグスでさえ売春婦を見たことはない。経験を積んだ専門職として、彼女達はそのような見込みのない場所で時間を無駄にすることは決してなかった。たとえ気の早まった素人の売春婦が熱心に客引きを試みようとしても、腹を立てた地元の女性住人だけでなく男性にも、おそらくは暴力を使ってすぐに追い出されたことだろう。売春宿はよく知られており、常に繁盛していた。売春宿は違法であり、おそらく警察の強制捜査が時々行われていたが、それが商売に影響している様子はなかった。売春宿の存在は、間違いなく通りから売春婦を排除するのに役立っていた。

　この50年で生活は決定的に変化した。ドックランズでの私の思い出は、現在ドックランズについて知られていることと全く異なる。家族関係や社会生活は完全に崩壊し、その10年間に伝統の時代を終わらせる3つのことが同時に起こった。ドッグの閉鎖、スラムの撤去、そしてピルの登場だ。

スラムの撤去は1950年代の終わりに始まり、その時、私はまだその地域で働いていた。確かに家々は少し汚かったが、実際に人々の住まいとして大いに愛されていた。議会から届いた一枚の紙切れを持った多くの、本当に多くの人々、老若男女を私は覚えている。その紙切れは、彼らの家やアパートを取り壊し、代わりに新しい住居を与えることを知らせるものだった。多くの者は咽び泣いていた。他の世界を知らない彼らにとって4マイル（約6.4 km）の引越しは、まるで地球の果てまで行くようなものだった。引越しによって大家族はバラバラになり、その結果、子どもたちが苦しんだ。また、その変化は適応できない多くの老人を文字通り死なせた。自分の孫にも決して会えず、話しかける相手が誰もおらず、そしてロンドンで一番のビールを売っている地元が4マイルも離れているとしたら、セントラルヒーティングと浴室の付いた素敵な新しいアパートに何の意味があるだろう？

　ピルは1960年代の初めに売り出され、近代婦人が誕生した。もはや女性は終わりのない出産サイクルに縛られなくなった。女性は自由を手に入れたのだ。ピルの登場によって、現在の私達が性革命と呼ぶものがやって来た。歴史上初めて女性は、男性のように自分自身のためにセックスを楽しめるようになった。私達の台帳では、1950年代の終わりには月に80〜100件の分娩があった。1963年には月に4、5件へと分娩数は落ち込んだ。かなりの社会変化ではないか！

　ドックは約15年をかけて徐々に閉鎖されていったが、1980年頃には、もはや商船が行き来することはなくなった。男性達は雇用にしがみつき、労働組合は彼らを保護しようとした。1970年代には数多くの港湾労働者によるストライキがあったが、それは悲劇の前兆だった。実際、ストライキは雇用を守ることからは程遠く、単にドックの閉鎖を加速させたに過ぎなかった。その地域の男性にとって、ドックは単なる労働以上のもので、生き方以上のものでさえあった。実際、ドックは人生そのものだった。そんな男性達にとって、世界は崩壊したも同然だった。何世紀もの間、大英帝国の大動脈だった港は、もはやその必要性を失った。その結果、男達ももはや必要ではなくなった。私の知る限り、これがドックランズの終焉だった。

　ヴィクトリア時代に国中で社会改革が広がった。著作家達は、初めてこれま

で公にされてこなかった社会の不公平について書き、そのことで公共の意識が呼び起こされた。この社会改革の中で、教養があり、先見の明のある多くの女性は、病院での良質な看護ケアの必要性に注目した。当時、看護と助産は嘆かわしい状況だった。教養のある女性にとって、看護と助産は立派な職業とはみなされなかったため、無教養の者がその欠落を埋めていた。サラ・ガンプやベッツィ・プリグ（ジンを一気飲みしている無学で不潔な看護婦）の風刺画がチャールズ・ディケンズによって生み出された。読んだ時には笑ってしまうかもしれないが、もし貧困の中、彼女達の手に自分の命を預けるとしたら笑いごとではないだろう。

　フローレンス・ナイチンゲールは私達の中でもっとも有名な看護婦で、その精力的な組織手腕は従来の看護の様相を一変させた。しかし看護の歴史には、ナイチンゲールだけでなく、看護の水準を引き上げるために人生を捧げた多くの献身的な女性集団についての記録が残されている。そのような集団の1つが聖ライムンド・ノンナートの助産婦達*だった。彼女達は英国国教会の女子修道会で、貧しい人々に安全な出産をもたらすことに専念した。ロンドンのイースト・エンドや、英国の産業都市のスラムの多くで活動を始めた。

　19世紀（とそれ以前も）、貧しい女性には医師の求める出産費用を払う余裕はなかった。そのため、しばしば「便利屋さん」と呼ばれた訓練を受けていない独学の産婆に頼らざるを得なかった。かなり優秀な人もいたかもしれないが、驚くべき死亡率を誇る人もいた。19世紀半ばには、最貧困層における母体死亡率は35～40％で、新生児死亡率は約60％だった。子癇発作、出血、胎位異常などはどれも母親の避けられない死を意味した。時に便利屋さんは、陣痛中に異常が起こると苦しんで死んでゆく患者を見捨てた。彼女達の行う処置は、控えめに言っても間違いなく非衛生的であり、それによって感染、病気が蔓延し、たいてい死がもたらされた。

　訓練の機会がなかっただけでなく、便利屋さんの数や業務の管理も行われていなかった。聖ライムンド・ノンナートの助産婦達は、この社会悪の解決法は

---

* 「聖ライムンド・ノンナートの助産婦達」は仮名である。助産婦、産科医師、妊婦、出産、新生児の守護神である聖ライムンド・ノンナートから名前をとった。彼は1204年、スペインのカタロニア地方で帝王切開（「ノンナート」はラテン語で「生まれ損ない」という意味である）により出生した。彼の母は、当然のことながら、その出産で亡くなった。彼はカトリックの司祭となり、1240年に亡くなった。

助産婦の適切な訓練と法制度による業務の管理にあると考えた。

　法律制定のための闘いにおいて、使命感に満ちた修道女達とその支持者はかなり激しい反対にあった。1870年代頃から闘いは激しくなった。修道女達は「滑稽な人」、「時間を無駄にする集団」、「物好きな人」、「出しゃばりの反対集団」と言われた。常軌を逸しているとか、際限なく強欲であるとか、ありとあらゆることで非難された。しかし、ノンナートの修道女達はそれらの非難には耳を貸さなかった。

　闘いは30年間続いたが、1902年に初めての助産婦法が通り、助産婦学校が誕生した。

　聖ライムンド・ノンナートの助産婦達の仕事は宗教的規範に基礎を置いていた。このことは当時は必要なことだったと、私は確信している。劣悪な労働環境のうえ仕事は過酷で、このような仕事を引き受けようとする者は神の思し召しのある者だけだった。フローレンス・ナイチンゲールは、20代の初めに自身の前に現れたキリストから、「この仕事のためにあなたは生まれてきたのです。」と言われたと記録している。

　聖ライムンド・ノンナートの助産婦達はロンドンのドックランズのスラムで、貧困層の中でも最も貧しい人々のために働いていた。19世紀の半ば頃までは、その地域で唯一、信頼できる助産婦達だった。彼女達はコレラ、腸チフス、ポリオ、結核が流行っても精力的に働いた。20世紀の初めには、2つの世界大戦中も働いた。1940年代にはロンドンに残り、ドックが激しい爆撃を受けたロンドン大空襲に耐えた。そして防空壕、塹壕、教会の地下室、地下鉄の駅で出産を介助した。これは、彼女達が人生をかけて誓ったゆみない利他的な仕事だった。彼女達はドックランズに住む人々の間で知られ、尊敬され、称賛された。皆、心からの愛をこめて彼女達の話をした。

　私が聖ライムンド・ノンナートの助産婦達について初めに知ったことは、清貧と貞潔と従順の誓いを掲げて信仰に完全に身を捧げた修道女であると同時に、資格を持った看護婦や助産婦達であるということだった。そして私はその一員となった。私には思ってもみないことだったが、これは私の人生に最も大きな影響を及ぼす経験となった。

CALL THE MIDWIFE（助産婦さんを呼んで！）

　一体なぜ私はこの仕事を始めたのだろう？きっと、おかしくなっていたに違いない！モデル、スチュワーデス、船の客室乗務員など、他になれるものはたくさんあったはずだ。頭に浮かぶ職業は、どれも魅力的で給料の良いものばかりだった。頭のおかしな人だけが看護婦になろうとするのかもしれない。そして今、私は助産婦になっている・・・。
　朝の2時半！私は半分眠りながら、制服を着ようともがいている。17時間働いた後、3時間眠っただけだ。誰がそんな仕事をしたいと思うだろう？外は身を切るように寒く、雨が降っている。ノンナート・ハウス自体が十分寒いのに、自転車小屋は一層寒かった。暗闇の中で私は自転車をひねり出し、すねをぶつけた。習慣的に分娩鞄を自転車に取り付け、人気のない通りまで押して出た。
　レイランド・ストリートの角を曲がって、イースト・インディア・ドック・ロードを横切り、アイル・オブ・ドックスに出た。雨で目が覚めてきて、イライラした気持ちは自転車を漕ぐことで静まった。一体なぜ私は看護の世界に入ったのだろう？私は5、6年前を回想した。看護婦達がよく感じるような病人を癒したいという強い願望も使命感も無かったことだけは確かだ。では、なぜ看護婦になろうと思ったのだろう？失恋が理由なのは確かだった。逃避の欲求、挑戦、カフスとひだ襟の付いたウエストを絞ったセクシーな制服、洒落た小さな帽子、こういったことがやっぱり理由だったのだろうか？私にはわからない。セクシーな制服に関して言えば、笑える。紺色のコートを着て、頭からずり落ちた帽子をかぶり、雨の中で自転車を漕ぎながら思った。確かに、セクシーだ。
　船の修理場を閉鎖している最初の旋回橋を渡る。修理場は一日中、大きな船が荷物の積み下ろしをしていて騒音と活気に溢れている。何千人もの男達、つまり、港湾労働者や荷揚げ人足、機関手、舵手、水夫、整備工、クレーン運転手は皆、絶え間なく精を出している。今、その修理場は静まり返り、唯一聞こえるのは水の揺らぐ音だけである。闇は深い。
　通り過ぎたアパートでは、数え切れないほどの人達が小さな2部屋の家で、

きっと1つのベッドに4、5人ずつ眠っているのだろう。10～12人の子どもたちのいる家族に2部屋だ。どのようにやってのけているのだろう？

　私は患者の所に向かうことに集中し、自転車を漕ぎ続けた。警察官2人が手を振って大声で挨拶してくれた。人との触れ合いで私は限りなく元気づけられる。看護婦と警察官は常に信頼関係を築いている。イースト・エンドでは特にだ。私が興味深いと思うことは、警察官はいつもお互いを守るために2人1組で見回りをしていることだ。警察官が1人でいるのを見ることは決してない。けれども私たち看護婦や助産婦は常に1人で、歩くか自転車に乗っている。私達は決して乱暴されることはない。一番荒っぽくて強い港湾労働者達は地域の助産婦をとても深く尊敬していて、むしろ崇拝している程だったので、私達は昼も夜も恐れることなく1人きりでどこへでも行くことができるのだ。

　暗く明かりのない道が前に伸びている。アイル・オブ・ドックスを囲む道はずっと続いていて、狭い通りがそこから伸び、それぞれ交差して何千もの住宅が建っている。川の流れる音が常に聞こえており、その道はロマンチックな雰囲気である。

　まもなくウェスト・フェリー・ロードを曲がり、横の道に入った。すぐに患者の家がわかった。唯一明かりのついている家だ。

　どうやら私を出迎えるために、家の中では女性達の代表が待っているようだ。患者の母親と祖母（それとも2人とも祖母かしら？）、2、3人の叔母、姉妹、親友、近所の人。神様ありがとう、ジェンキンス夫人は今回ここにはいないようだ。

　この女性達の強い団結の陰で隠れるようにしているのは1人の男性、つまりこの騒ぎを作った張本人だ。私はいつもこの状況にいる男性を可哀想に感じる。彼らは隅に追いやられている。

　騒々しい音と女性達の喋り声に私は圧倒された。

「まぁ、元気？それにしても、早かったわねぇ。」

「コートと帽子をもらおうかね。」

「ひどい夜ね。中に入って温まって。」

「美味しいお茶はいかが？寒さで縮こまった身体が温まるわよ。」

「彼女は2階にいるわ。あなたがさっき居た部屋よ。痛みはだいたい5分おきくらい。あなたが帰ってから寝ていたの、深夜12時ちょっと前からね。そ

れから起きたわ。2時くらいだったわね。痛みが強くなって陣痛が早く来るようになってきたから、助産婦さんを呼ぶべきだと思ったのよ。ねぇ、そうでしょ、母さん？」

母親は頷き、威厳のある様子でせわしく動き回っている。

「熱いお湯と綺麗なタオルをたくさん準備して、火も燃やしておいたわ。すべて整っているし、赤ちゃんのために暖かくしておいたわよ。」

いつも私には話す隙は与えられなかったし、この状況ではその必要もなかった。コートと帽子を渡して、お茶は遠慮した。私の経験では、一般的にポプラのお茶はまずい。柵に塗るニスのような強い匂いで、何時間も煮込み、どろっとした甘いコンデンスミルクが入っている。

ムリエルを傷つける危険のない明るいうちに剃毛しておいてよかったと思った。その時に必要だった浣腸も済ませていた。それは嫌な仕事だったけれど、有難いことにもう終わっていた。それに、誰が夜中の2時半に2パイント（約1.1リットル）の石鹸浣腸をして、（家の中にトイレのない場合にはなおさら）便と臭いを出したいだろうか？

私はムリエルのいる2階に上がった。彼女は25歳の豊満な女性で、今回4人目の出産だ。ガス灯が部屋を柔らかく、暖かく照らしている。火は激しく燃え上がり、熱気でむせ返りそうだ。ムリエルを一目見て、分娩第2期の近いことがわかった。汗をかき、わずかに息を切らし、自分の内側を見ているような不思議な表情になっている。この段階の女性は、精神的、身体的な力すべてを自分自身の体と、今まさに4人目の子を産もうとしているこの奇跡に集中させているのだ。彼女は何も言わず、ただ私の手を握り、何かに取り憑かれているかのように微笑んだ。私は3時間前、分娩第1期の彼女をおいて帰った。微弱陣痛に一日中苛まれとても疲れていたため、クロラール*を夜10時頃に投与した。一晩中眠って、リフレッシュして朝起きることを期待していたけれど、その通りにはいかなかった。これまでお産が思い通りにいったことがあるだろうか？

どのくらいお産が進行しているか確かめるため、内診の準備をした。念入りに手洗いをしていると、次の陣痛がきた。彼女の弱った体が壊れてしまいそう

---

*催眠剤。

なほど陣痛は強くなってきている。お産の最中の陣痛の強さは、地下鉄の扉が閉まるときの強さと同じだということはよく言われてきた。ムリエルのお産を見ていると、その通りだと思う。母親と姉が彼女と一緒に座っている。ムリエルは何も言わず彼女らにしがみつき、強烈な痛みにはっとすると、その痛みが過ぎるまで息をせず呻る音が喉から漏れた。その後疲れきって後ろにもたれ、次の陣痛に備えた。

　私は手袋をはめ、手に油を付けて滑りやすくした。診察をしたかったので、ムリエルに膝を曲げて自分の方に引き寄せるよう頼んだ。彼女は私が何をするのか、なぜするのかを完全に理解している。私は滅菌シートを彼女のお尻の下に敷き、2本の指を腔内に挿入した。児頭の下降は良好、子宮口は前方を向き、薄くふちが残っているだけだが、まだ破水していないのは明らかだった。児心音を聴いた。毎分130回で安定している。よし、これで全て確認した。何もかも順調で、お産はそう遠くないことをムリエルに伝えた。その時、次の陣痛が始まった。陣痛の強烈な強さに、彼女は会話と行動の全てを一時的に中断せざるを得なかった。

　トレイを出して準備しなければならない。引き出しの棚の上は、必要なものをのせるため予め片づけておいた。はさみ、臍帯クリップ、臍帯用結紮糸、胎児聴診器、膿盆、ガーゼ、綿花、止血鉗子を並べた。それほど多くの器材は必要ない。自転車で移動する場合も、アパートの階段とバルコニーを行き来する場合も、どんな状況でも簡単に持ち運べなければならない。

　ベッドは前もって準備されていた。私達は分娩セットを提供していて、それをお産の1週間か2週間前に夫が取りに来ていた。その中には、私達が「バニーズ」と呼んでいた分娩パッド、大きな吸水性の使い捨てシート、非吸水性の褐色紙が入っていた。この褐色紙は随分と時代遅れのように思えるけれど、とても役に立つのだ。ベッド全体を覆うことができ、吸水性のパッドとシートをその上に置くことができる。そしてお産の後には、全てのものをその中に包んで燃やすことができる。

　コットも用意されている。ちょうど良い大きさの洗い桶も使えるようになっていて、お湯も下の階でたくさん沸いている。この家では水道からお湯が出ない。水が全くなかった頃には、どうやって乗り切っていたのだろうと不思議に思う。きっと一晩中かかる仕事だったに違いない。水を汲みに外へ行き、それ

を沸かすのだ。何の上で？台所にある料理用ストーブで沸かしていた。余裕があれば炭を使い、なければ流木を使って、ストーブは常に火を燃やしていなければならなかった。

　今、私には座って考える時間はない。しばしばお産の際、一晩中待つことがある。けれども、今回はそのようにはいかないだろうと何かが告げていた。4人目の出産ということに加えて、陣痛の強さは増し頻回になっているので、分娩第2期は遠くないと考えられる。今や陣痛は3分毎に来ている。あとどれだけ彼女は耐えられるだろう、どれだけ女性は耐えられるのだろう？突然破水し、羊水がベッドに流れた。この時期の破水で良かった。もし早くに破水していたら、私は少し心配していただろう。陣痛の後、母親と一緒に、水に濡れたシートをできる限り早く取り替えた。この時点ではムリエルはもう起き上がることができなかったので、彼女を転がさなければならなかった。次の陣痛で頭が見えた。さぁ、強い陣痛が必要だ。

　本能的に彼女はいきみ始めた。もし何事も無ければ、経産婦だとたいてい数秒で児頭が出てくるが、そうはさせたくない。良い助産婦なら誰でも児頭をゆっくりと着実に娩出させようとする。

　「左を下にして寝て欲しいの、ムリエル。この陣痛の後でいいわ。上向きになっている今はいきまないようにがんばって。よし、今よ。横を向いて壁を見てね。右脚を顎に向かって引き付けて。深く息をするのよ。その呼吸を続けてね。深く息をすることだけに集中して。お姉さんが手伝ってくれるわ。」私はたわんだ低いベッドに屈み込んだ。この地域では全てのベッドの真ん中がたわんでいるようだ、と私は思った。時々膝をついてお産を介助しなければならないことがあった。でも今はそうする時間はない。次の陣痛がきている。

　「深く息をして、軽くいきんで。強すぎないようにね。」陣痛が過ぎ、私は再び児心音を聞いた。今回は140回だった。まだ正常範囲内だが、児心音の上昇は分娩という負荷に赤ん坊がいかに耐えているか、ということを示している。次の陣痛が来た。

　「少しだけ力を入れて、ムリエル。強すぎないように。赤ちゃんはもうすぐ生まれるわよ。」

　彼女は痛みで我を忘れていたが、お産の最後の瞬間にいる女性には狂気じみた高揚感のようなものが出現するので、痛みは問題ではなさそうだ。次の陣痛

だ。頭が急速に下りてきている。速すぎる。

「いきまないで、ムリエル。ただ短く息をして。吸って、吐いて。速くね。その短い呼吸を続けて。」

私は児頭が急に飛び出して会陰が切れてしまわないよう児の後頭部を押さえている。

陣痛と陣痛の間に、児頭をゆっくり出すのはとても重要だ。児頭が飛び出さないよう押さえている時、私は汗をかいていることに気付いた。力を入れていること、集中していること、部屋の熱気、その瞬間の緊迫感からだ。

陣痛が過ぎ、私は少し緊張が解け、もう一度児心音を聴いた。正常のままだ。今にもお産になりそうだ。私は右手の小指球を哆開した肛門部に置き、児頭が陰門から綺麗に見えてくるまでしっかりと絶えず前方へ押さえた。

「次の陣痛で、ムリエル、赤ちゃんの頭が出るわ。次は絶対にいきまないで。子宮の筋肉が押し出してくれるから。できるだけリラックスして、短い息をすることに集中してね。」

驚くほどの速さで次の陣痛がきて、私は気を引き締めた。ムリエルは短息呼吸を続けている。見えてきている児頭周辺の会陰をそっと動かすと頭が出た。

私達は皆、安堵のため息をついた。ムリエルは頑張った後でぐったりしている。

「いいわよ、ムリエル。とても上手にできているわ。もうそんなに長くかからないわ。次の陣痛で男の子か女の子かわかるわ。」

赤ん坊の顔は青くしわしわで、粘液と血液にまみれている。心拍を確認した。正常のままだ。児頭が45度回転しており、第4回旋に入っていることに気付いた。前在肩甲を恥骨弓から出せそうだ。

次の陣痛が来た。

「この陣痛よ、ムリエル。今よ、いきんで。強く。」

私は前在肩甲を前方やや上方に滑らすようにしながら出した。反対の肩と腕が続いて出ると、赤ん坊の体全体がするりと滑り出た。

「また可愛い男の子だわ！」母親が叫んだ。「神様ありがとうございます！看護婦さん、赤ちゃんは元気？」

ムリエルは喜びで涙を浮べている。「あぁ、神様。赤ちゃんを見せてくれる？まぁ、なんて可愛いのかしら。」

私はムリエルと同じくらい感激していた。安全なお産による安堵感はとても

強い。私は臍帯を2箇所留め、その間を切った。赤ん坊が粘液を吸い込まないよう踵近くを持って逆さまにした。
　赤ん坊は産声をあげた。今はもう別々に生きているのだ。
　私は渡されたタオルで赤ん坊を包み、ムリエルに渡した。彼女は赤ん坊をあやし、囁き、キスをして、「綺麗ね、可愛い。天使だわ。」と言った。正直なところ、血にまみれ、まだ少し青く、目を細めている生まれてすぐの赤ん坊は美しいものではない。けれど母親は決してそんな風には思わない。彼女にとって、赤ん坊は完璧なのだ。
　しかし、私の仕事はまだ終わっていない。胎盤を娩出させなければならない。欠損して子宮内に残らないように、胎盤は完全に出さなければならない。もし残ってしまえば深刻な問題が起こってしまう。感染、出血の持続、場合によっては死に至る大量出血も起こり得る。もしかすると、どのお産でも胎盤を欠損無くすべて出すのは一番難しいところかもしれない。
　子宮の筋肉は赤ん坊を娩出するという重大な仕事をやり遂げると、往々にして休みたくなるようだ。10～15分程は次の収縮が来なくなることが多い。これは、自分の体の下のほうで起きていることを意に介さず、ただ仰向けに横たわって赤ん坊を抱きたい母親にとっては良いことであるが、助産婦にとっては心配な時間となる。子宮の収縮が始まっても、たいてい収縮はとても弱い。胎盤娩出を成功させるのは、注意深くタイミングを見極めて判断すること、そしてほとんどは経験による。
　良い助産婦になるには7年の経験が必要だと言われる。私はまだ1年目で、たった1人真夜中に私を信じている女性とその家族と一緒にいて、この家に電話はない。
　神様お願いします、どうかミスを犯しませんように、と祈った。
　ベッド上のひどい汚れを綺麗にした後、暖かく乾いた分娩パッドの上にムリエルを仰向けに寝かせ、毛布を掛けた。彼女の心拍と血圧は正常だ。赤ん坊は、彼女の腕の中で静かに横になっている。私がすべきことは、ただ待つことだった。
　私はベッドのそばにある椅子に座り、触診するために子宮底の上に手を置いた。時に分娩第3期は20～30分かかる。私は忍耐の重要性と、事を急ぐことで起こりうる大惨事について考えた。子宮底は柔らかく大きいので、胎盤は明らかにまだ子宮の上壁にくっついている。この10分間、子宮収縮は全くない。

臍帯は腟から垂れ下がっていて、陰門のすぐ下で臍帯鉗子を留めるのが私の習慣だ。そうすると、外に出ている臍帯が長くなったことに気付くことができる。それは、胎盤が剥がれて、子宮内の低い位置に下りてきている徴候である。しかし、まだ何も起きてこない。タクシーの運転手やバスの添乗員が安全に赤ん坊を取り上げたというニュースを聞くことがあるが、胎盤の娩出については全く述べられることはない。緊急時には、どんなバスの運転手も赤ん坊を取り上げることはできるだろうが、分娩第3期をどうすれば良いか少しでも知っている人はいるだろうか？きっと、多くの何も知らない人々は、胎盤娩出に役立つと考えて臍帯を引っ張りたくなるだろうが、それは深刻な事態を招きうるのだ。

ムリエルは母親が片付けている間、赤ん坊に優しく話しかけキスしている。火はパチパチと燃えている。私は静かに座って待ちながら考えていた。

なぜ助産婦は社会の主人公にならないのだろう？なるべきなのに。なぜこんなにも評価が低いのだろう？皆に大いに賞賛されるべきだ。でも、そのようなことはない。助産婦の責任の重さは計り知れない。助産婦の技術と知識は類の無いものなのに、完全に当たり前だと捉えられ、ほとんど見過ごされている。

1950年代、全ての医学生は助産婦に訓練を受けていた。もちろん産科医による講義はあったけれど、臨床実践のない講義には意味がない。よって、すべての教育病院で医学生達は先生である助産婦についた。助産婦と一緒に地域に出向き、実践的な助産技術を学んでいた。家庭医も全て助産婦に訓練されていた。この事実はほとんど知られていないようだった。

腹部の子宮底は硬くなり、少し高くなった。子宮収縮で筋肉が動かされるからだ。多分これだ、と思った。でも違う。違うように感じる。収縮の後にしては柔らかすぎる。

もう少し待とう。

私は、世紀を跨いで信じられないほど進化した助産実践に思いを馳せた。助産に献身的だった女性達はきちんとした訓練を受けなければならず、また、他の人も訓練しなければならなかった。助産が公式の訓練になって、まだ50年と経っていない。私の母と母の兄弟は皆、訓練を受けていない女性に取り上げられた。彼女らはたいてい「グッドワイフ」や「便利屋さん」と呼ばれていた。医師は全く立ち会わなかったと聞いている。

次の収縮が来ている。手の下の子宮底は高くなり、硬いままだ。同時に、臍

帯を留めていた鉗子が少し動いた。私は確認してみた。よし、更に4〜6インチ（10〜15cm）の臍帯が簡単に出てきた。胎盤は剥がれている。
　私はムリエルに、赤ん坊を母親に渡すよう頼んだ。彼女は私のしようとしていることをわかっている。私は子宮底が硬く丸くなり可動性が出るまで、手でマッサージをした。そして子宮底をしっかりと掴み、骨盤内で下方に、そして後ろに押した。押すにつれて胎盤が陰門から現れ、もう片方の手ですくい上げた。膜が滑り出て、鮮血が流れ血塊が少し出てきた。
　私は安心して、力が抜ける気がした。これで終わりだ。後で検査するために膿盆を引き出しの棚の上に置き、ムリエルのそばに座って更に10分間子宮底をマッサージした。確実に子宮底を硬く丸く保つためであり、こうすることで残りの血塊を排出するのだ。
　この後の時代には、赤ん坊が生まれた後ルーチンで子宮収縮剤を投与して直ちに強力な子宮収縮を起こすので、胎盤は児の出生後3〜5分以内に娩出される。医学は進化している！ 1950年代には、私達にそのような分娩における補助手段はなかった。
　あとは綺麗にするだけだ。ホーキン夫人がムリエルを綺麗にして着替えさせている間、私は胎盤を観察した。胎盤も卵膜も欠損はないようだ。それから赤ん坊を診察した。健康で正常であるようだ。私は赤ん坊をお風呂に入れ、とてつもなく大きすぎる服を着せると、ムリエルの喜びと幸せ、そして彼女の寛いだ安らかな表情に思いを巡らせた。疲れているようだとは思ったが、ストレスや緊張を感じている様子はなかった。そんな様子は全くなかった！女性には生まれつき全てを忘れるシステムが備わっているに違いない。何らかの化学物質かホルモンが分娩後直ちに脳の記憶を司る部分に入り込むために、経験したばかりの苦痛を全く思い出さなくなるのだろう。もしそうでなければ、2人目の赤ん坊を産む女性はいないだろう。
　全てがきちんと整った時、誇らしげな父親が入室を許された。近年、多くの父親は陣痛の間妻に付き添い、お産に立ち会う。しかし、それは最近の様式だ。私の知る限りでは、歴史を通して、それはあり得ないことだった。1950年代には確実に誰もがその考えに深くショックを受けただろう。お産は女性の仕事だと見なされていた。医師（19世紀の終わり頃まで全て男性だった）の立ち会いでさえ拒否されており、男性が出産に立ち会うようになったのは産科学が

医科学と認められてからのことだった。

　ジムは小さな男性で、多分30歳手前だが40歳近くに見える。彼は部屋の中に恥ずかしそうに入り、おどおどして困惑しているようだった。きっと私がいるせいでジムは口ごもっているのだろうが、本当に英語を操る力があるのか、私は疑った。彼は「大丈夫だね？」とつぶやき、ムリエルの頬に軽くキスをした。ゆうに30kgは夫に体重を分けてあげられる程肉付きの良い妻の横で、ジムはいっそう小さく見えた。拭いたばかりのムリエルのピンク色に紅潮した肌は、ジムの肌をよりいっそう灰色に見せ、やつれて枯れ果てたように見えた。全ては週に60時間ドックで働いているせいだと、心の中で思った。

　それから彼は赤ん坊を見て、少し鼻歌を歌った。彼は明らかにふさわしい言葉を懸命に考えている。咳払いをした。「おぉ、とてもいい子じゃないか。」そう言い、部屋を去った。

　私はイースト・エンドの男達をよく知ることができなかったことを後悔している。けれども、それは全くもって不可能だった。私は女社会に属し、お産という男性には禁忌である領域に携わっていた。男達は、私たち助産婦に対して礼儀正しく敬意を払っていたが、友情からは程遠く距離を置いていた。いわゆる男の仕事と女の仕事は完全に分かれていた。従って、ジェーン・オースティンの書いた小説に2人の男性だけで交わされる会話が全く出てこないのと同様に、私はポプラの男達について表面上に見えること以上に書くことができないのである。オースティンは女性であり、男性同士の会話がどんなものであるのか全く知ることができなかったのだ。

　私は帰るところだった。昼から夜まで長かったが、深い達成感と満足感で足取りは軽く、心は弾んでいた。部屋からそっと忍び出た時、ムリエルと赤ん坊は2人とも眠っていた。階下にいた親切な人々がお茶を勧めてくれたけれど、ノンナート・ハウスに戻れば朝食があるから、ともう一度できるだけ丁寧に断った。もし何か心配なことが起きたら私達を呼ぶよう言ったが、お昼時と夕方に再び戻ってくると伝えた。

　私は雨の中、夜の暗い時間にその家に入った。そこは興奮と期待による熱気と、4人目の新しい命の誕生間際の女性の不安で満ちていた。今は穏やかに眠っている家族の真ん中に、新しい魂がある。私はそこから朝の陽射しの中に出て

行った。

　夜は、暗く人気のない通り、静寂に包まれた船の修理場、施錠された門、船の往来のない港を自転車でやって来た。今、自転車を漕いでいるのは明るい早朝で、川から日が昇るところだ。門は開いているか、今ちょうど開かれているところで、男達は互いに声をかけながら通りを行き交っている。エンジンの音がし始め、クレーンが動こうとしている。トラックが大きな門から入ってきている。船の動く音もある。造船所はそんなに魅力的な場所ではない。けれども、24時間働いて3時間しか眠っていない若い少女にとって、それはわくわくするものだった。しかも、元気な赤ん坊が無事に生まれるという静かなスリルを味わった後なのだ。私は疲れなんて全く感じていなかった。

　今、旋回橋は開いていた。つまり道路は閉鎖されている。大きな海洋貨物船がゆっくりと荘厳に港に入ってきており、両側には家々との隙間が数インチしかない狭い中を船首は進んでいる。私はぼんやりと、舵手や航海士が停泊所に船を誘導するのを見ながら待った。彼らがどうやって船を入れるのか知りたかった。その技術は素晴らしく、習得に何年もかかり、父親から息子へ、叔父から甥へと引き継がれてきたと彼らは言う。彼らはドックランズの第一人者であり、日雇い労働者達は彼らに深い尊敬の念を抱いている。

　船が橋を通過するのにおよそ15分かかる。私は考えた。こんな人生になるとは想像もしていなかった。戦争で混乱した子ども時代、ほんの16歳の頃の情熱的な恋愛、その3年後彼の元を去らなければならないと気付いたこと。そして、ただ現実的な理由で看護の道を選んだ。私は後悔しているのだろうか？

　鋭い耳をつんざくような音で我に返った。旋回橋が閉まり始めている。道路は再び開き、車が動き始めた。周りのトラックがちょっと怖くて、私は縁石の近くを自転車で走った。鋼のような筋肉の大きな男が帽子をとり、「おはよう、看護婦さん！」と叫んだ。

　「おはよう。いい天気ですね！」私は叫び返し、若さと朝の空気、港の沸き立つような興奮を謳歌しながら自転車を漕ぎ続けた。何よりも、喜び溢れる母親の美しい赤ん坊を取り上げたことが私の興奮を高めていた。

　一体なぜ私はこの仕事を始めたのだろう？後悔している？いいえ、まさか！私はこの助産婦の仕事を、この世のどんな仕事とも取り替えることはできないだろう！

NONNATUS HOUSE（ノンナート・ハウス）

　もしも2年前、誰かが私に、あなたは助産婦の訓練を受けに修道院に行くことになっていると言ったら、私は逃げ出していただろう。私はそのようなタイプの女の子ではなかった。修道院は聖母マリアのための神聖な場所であり、質素で退屈なところだ。そんな場所へ行くのはごめんだった。ノンナート・ハウスは、当時イギリス国内に何百もあった小さな民間病院の1つだと思っていた。

　じめじめした10月の夕暮れに、ロンドンのウェスト・エンドしか知らなかった私は、所持品いっさいを持ってやって来た。オールドゲイト駅から出たバスは、街灯のない狭い路地や被爆地区、汚れた灰色の建物が並ぶ全く異なったロンドンへ私を連れてきた。苦労してレイランド・ストリートを見つけて病院を探したが、そこにはなかった。恐らく、私の手元には間違った住所が書いてあったのだろう。

　私は通りすがりの人に聖ライムンド・ノンナートの助産婦達について尋ねた。その女性は編みひもの袋をおろし、愛想良くにっこりと笑った。前歯のない口元が彼女の親切な人柄を強調していた。暗闇で金属製のヘアカーラーがきらりと光った。彼女は口からタバコをとって、何か言った。その言葉はこんな風に聞こえた。「あんた、ノンナートのけつさぁ、あらいたいんかね？」

　私は彼女をじっと見つめて、必死に理解しようとした。私は何かを「洗う」とか、ましてや誰かのお尻のことなんて言った覚えはなかった。

　「いいえ、私は聖ライムンド・ノンナートの助産婦達の所に行きたいのです。」

　「あぁ。だから、そう言うとるんだよ。ノンナートだろう。向こうだよ。あのけつさぁ、そうじょ。」

　彼女は励ますように私の腕を軽くたたき、建物を指さすと再びタバコを口にくわえ、寝室のスリッパをパタパタ言わせながら歩道を去って行った。

　物語のこの時点で当惑している読者に、ロンドンの下町の方言であるコックニー訛りについて少し説明しよう。純粋なコックニーは、部外者には理解できない。しかし、耳が母音と子音、語形変化と慣用句に慣れ、しばらくすると全

てが完全に理解できるようになる。

　話が逸れた。

　私は疑わしげにその建物を見つめた。汚れた赤レンガ、ヴィクトリア調のアーチと小塔、鉄柵が見え、電気もついておらず、被爆地区に隣接していた。一体どうしてここに来たのかしら？と私は思った。そこは病院ではなかった。

　ベルの取っ手をひっぱると、中からガランガランと重厚な音が聞こえた。しばらくして足音がした。看護婦のような修道女のような変わった服装をした女性が扉を開けた。彼女は背が高く痩せていて、とてもとても高齢だった。少なくとも1分間は何も言わずに私をじっと見つめ、そして前かがみになって私の手を取った。彼女は自分の周りをぐるっと見回して玄関に私を引き入れ、いわくありげに囁いた。「軸がずれてきているのよ。」

　私は驚きのあまり声を出せないでいたが、幸運なことに彼女は私の返答など求めておらず、息もつけないほどに興奮して、「そうよ、火星と金星が一直線にあるのです。もちろん、どういうことかわかるわよね？」と続けた。

　私は首を横に振った。

　「あらまぁ。静的な力に、水と大地の融合、天空を横切る六芒星の降臨ということですよ。生き物にとっては特別な時間だわ。とてもワクワクするわね。小さな天使が羽根を羽ばたかせるわ。」

　彼女は骨ばった手を叩いて笑い、少しスキップをした。

　「ほらほら、こっちにいらっしゃい。お茶とケーキを食べましょう。とても美味しいケーキがあるのよ。ケーキはお好き？」

　私は頷いた。

　「私もよ。一緒にいただきましょう。それからあなたは、宇宙の深遠は絶えず引力によって天体に引っ張られているという理論に意見を述べなくてはならないわよ。」

　彼女は向きを変え、背中に白いヴェールをなびかせて、すばやく石の廊下を歩いていった。私は、どう考えても間違った住所に来てしまったに違いないと思い、彼女について行くかどうか少し迷った。しかし、彼女は私がすぐ後ろについてくることを期待しているようだった。その間中、彼女は明らかに答えを求めていない質問をしながらずっと話し続けていた。

　彼女は、石の床に石製の流し台、木製の水切り台、テーブルと戸棚のあるヴィ

クトリア調のとても大きな台所に入って行った。その部屋には、木製の皿立てが上についている旧式のガスストーブが置かれ、大きなアスコット湯沸かし器が流しの上にあり、壁には鉛管が取り付けられていた。大きなコークス暖房器が隅にあり、排気筒が天井に向かって走っていた。

「さて、ケーキを準備しないとね。」と彼女は言った。「今朝、ミセス B. が作ったのよ。この目で見たわ。どこに置いたのかしら？ちょっと周りを探してみてくれる？」

家を間違えて入ることは問題であるけれど、他人の台所を引っ掻き回すことはさらに別の問題だと思った。私はここに来て初めて口を開いた。「ここはノンナート・ハウスですか？」

老女は芝居がかった仕草で両手を上げ、はっきりした大きな声で叫んだ。「誕生じゃないわ、死からの復活なのよ。偉大な存在に生まれ変わるの。人々を導き、希望を与えるために生まれ変わるのよ。」彼女の目は天井を見上げ、身の毛もよだつような低い声で囁いた。「神聖なる存在として、お生まれになるのよ！」

気が狂っているのだろうか？言葉を失うほどにびっくりして彼女を見つめたまま、もう一度質問を繰り返した。「そう。ところで、ここはノンナート・ハウスですか？」

「まぁ、なんてこと。あなたを見た瞬間、理解しているとわかったわ。天に残りし雲は破られず、若さは惜しみなく与えられる。鐘の音は悲しみの藍色、深い朱色を奏でる。これが何を意味しているのかを考えましょう。お湯を沸かしてくれる？そこに突っ立っていないで。」

質問を繰り返す意味はないようだったので、私はやかんに水を汲んだ。蛇口をひねった時、台所の周りの配管がけたたましい音を立てて震えた。その老女は戸棚や缶を開けながら辺りを探しまわっていた。その間中ずっと、宇宙線と融合する天空について喋り続けていた。突然、彼女は歓喜の声をあげた。「ケーキよ！ケーキ！見つけられると思っていたわ。」

彼女は私を振り返ると、いたずらっぽく瞳を輝かせてこう囁いた。「皆はシスター・モニカ・ジョアンから隠し通せると思っているみたいだけれど、ばかよねぇ。遅かれ早かれ、泣こうが笑おうが、誰も隠せないわ。すべては明らかになるのよ。ぐずぐずしていないで、お皿を2枚とナイフをとって。お茶は

どこかしら？」

　私達は大きな木製のテーブルについた。私はお茶を淹れ、シスター・モニカ・ジョアンはケーキを2切れ大きく切りとった。彼女は自分のケーキを小さく砕き、長く骨ばった指でお皿中に散乱させた。彼女は喜びで恍惚として、ぶつぶつ呟きながら食べた。ケーキのかけらをむさぼりながら私にウインクした。ケーキはとても美味しかった。私達はもう1切れいただくことに決め、秘密を共有する連帯関係が生まれた。

　「皆にはわからないわ。フレッドが食べたか、もしくは戸口の階段に座ってサンドウィッチを食べている貧しい人が食べたと思うでしょう。」

　彼女は窓から外を覗いた。「空に光があるわ。あれは惑星の爆発だと思う？それとも宇宙人の着陸かしら？」

　私は飛行機だと思ったけれど惑星の爆発を選んだ。そして「お茶をもう1杯いかがですか？」と言った。

　「私もちょうどそう言おうと思っていたところなの。ケーキをもう1切れどうかしら？みんな7時前に帰ってくることはないわ。」

　シスター・モニカ・ジョアンは喋り続けた。私には彼女が何を喋り続けているのか、さっぱりわからなかったけれど、彼女は魅惑的だった。見れば見るほど彼女は儚く美しかった。高い頬骨、輝く瞳、皺だらけの薄いクリーム色の肌、そして彼女の細長い首の上にある完璧に均整のとれた頭。シスター・モニカ・ジョアンの表現力豊かな手は、長い指が絶え間なく動いてまるで10人のバレエダンサーのようで、催眠術のようだった。私は魔法にかけられているように感じた。

　ケーキを1切れお皿に少し残すよりも、空っぽの缶の方が目立たないわよねと言い合って、私達は難なくケーキを食べ終えた。彼女はいたずらっぽく目配せをして、くすくす笑った。「あのやっかいなシスター・エヴァンジェリーナが1番最初に気付くでしょう。彼女が怒るところをあなたも見てみるといいわよ。あぁ、忌まわしい、うるさい老婆だわ。彼女の赤い顔はさらに赤くなるし、鼻水を垂らすのよ。そうよ、本当に垂れるのよ！見たことあるもの。」彼女は踏ん反り返って頭をつんと反らせた。「けれど、それは私にとって何を意味しうるのかしら？意識の実証性の謎はハウス*にあるわ。そこには特定の

---

*占星術における基本的概念の1つ。

時間、作用と出来事が交差している。でもね、実際のところ、こういった認識を喜んで受け入れることができるような選ばれし者なんて、ほとんどいないのよ。しっ、静かに！何かしら？急いで。」

彼女は飛び上がって、テーブルと床、そして自分の身体のあちこちにケーキのくずを撒き散らし、ケーキの入っていた缶を引っ掴んで食糧貯蔵室に急いだ。それから無心の表情を大げさに装いながら再び座った。

玄関の石の床を歩く足音、そして女性の声が聞こえた。浣腸や便秘、静脈瘤について話しながら3人の修道女が台所に入ってきた。予想に反してどうやら正しい場所にいるのだと私は結論を下した。

そのうちの1人が立ち止まって、私に声をかけた。「あなたが看護婦のリーですね。お待ちしていました。ノンナート・ハウスへようこそ。私は責任者のシスター・ジュリアンヌです。夕食の後、私の部屋で少しだけ一緒にお話ししましょう。夕食はもう食べたのかしら？」

彼女の顔と声はとても気さくで誠実そうだった。そして、その質問があまりにも飾り立てないものだったため、私はとっさに答えることができなかった。ケーキが胃袋の底にずっしりと残っているのを感じた。「ええ、ありがとう。」とどうにか呟いて、こっそりとケーキのくずをスカートから払いのけた。

「では、申し訳ないけれど、ちょっと食事を摂らせてもらいますね。私達はみんな帰ってくる時間が違うので、いつもそれぞれで食事の用意をしているのです。」

シスター達は慌ただしく動き回り、食糧貯蔵室からお皿、ナイフ、チーズ、ビスケットなどを取ってきて台所のテーブルの上に並べた。その時、扉の後ろから悲鳴が聞こえ、顔を真っ赤にした修道女がケーキの缶を持って現れた。

「ないのよ！缶の中が空っぽなの！ミセスB.が作ったケーキはどこへ行ったのかしら？今朝彼女が作ったばかりなのに。」

この人がシスター・エヴァンジェリーナに違いなかった。彼女は辺りを睨みつけながら顔をますます赤くした。

誰も口を開かなかった。3人のシスターはお互いの顔を見合わせた。シスター・モニカ・ジョアンは非難の及ばない場所に離れて座り、目を閉じていた。ケーキが厄介な存在となってお腹の中を暴れ、私の犯した大罪は隠し通すことができないと思った。私はかすれた声で、「私が少し食べてしまいました。」と

呟いた。

　真っ赤な顔をした大きな身体がシスター・モニカ・ジョアンに詰め寄った。「そしてシスター・モニカ・ジョアンがその残りを食べたのね。彼女を見てごらんなさい、ケーキのくずまみれだわ。もう、うんざりよ。あぁ、何て意地汚いのかしら！何にでも手を出さずにはいられないなんて。あのケーキは、私達みんなのものだったのに。あなたは・・・、あなたって人は・・・。」

　シスター・エヴァンジェリーナはシスター・モニカ・ジョアンから離れる時、怒りで震えていた。シスター・モニカ・ジョアンは微動だにせず、まるで何も聞こえていないかのように目を閉じていた。彼女は儚げで、貴族のような佇まいに見えた。私は耐えられなくなって、口が勝手に動いていた。「いいえ、違うのです。シスター・モニカ・ジョアンは1切れ食べただけで、残りは私が食べてしまいました。」

　3人の修道女は驚いた表情で私を見つめた。私は顔中が真っ赤になるのを感じた。私がサンデーローストを盗むのを見つけられた犬だったとしたら、足の間にしっぽを挟んでテーブルの下に隠れていただろう。見知らぬ家に入り、正当な所有者のことも知らず了承なしにケーキのほとんどを消費したことは、厳しい処分に値する不作法だった。私は、「ごめんなさい。とってもお腹がすいていたんです。もう二度としません。」と呟くことしかできなかった。

　シスター・エヴァンジェリーナは鼻息荒く、ドンと音を立ててケーキの缶をテーブルに置いた。

　シスター・モニカ・ジョアンは未だ目を閉じて頭を背けたままだったが、初めて動いた。彼女はポケットからハンカチを取り出し、その角を親指と人差し指で持って他の指は神経質に反り返らせて、シスター・エヴァンジェリーナに差し出した。「そろそろお拭きになった方がよろしいのではないかしら。」と優しい声で言った。

　シスター・エヴァンジェリーナは、より一層激しく、怒りで激昂した。彼女の特徴である赤い顔はみるみるうちに紫色に変わり、鼻孔には鼻水がたまってきた。

　「いいえ、結構。自分のを持っているわ。」と歯を食いしばったまま吐き捨てるように言った。

　シスター・モニカ・ジョアンはわざとらしく驚いて見せ、そのハンカチで上

品に自分の顔を拭いた。そして独り言のように呟いた。「雨が降っているようです。雨降りには耐えられないから、もう行かせてもらいます。シスター方、これで失礼いたします。終課でお会いしましょう。」

シスター・モニカ・ジョアンは3人のシスターに優雅に微笑むと私の方を向き、私が今までの人生で見たこともないようなとびっきり盛大な悪戯めいたウインクをした。そして、ふんぞり返って台所から出て行った。

扉が閉まり、私ひとり3人の修道女の中に取り残されると、恥ずかしさで身悶えする思いだった。穴があったら入りたかったし、逃げ出したかった。シスター・ジュリアンヌは私に、扉に私の名前が書かれた部屋のある最上階へ荷物を持っていくように言った。私が台所を出るときには重苦しい沈黙と3人の視線が注がれるだろうと思っていたけれど、シスター・ジュリアンヌは、飼い猫が煙突に詰まってしまったという訪問先の老女の話を始めていた。彼女達はみんな笑っていて、雰囲気はすぐに明るくなり、私は大きく安堵した。

玄関で、私は大急ぎで逃げ出すかどうか真剣に悩んでいた。病院ではなく修道院のようなところに居るのも馬鹿げていたし、ケーキに関する一連の話も屈辱的だった。そのまま荷物を持って暗闇に消えることもできただろう。それは魅力的な考えだった。実際、その時に正面の扉が開き、2人の若い女の子が笑いながら現れなければ、そうしていたかもしれない。夜気によって彼女達の顔はピンク色で活き活きしており、髪は風で乱れていた。長いレインコートには、雨のしずくが光っていた。私と同じくらいの年齢で、幸せで活気に満ち溢れていた。

「こんばんは！」と低くゆっくりした声が言った。「あなた、ジェニー・リーよね。ようこそ。あなたもすぐに、ここが気に入ると思うわ。ここには私達のような若い人はあまりいないのよ。私はシンシア、こっちはトリクシーよ。」

しかし、トリクシーは既に「おなかがすいているから、またあとでね。」という言葉とともに台所へ向かう廊下に行ってしまっていた。

シンシアの声は驚くべきものだった。やわらかく、低く、わずかにかすれていた。また、とてもゆっくり話し、ほんの少し笑みを滲ませたような口調だった。違うタイプの女の子だったら、洗練された人を魅惑する色っぽい声になっていただろう。看護の仕事をしてきた4年間でこのような魅惑的な声を持つ人にはたくさん出会っていたけれど、シンシアは誰にも当てはまらなかった。

シンシアの声は完全に生まれつきのもので、他の話し方をすることはできなかった。私の中にあった不安感と疑念はなくなり、私達はお互いにっこりと笑いあった。私達はすでに友達になっていた。私はここに残ろうと決めた。

その日の夜遅く、私はシスター・ジュリアンヌの部屋に呼ばれた。ケーキについて厳しい大目玉を喰うことを予想して、私は恐怖でいっぱいになって行った。病院看護の階級制度による4年間の専制政治に耐えた私は、最悪の事態を予想して前もって歯を食いしばっていた。

シスター・ジュリアンヌは小さくてふくよかだった。彼女はその日、15、16時間働いていたはずなのに、ヒナギクの花のように活き活きしていた。彼女のにこやかな笑顔に私は安堵し、不安は払拭された。彼女が最初に発した言葉は「私達はケーキについて、これ以上なにも言いません。」だった。

私は安心してホッと大きなため息をつき、シスター・ジュリアンヌは耐えきれずに笑いだした。「シスター・モニカ・ジョアンと一緒にいると、いつもおかしなことが起こるのですよ。でも、もう誰もそのことについて問い詰めたりしないと保証します。シスター・エヴァンジェリーナでさえもね。」

彼女は最後の言葉を特に強調して言い、私は自分も笑っていることに気が付いた。私は完全にシスター・ジュリアンヌに心を惹きつけられてしまって、早まって逃げ出さなくて良かったと思った。

彼女の次の言葉は意外だった。「看護婦さん、あなたの宗教は何かしら？」

「えっと・・・あの・・・特に何も・・・。その・・・つまり、メソジスト教徒ですが。」

この質問には驚き、無意味で若干ばかげているとさえ思った。看護における私の教育、訓練や経験、将来の計画について聞かれることは予想できたし、受け入れられる。でも、なぜ宗教なのだろう？宗教に何の関係があるのだろうか？

彼女は極めて真面目な様子で穏やかに言った。「ここではイエス・キリストが私達の力であり、私達をお導きになります。おそらく近いうちにあなたも日曜礼拝に私達と共に参加することになるでしょう。」

それから彼女は、私が受ける訓練とノンナート・ハウスの日課を説明した。熟練した助産婦の指導のもとで約3週間自宅訪問の業務をし、その後、産前、産後の業務に1人で行くことになる。分娩は別の助産婦に従うようだ。座学が週に1度、仕事が終わったあとの夜に行われている。勉強はすべて空いた

時間にすることになる。

　彼女は静かに座って他にも詳しく説明をしたが、私の頭にはほとんど残らなかった。私はただシスター・ジュリアンヌについて考えていて、全然話を聞いていなかった。なぜ彼女といると心地よくて、幸せを感じるのだろうかと不思議だった。

　鐘が鳴った。「終課の時間です。行かなくては。また明朝に会いましょう。安らかな夜を。」と彼女は笑った。

　シスター・ジュリアンヌが私や、後で気付いたのだけれど、多くの人々に与えた影響は、彼女の言葉や外見とはまったく不釣り合いだった。彼女は人目を引くわけでも威厳があるわけでもなく、多少なりとも印象的であるわけでもなかった。彼女はとりわけ賢い、ということもなかった。しかし、彼女からは何か放たれるものがあった。それは、いくら考えても私には理解できなかった。シスター・ジュリアンヌが持つ輝きは俗世界の価値観とは無縁であり、霊的な側面をもつということに、当時の私は気付きもしなかった。

MORNING VISITS（朝の家庭訪問）

　ムリエルのお産を終えた私は、朝の6時頃、腹ぺこでノンナート・ハウスに戻ってきた。夜通しの仕事と6～8マイルの自転車の移動は、若者の食欲をこの上なく刺激する。ノンナート・ハウスに入ると、中は静まりかえっていた。修道女達は礼拝堂へ行き、それ以外のスタッフはまだ起きていなかった。私は疲れていたけれど、食事の前に分娩鞄を片付けて、分娩道具を洗って消毒し、記録を完成させて事務机の上に置いておかなければならなかった。

　食堂には朝食が準備されていた。まずそれを食べてから2、3時間ほど眠るつもりだった。食堂には、ポットに入った紅茶、ゆで卵、トースト、手づくりのスグリジャム、コーンフレーク、手作りヨーグルトとスコーンが並べられていた。最高！修道女達がいつも手作りの食べ物をたくさん用意していることに私は気付いていた。ジャムはいろいろな教会のバザーで手に入れたもので、1年を通して売られているようだった。美味しいケーキとビスケット、カリッとしたパンは、修道女とノンナート・ハウスに働きに来る地元の女性達が作っていた。急な呼び出しのために食事を逃したスタッフは、誰でも自由に食糧貯蔵室に入ることができた。この気前の良さは本当にありがたかった。もし何らかの理由で食事を逃してしまった時に、少しの食事を摂るにもお願いをしなければならなかった病院とは全く違った。

　素晴らしいごちそうだった。午前11時半頃に起こしてくれるようメモを残し、上の階の寝室まで運んでくれるよう疲れきった両足に鞭打った。私は赤ん坊のように寝ていたので、紅茶を淹れて起こしてもらった時、自分がどこにいるのかわからなかった。その紅茶で私は目が覚めた。夜通し働いた看護婦に1杯の紅茶を淹れてくれるのは、優しい修道女だけだろう。病院であれば、扉をドンドン叩かれていただけだろう。

　1階で日誌に目を通した。昼食前の訪問は3件だけだ。1件はムリエル、残りの2件は途中にある安アパートに住む患者だった。4時間の睡眠で完全に回復した私は、太陽の日差しを浴びながらはつらつと自転車に乗って出発した。

　そのアパートは、天気が良くても悪くてもいつも気味が悪かった。四角い回

廊のような建物で、1つの面にだけ出入り口があり、すべての部屋は中庭に面していた。建物は6階建てで、アパート住民の社交の中心になっている中庭にはめったに日が差さなかった。中庭には物干しロープが張り巡らされていた。建物には文字通り何百もの住居があったので、常に大量の洗濯物が風にはためいていた。ゴミ捨て場もまた中庭にあった。

私がこのことを書いている1950年代にはそれぞれの住居にトイレがあり、冷たい水道が通っていた。これらの設備が導入される以前は、トイレと水道は中庭にあり、みんな下まで降りて行って使わなければならなかった。いくつかの安アパートにはトイレ小屋が残っており、自転車やバイクが収容されていた。トイレはたくさんあるようには見えず、おそらく多くても3ダースくらいで、約500ある住居の住民には足りないのではないかと思った。

洗濯物の間を縫うように進み、ようやく目的の階段に辿りついた。階段はすべて外付けの石段でできており、建物の内側をぐるりと走っているバルコニーにつながっていた。すべての住居はこのバルコニーに通じていた。中庭が社交の中心街だったのに対して、バルコニーは生活とゴシップに溢れた裏通りだった。安アパートの女性にとってのバルコニーは、集合住宅に住む人にとっての住宅通りに等しかった。居住スペースが密接していたため、隣人達に知られずに何かすることはできないだろうと思われた。外側の世界のことはイースト・エンドの住民にとってほとんど関心のないことであり、他人に関する事柄が会話の中心だった。多くの人にとってそれは唯一の関心事で、唯一の娯楽、あるいは気晴らしだった。アパート内で凶暴な喧嘩が頻繁に起こったことは、驚くべきことではない。

その日、私が到着した時、アパートは正午の太陽でいつになく明るかった。がらくたやゴミ箱、洗濯物を通り過ぎて中庭を進んだ。小さな子どもたちが周りに群がった。助産婦の分娩鞄は子どもたちの興味の的だった。彼らは、私達が鞄の中に赤ん坊を入れて運んでいると思っていた。

私は階段を見つけて5階まで上り、目的の住居に着いた。

すべての住居はだいたい同じで、2、3部屋の続き間だった。石製の流しが居間の角にあり、台所には備え付けのガスストーブと食器棚があった。トイレを導入するには水を引く場所に設置する必要があった。そのためトイレは台所の流し近くの角にあった。それぞれの住居にトイレが備え付けられて中庭の

状況が改善したことは、公衆衛生的に大きな飛躍だった。部屋用の便器の必要性もなくなった。部屋用便器はすべての住居にあって、空にするために女性達は毎日階段を持って下りて処理していた。中庭の糞便にはうんざりだったと聞かされた。

ロンドンのイースト・エンドの安アパートは、主に港湾労働者とその家族の住宅として1850年代頃建設された。建設当時はおそらく十分な住まいであり、どんな家族にとっても満足な住居だと考えられていた。風雨から家族をほとんど守ることのできない泥床の掘っ立て小屋からすれば、格段の進歩だった。アパートには石板のスレートでできた屋根があり、レンガで建てられていた。雨は通さず、内側が濡れることはなかった。150年前、それらが豪華なものだと考えられていたことは疑いようがない。10〜12人の大家族が2つか3つの部屋に住むということが過密状態であると判断されることはなかっただろう。結局、人類の大多数は歴史を通してそのような状況に暮らしていた。

時代は変わり、1950年代までには、アパートはスラム地区だと考えられるようになった。賃貸料は集合住宅よりもずっと安く、結果として、その賃料を辛うじて払える特に貧しい家族だけがアパートに入った。社会通念として貧しい家族はたいてい子だくさんなので、アパートは常に子どもたちで溢れていた。伝染病は山火事のように建物中に広がった。ペストもそうだったし、ノミ、ヒトジラミ、ダニ、疥癬、毛じらみ、イエネズミ、ドブネズミとゴキブリも同様だった。地方自治体のペスト対策の担当者はいつも多忙だった。アパートは人の住居としては不適当であると考えられ、1960年代に立ち退きが行われた。それから10年以上、人が住んでいないまま建っていたけれど、1982年にとうとう取り壊された。

エディスは小柄で筋ばっていて、古いブーツのように頑丈な女性だった。40歳を優に超えているように見え、すでに6人の子どもを育て上げていた。戦争中に家を焼け出されたが、直撃弾ではなかったので家族は生き延びることができた。その後、子どもたちは疎開した。エディスの夫はドックで働いていて、彼女は軍需品を作っていた。爆撃の後、夫婦は安く借りられるアパートに引っ越してきた。2人はロンドン大空襲の間もずっとそこに暮らしていた。アパートは最も人口密度の高い場所だったけれども、奇跡的に攻撃されなかった。

エディスは5年もの間、子どもたちに会うことはなかったが、1945年に再会した。家族は賃貸料の面と、その生活に慣れていたことから、引き続きそのアパートで暮らした。成長期の子どもたち6人と一緒に、どうやって2部屋でやっていけたのか、それは常に私の理解を超えていた。けれども、彼らは何とも思わずに暮らしていた。

エディスは再び妊娠したことを喜んでおらず、実際のところ、怒り狂っていた。けれども、歳をとってから子どもを授かった多くの女性と同じように、赤ん坊が生まれるとその子に夢中になり、いつも優しく囁いていた。その頃は使い捨てのオムツはなかったので部屋の至るところにオムツが干してあり、乳母車はごちゃごちゃした部屋の居住空間をさらに狭くしていた。

エディスは起きて家事をしていた。産後10日目だった。当時、産後は長く横になっているよう母親達に指導していた。10～14日間はいわゆる「産褥期」として知られていた。医学的には、これは良くない習慣である。血栓症のような問題のリスクを減らすためにも、なるべく早い時期に動き始める方が数段良い。当時このことは知られておらず、産後は横になっていることが伝統だった。その大きなメリットは、女性に骨休み期間となる適切な休息が与えられることだった。他の人が全ての家事をこなさなければならない中、短期間だけ怠惰な生活を送ることを許された。いったん床上げすると全てが女性に任されるので、力を蓄えておく必要があった。買い物した全ての物、冬は石炭や木材、暖房用の灯油、中庭にあるゴミ捨て場に運ぶゴミ、これらを持って階段を上り下りするのにどれほどの体力が必要か考えてみて欲しい。赤ん坊を連れて外出するときは、乳母車で1段ずつガタガタと階段を下りていかなければならない。家に帰るときは、赤ん坊と食料を積んで再びガタガタと階段を上らなければならなかった。これらのことを考えると、女性がどれだけ強くなければならなかったかわかるだろう。アパートに入るとほぼ毎回のように、女性が大きな乳母車をガタガタと動かしながら階段を上り下りしているのを見ることになる。もし最上階に住んでいたなら片道約70段になる。乳母車には大きなタイヤが付いていたので階段の移動が可能であり、スプリングがよく効いていたので乗っている赤ん坊は跳ねあがった。赤ん坊はそれが大好きで、大喜びでキャッキャッと声をあげて笑っていた。乳母車全部の重みをハンドルで支えなければならなかったので、階段が滑りやすくなっていると、とても危険だった。もしも、母

親が足を踏み外してしまったり、何か起きて手を離してしまったら、乳母車と赤ん坊は階段を滝のように落ちることになっただろう。私は乳母車を持った女性に出会ったら、いつも反対側を持って手伝った。そのことで重さは半分になるけれど、それでも相当な重さだった。乳母車1台分の重みは、女性1人で持つにはすさまじかったに違いない。

　エディスは汚い部屋着を着て、踏みつぶしたスリッパを履き、髪にはカーラーを巻いていた。彼女は母乳を与えながらタバコを吸っていた。ラジオからは、ポップミュージックがガンガン鳴っている。彼女はとても幸せそうだった。実際血色もよく、2か月前より若く見えた。休息をとったことで、エディスは目に見えて回復していた。

　「いらっしゃい。どうぞ中に入って。おいしいお茶でもどう？」

　私は他にも訪問があることを説明して、お茶は遠慮した。授乳の様子を観察することができた。赤ん坊は貪欲に吸っていたけれど、エディスのやせて小さな乳房にはおそらく母乳は多くは溜まっていない感じがした。けれど、すぐに人工乳を補足するよりも、エディスが母乳を続けることの方がはるかに良かったので、私は何も言わなかった。赤ん坊の体重が増えないか、本当に飢えの徴候が現れた時にミルク補足の話ができる。産後、少なくとも14日間は毎日訪問することが私達のやり方だったので、一人ひとりの患者をよく観察していた。

　赤ん坊に人工乳を与えることが流行になっていたので、当時はミルクが赤ん坊にとって最善であると母親達に提案していた。聖ライムンド・ノンナートの助産婦達はその流れには乗らず、すべての患者ができるだけ長く母乳哺育を続けられるよう助言し、援助した。2週間のベッド上安静は母乳育児の促進に効果的だった。母親達は急いで動き回って疲れることなく、体力のすべてを赤ん坊のための母乳生産に向けることができた。

　散らかった部屋や狭い台所、一般的な設備のない状態を見回すと、人工栄養は赤ん坊にとって最悪であるという考えが心に浮かんだ。エディスは一体どこに哺乳瓶と粉ミルクの缶を保管するだろう？どうやって消毒するのだろう？消毒を面倒がらないだろうか？それとも洗うことすら面倒がり、消毒など気にもしないのではないか？冷蔵庫はなかったので、半分ミルクの残った哺乳瓶が部屋に転がり、2度3度と赤ん坊に与えられることは容易に想像できた。ミルクは置かれたまま冷めて、もう一度温められる過程でバクテリアが急速に繁殖し

ていくことなど考えもしないだろう。そうだ、たとえ十分な母乳が出ていないとしても、母乳哺育の方がはるかに安全だろう。

　私は、助産婦訓練の第1課で出てきた人工栄養の利点についての講義を覚えている。それは非常に納得のいくものだった。初めてノンナートの助産婦達と一緒に働くようになったとき、常に母乳哺育を勧めていて時代遅れだと思っていた。私は、シスター達が働いている場所の社会的背景を考慮していなかった。講義は、実生活に対応していなかったのだ。それは、教室の中の状況と想像の中にだけ存在する理想的な若い母親について論じていた。対象は教育を受けた中流階級の出身で、すべての決まりごとを覚えていて、言われたことは何でもする女性達なのだ。これらの講義の専門家は、ミルクを取り違え、量り方を間違え、水を沸かすのに失敗し、哺乳瓶やゴム乳首を消毒することができず、哺乳瓶を洗うこともできないような思慮のない若い少女達とはかけ離れていた。そのような理論家達は、半分空になった哺乳瓶が24時間放置されて赤ん坊に与えられるとは想像すらできず、哺乳瓶が床を転がって猫の毛やほこりが付着することを考えることもできなかった。私達の受けた講義では、粉ミルクに砂糖や蜂蜜、米、糖蜜、コンデンスミルク、セモリナ小麦粉、アルコール、アスピリン、ホーリックスやオバルチンといった粉末麦芽乳飲料などが加えられる可能性があることは言及されなかった。おそらく、そのような情報は教科書の筆者には届かなかったのだろう。けれども、ノンナートの修道女にとっては頻繁に出くわすことだった。

　エディスと赤ん坊は全くもって幸せそうだったので、私は2人の邪魔をせず、赤ん坊の体重測定とエディスの診察をするために翌日訪問することを伝えた。

　もう1つの訪問先はモリー・ピアースだった。3人目の赤ん坊を妊娠しているけれど、この3か月間妊婦健診に来ていない19歳の少女だ。モリーは臨月に非常に近かったので、私達は彼女の状態を評価する必要があった。

　扉に近づくと、内側から物音が聞こえてきた。大喧嘩しているようだった。私は常々どんなにささいな喧嘩も嫌いで、本能的にひるんでしまう。けれども、私にはすべき仕事があったので扉をノックした。すぐに部屋の中は静かになった。静寂は2、3分続いたが、沈黙は騒音よりも脅迫的に思えた。私は再びノックした。まだ沈黙が続いていたが、差し錠が引かれて鍵が回った。これは、イー

スト・エンドで扉に鍵がかかっていた数少ない経験の1つだった。

　髭を剃っていない不機嫌な顔をした男が、扉の隙間から疑い深く私をじろじろ見た。それから彼は卑猥な言葉で罵り、私の足元の床につばを吐き、階段につながるバルコニーへと足早に立ち去った。少女が私の方へ向かってきた。興奮で紅潮して、わずかに息を切らせていた。「いい厄介払いだわ！」彼女はバルコニーに向かって叫び、扉枠を蹴飛ばした。

　彼女は妊娠9か月くらいに見えた。もし暴力があったとしたら、あの種の喧嘩は陣痛を起こし得ると思った。けれど、まだ暴力の確証は何もなかった。彼女が妊婦健診に来ていなかったので、私は診察できるか尋ねた。彼女は渋々同意して、私を部屋に入れた。

　部屋の中の悪臭は強烈だった。汗、尿、糞便、タバコ、アルコール、灯油、腐りかけた食物、すっぱいミルクと洗っていない服の臭いが入り混じっていた。間違いなく、モリーは本当にだらしのない女性だった。私の出会った大多数の女性は自分自身と自分の家庭に対する真の誇りを持ち、必死になって懸命に働いていた。けれども、モリーはそうではなかった。彼女にはそのような家事の才能はなかった。

　彼女は私を暗い寝室に通した。ベッドは不潔だった。ベッドリネンはなく、裸のマットレスと枕だけがあった。軍の余剰物資である灰色の毛布が何枚かベッドに置かれていて、木のコットが部屋の隅にあった。ここは分娩のための場所ではないと思った。数か月前に他の助産婦は適切であると評価していたけれど、その時から家庭内の状況は明らかに悪化していた。帰ったらシスター達に報告しなければならないだろう。

　モリーに服をゆるめて横になるように言った。モリーがその通りにすると、彼女の胸に大きな黒いあざがあることに気付いた。私は、それがどのようにできたのか尋ねた。モリーは頭をつんと反らして怒鳴った。「わたしよ！」と床につばを吐いた。彼女は、それ以上は何も言わず横になった。おそらく私の予期せぬ到着で、彼女はもう1発殴られるところを逃れたのではないかと思った。

　私はモリーを診察した。赤ん坊の頭はよく下りていて、位置は正常で、胎動を感じることができた。胎児心拍を聞くと、規則的で毎分126回だった。他のことはともかく、モリーと赤ん坊は全く正常で健康のようだった。

　子どもたちがいることに気付いたのは、ちょうどその時だった。暗い寝室の

隅から物音が聞こえて、心臓が飛び出そうになった。ネズミかと思った。その方向に焦点を合わせると、椅子の後ろから2つの小さな顔が周りをじっと見ているのが見えた。モリーは私が息を呑んだのを聞いて、「大丈夫よ。トム、おいで。」と言った。

　もちろん同時に、小さな子どもたちが周りにいて当然だと思った。モリーは3回目の妊娠でまだ19歳だったので、子どもたちは学校に上がる前のはずだ。なぜ私はもっと前に子どもたちに気付かなかったのだろう？

　2、3歳くらいの2人の男の子が椅子の後ろから出てきた。彼らは本当に静かだった。その年齢の男の子はふつう走り回って騒ぎ続けるけれど、2人は違っていた。彼らの沈黙は不自然だった。大きな目は恐怖に満ち、1、2歩近寄って来ると、お互いを守るように抱き合って再び椅子の後ろに戻ってしまった。

　「大丈夫、ただの看護婦さんよ。あなたたちを傷つけたりしないわ。こっちへおいで。」

　2人の汚い小さな男の子は、鼻水と涙の跡のある顔でもう一度出て来た。彼らが着ていたのはセーターだけだった。それはポプラでよく見られた習慣だったけれど、なぜか私はそれが特に嫌だった。よちよち歩きの子どもは上半身だけ服を着ていて、腰から下は裸のままだった。特に、小さな男の子には普通に行われているようだった。女性達はこの方法で洗濯物を減らしていたそうだ。トイレトレーニング前の子どもはどこでもおしっこできて、オムツも衣類も洗濯しなくてよい。子どもたちはこのような格好で一日中アパートのバルコニーや中庭を走り回るのだ。

　トムと弟は隅から這い出てきて母親に駆け寄った。彼らは恐怖心を解いたようだった。モリーが優しく腕を差し出すと子どもたちは抱きついた。少なくとも彼女にはいくらか母性本能があるのだと思った。父親が自宅にいる時、この小さな子どもたちは椅子の後ろでどれくらいの時間を過ごしているのだろう、と私は思いを巡らせた。

　私は巡回保健婦でもソーシャルワーカーでもなく、その類のことについていろいろと思索しても無駄だった。私は観察したことをシスター達に報告することに決めた。モリーには、自宅出産に必要なものが揃っているか確認するために、その週のうちにもう一度来ることを伝えた。

　まだムリエルの訪問があった。その部屋の不潔な空気から逃れることができ

てほっとした。

　外の明るく冷たい空気とアイル・オブ・ドッグスへ向かうサイクリングで気分はリフレッシュし、私は速度を上げた。
「こんにちは、調子はどう？」知り合いや知り合いでない女性達から大きな声で挨拶された。この挨拶はいつも歩道から叫ばれた。「元気よ。ありがとう。あなたはどう？」と私はいつも返答した。コックニー訛りを出さずに話すのは難しかった。
　信じられない、と私は独り言を言った。ムリエルの家の通りへと曲がった時、まさかそこにいるとは。はたして、ジェンキンス夫人がそこにいた。杖をついて手提げ袋を持ち、ヘアカーラーの上にスカーフを巻き、夏も冬も着ている古くて長いカビの生えたコートを着ていた。通りで女性と話していて、一心に言葉に耳を傾けていた。ゆっくりと私を見下ろすと近づいてきて、不潔な長い爪をした手で私の袖を掴んだ。
「彼女と赤ん坊はどうだい？」彼女は耳障りな声で言った。
　私は耐えられなくて腕を振りほどいた。ジェンキンス夫人はどんなお産現場にも現れた。どれほど遠い距離であろうと、どれほど酷い天気であろうと、早い時間帯でも遅い時間帯でも、いつもジェンキンス夫人は通りをうろついていた。彼女がどこに住んでいるのか、情報をどのように入手しているのか、そして、赤ん坊が生まれた家まで時には3、4マイルもの距離をどうやって歩いているのか、誰も知らなかった。けれども、彼女はいつもいた。
　私はイライラして何も言わずに彼女の前を通り過ぎた。ジェンキンス夫人を詮索好きでおせっかいな年寄りだと考えていた。私は若かった。理解するには若すぎた。彼女の瞳の中に痛みを見つけ、彼女の声に必死の苦悩を聴きとるにはあまりに若かった。
「彼女はどうだい？それからおちびちゃんは？おちびちゃんは大丈夫かい？」
　私はノックもせず、まっすぐ家に入った。すると、すぐにムリエルの母親が微笑みながら忙しそうにやって来た。彼女のような年上の世代の母親達は、このような時に自分達は欠くことのできない存在であると知っていた。彼女達にとって、それは大きな充実感と人生の継続した目的になっていた。母親は常にせわしなく働いて、情報を提供してくれた。「あなたが帰ってから娘は眠って

いたわ。トイレに行っておしっこもしたわ。少しお茶を飲んだところで、今、私は娘に美味しい魚をちょっと食べさせるところなの。赤ちゃんがお乳を吸ったのを見たけれど、母乳はまだ出ていないわ。」

私はお礼を言って、部屋に上がった。部屋の中は清潔で新鮮で明るかった。引き出しの棚の上には花が置かれていた。モリーの部屋の汚さ、卑しさと比べると楽園のようだった。

ムリエルは起きていたが眠そうにしていた。「私、魚は絶対にいらないの。母さんにそう言ってくれないかしら？そんな気分じゃないの。私の言うことは聞かないけど、あなたの言うことなら聞くでしょうから。」というのが、彼女の私に対する最初の言葉だった。

母と娘の間には明らかに意見の違いがあった。私は巻き込まれたくなかった。ムリエルの脈と血圧を測った。正常だ。腟からの悪露は多すぎることはなかった。子宮も正常に触れた。乳房を観察した。母親の言ったように少し初乳が出てきていたが、母乳は出ていなかった。私は赤ん坊に哺乳させようとした。実際それが今回の訪問の主な目的だ。

赤ん坊はコットの中ですやすやと眠っていた。分娩によるストレスとトラウマから起こる皮膚の変色やしわしわの外見、この世界に生まれ落ちた不安や恐怖による啼泣はなくなっていた。赤ん坊は落ち着いていて温かく、平和に満ちていた。ほとんどの人は新生児を見ると畏敬や驚きのようなものを感じるだろう。人間の新生児が無防備であることに私はいつも感動させられる。他の哺乳類にはすべて、誕生の時にある程度の自立性が備わっている。多くの動物は誕生から1、2時間で自分の足で立ち上がり、走り出す。他の動物でも、少なくとも母親の乳首を探して吸啜する。けれど、人間の赤ん坊はそれすらできない。乳首や哺乳瓶のゴム乳首を確実に口元に持って行って吸綴を促してやらないと、その赤ん坊は餓死してしまうだろう。私は人間の赤ん坊はみな未熟な状態で生まれてくると思っている。70年という人間の寿命を考え、同じような寿命の他の動物になぞらえると、人間の妊娠期間は約2年あるべきだ。ただ、2歳児の頭は大きすぎて、出産することはできない。だから人間の赤ん坊は未熟で全く無防備な状態で生まれてくるのだ。

私は小さな赤ん坊をコットから抱き上げて、ムリエルに渡した。彼女は何をするべきかわかっていて、初乳を少し乳首から絞り出した。私達は赤ん坊の口

唇に初乳を少し塗ってみた。彼は興味を示さず身をよじるだけで、頭をそむけた。再び試みても同じ反応だった。少なくとも15分以上かけて気長に促してみたけれど、結局、赤ん坊は乳首を含むのに必要なくらい口を開けただけだった。赤ん坊は3回吸っただけで再び眠ってしまった。まるで全身の力を使い果たしたかのようにぐっすり眠っていて、ムリエルと私は笑った。

「激務をこなしたのは赤ちゃんね。あなたや私じゃないわ。ね、看護婦さん。」

私達はしばらく授乳から離れることにした。私は夕方戻ってくるし、もしムリエルが望めば、また午後に授乳してみることもできた。

1階に下りていくと料理の匂いがした。ムリエルの好きなものではなかったかもしれないが、私の胃袋からは確かに胃液が流れ出した。私は空腹だったし、ノンナート・ハウスには美味しい昼食が待っていた。私は別れを告げて自転車に向かった。まるで見張りをしているかのように、ジェンキンス夫人が自転車の向こう側に立っていた。どうやって彼女から逃げようかしら？と私は考えた。話をしたくなかった。ただ昼食を食べに帰りたかったけれど、彼女はサドルを掴んでいた。明らかに彼女は、何も話さない私を解放してくれそうにはなかった。

「彼女はどうだい？おちびちゃんは？おちびちゃんは大丈夫かい？」瞬きもせず、非難めいた声で言った。

相手を不快にさせる強迫的な振る舞いというのがあるが、ジェンキンス夫人の振る舞いはそれ以上だった。彼女は人に不快感を与えた。70歳くらいで小さくて腰が曲がっていて、黒い目は私を見すかすようだった。昼食を楽しみにしていた気持ちは打ち砕かれた。彼女には歯がなくて、傲慢な見方をすると、醜くかった。鉤爪のような不潔な手が私の服の袖を這い、不愉快にも手首に近づいてきた。私は彼女のほぼ2倍ある身長をいっぱいに使って身を引き、冷たい専門家の声で言った。「スミスさんは男の子を問題なく出産されました。母子共に元気です。失礼ですが、私は行かなければなりません。」

「ありがたい。」と彼女は言って、私のコートの袖と自転車を離した。それ以上何も言わなかった。

正気ではない老人だ、と自転車に乗りながら不機嫌に考えた。彼女は外出を許されるべきではない。

それから約1年して私は地区看護婦になった。ジェンキンス夫人について多くを知るようになり、私は少し謙虚さというものを学んだ。

CHUMMY（チャミー）

　カミラ・フォーテスキュー・チョムリー・ブラウン（「チャミーと呼んで」）を初めて見たとき、私は女装した男だと思った。6フィート2インチ（187.96 cm）もの長身で、最前列のフォワードのような肩をしていて、足は11サイズ（30 cm）もあった。彼女の両親はチャミーをより女性らしくしようと大枚をはたいたけれども、効果はなかった。

　チャミーと私は2人とも新人だった。シスター・モニカ・ジョアンと私が12人前のケーキを平らげたあの忘れられない夜の翌朝に、チャミーは到着した。シンシアとトリクシーと私が朝食を終えて台所を離れようとした時、玄関のベルが鳴って、このスカートを履いた巨人が入ってきた。チャミーは厚みのあるメタルフレームのメガネの奥から、近視のように目を細めて私達を見下ろし、考えられる限り最大の音量で「ここはノンナート・ハウスですか？」と言った。

　トリクシーは意地悪な人で、玄関の扉から外に出た。彼女は「誰かいるの？」と呼びかけ、そして玄関に戻ると見知らぬ人にぶつかった。

　トリクシーは、「あらごめんなさい、気付かなかったわ。」と言って、急いで診察室へ去って行った。

　シンシアは前に進み、昨晩私の逃亡計画を追い払ったのと同じ絶妙な温かさと気さくさでチャミーを迎えた。「カミラさんですね。」

　「ええ、チャミーと呼んでください。」

　「わかったわ。ではチャミー、中に入って。シスター・ジュリアンヌを探してきますね。もう朝食は済ませた？きっとミセスB.が何か用意してくれるわ。」

　チャミーは自分の鞄をもち、2歩踏み出したところで玄関マットにつまずいた。「まぁ大変、不器用ね、私ったら。」と彼女は女の子のようにくすくす笑って言った。マットを元に戻そうとかがむとコート掛けにぶつかり、コート2着と帽子3つを床に落としてしまった。

　「本当に申し訳ありません。すぐに直します。」けれども、シンシアが最悪の事態を恐れて既にそれらを拾い上げていた。

「仲間よ、ありがとう。」とチャミーは言って、「アッハッハ」と笑った。

本気なのかしら、それともからかっているのかしらと私は考えた。けれども、その声は全くの本気で決して変わらなかったし、言い回しも変わらなかった。言い回しはいつも「でかした」とか「素晴らしい」とか「やぁ」とかいうものだった。不思議なことに、彼女は巨体にもかかわらず柔らかく甘い声だった。実際、彼女と付き合っている間、つくづくチャミーはすべてにおいて柔らかくて甘いと思った。外見によらず、男らしいことは何もなかった。温厚な性格で無邪気な少女であり、内気で恥ずかしがり屋だった。また、哀れなほどしきりに好かれたがっていた。

フォーテスキュー・チョムリー・ブラウン家は上流階級で州の旧家だった。高祖父*は、1820年代に植民地のインド帝国高等文官になり、その伝統は代々引き継がれた。チャミーの父親はインドのラジャスターン州（ウェールズと同等の面積）の知事であり、1950年代になっても馬に乗って移動していた。これらの情報はすべて、チャミーが部屋に飾っている写真からわかった。彼女は6人兄弟の中で唯一の女の子だった。兄弟は全員背が高かったけれど、残念なことにチャミーは家族の他の誰よりも約1インチ（約2.5cm）背が高かった。

子どもたちは皆、イングランドで教育を受け、男兄弟はイートン校へ、チャミーはローディン校に通った。イングランドで兄弟は後見人の保護下に置かれた。というのも、兄弟の母親は夫と共にインドに残っていたからだ。どうやらチャミーは6歳の時から全寮制の寄宿学校にいたので、他の生活を知らないようだった。彼女は家族写真のコレクションにすがりつき、熱っぽく触れていた。多分、家族を最も近くに感じることができたのだろう。中でも、母親と写った14歳くらいの時の写真を特に大切にしていた。

「それはお母様と過ごした休日のものよ。」その発言に哀愁があることに全く気付かず、彼女は誇らしげに言った。

ローディン校を卒業後、スイスの花嫁学校に行き、その後ロンドンに戻ってルーシー・クレイトン・チャームスクールに通い、宮廷デビューの準備をした。その当時は、社交界デビューの時代であり、「最高」の家柄の娘たちが「お披露目」をしなければならなかった。その言葉の意味することは、今とは全く違

---

*祖父の祖父。

うものだった。当時、それはバッキンガム宮殿で公式に君主にお披露目されることを意味した。チャミーはお披露目され、２つの写真がその事を証明していた。最初の写真では、紛れもないチャミーが、リボンや花のたくさんついたおかしなレースのイブニングドレスを着て立っていた。同じように盛装したかわいらしい若い女の子達に囲まれて、彼女の大きく骨ばった肩が女の子達の頭上に高くそびえていた。２つ目の写真は、キング・ジョージ６世へのお披露目のものだった。彼女の大きな身体と角ばった姿は、女王の小柄な魅力と２人のプリンセス、エリザベスとマーガレットの申し分のない美しさを強調していた。写真の中の彼女がどれほど滑稽に見えるかチャミーは気付いているのかしらと私は思ったけれど、チャミーはとても満足して喜んで写真を飾っていた。

　社交界デビューの一幕の後は、１年間コルドン・ブルー・スクールで過ごした。コルドン・ブルー・スクールでは、住み込みの原則の下、上流の若い女性達を少人数教えていた。チャミーは完璧な女主人としての全てのスキル、完璧なオードブル、完璧なパテ・ド・フォアグラ、といったものを学んだ。けれど、相変わらず不恰好でぎこちなくて、大きすぎた。普通に考えて、どの社交界でも女主人としては不適当だった。そのため、ロンドン最高の縫製学校の課程を受けたことは、彼女にとって正しかったと思われる。２年間、チャミーは鍵編みや刺繍、編み糸細工をし、レースやキルティング、イギリス刺繍を作った。２年間、ミシンをかけ、肩の取り付けをし、折り返しの縁取りを行った。けれど、すべて無駄に終わった。他の少女達がヘリンボーンステッチやフェザーステッチをしながら、ボーイフレンドや好きな人について一喜一憂しておしゃべりしている一方で、チャミーは誰からも好かれていたけれど、誰からも愛されず、ずっと黙っていて、いつも仲間はずれだった。

　どうして起こったのか自分でもわからなかったけれど、突然、思いもせず、チャミーは看護と神という使命を見つけた。チャミーは修道女になることにした。

　興奮の熱に浮かされた中、チャミーはロンドンにある聖トマス病院のナイチンゲール看護学校に入学した。彼女はたちまち成功を収め、３年連続でナイチンゲール賞を受賞した。彼女は病棟の仕事をありがたく思い、生まれて初めて自分に自信と有能さを感じ、自分はいるべき場所にいることを知った。患者は彼女を愛し、先輩スタッフは彼女を尊重し、後輩スタッフは彼女を賞賛した。

彼女は体が大きいにも関わらず、優しかった。患者、特に高齢者や重篤な者、死にゆく人々を直観的に理解した。これまでのトレードマークだった不器用ささえも彼女からなくなった。病棟では、彼女は決して物を落としたり壊したりしなかったし、ぎこちなく動いたり、物にぶつかるようなことはなかった。これらの特徴は、社会生活に限ってのみ彼女を困らせ苦しめていたようで、依然、日常生活にはうまく適応できずにいた。

　若い医師や医学生は90パーセントが男性で、もちろん常にかわいい看護婦を探していた。彼らはチャミーをからかい、女の乗り方の難しさや誰がその仕事に適した種馬としての性器を持っているかについて、下品な冗談を飛ばしていた。新人は北病棟にうっとりするほど美しい看護婦がいて、その子とならデートの調整をしてあげると聞かされた。けれども、相手が誰だかわかると恐ろしくなって逃げ出し、冗談を言った人達に復讐することを誓った。幸運なことに、このような話や悪ふざけはチャミーの耳には届かなかったし、気に止めることもなく彼女の右耳から左耳へ抜けていった。たとえ知らされたとしても、多分理解できなかっただけで、自分をいじめる人たちに愛想良く笑顔を見せて、そのお人よし加減に相手の方が恥じたことだろう。

　チャミーの助産の道への入門はあまり成功しなかったけれど、それでも素晴らしいものだった。あれは、ある地区に出かける数日前のことだった。まず、彼女に合う制服がなかった。「気にしないで、私が作るわ。」と彼女は楽しげに言った。シスター・ジュリアンヌは使える型紙が無さそうだと思った。「心配しないで、新聞紙で作れるわ。」と言って、皆が驚いたことに自分で作ってしまった。服地を受け取って、あっという間に2着の制服を作った。

　自転車はそう簡単ではなかった。上流階級の教育と淑女にふさわしい教養のために、周囲の誰も自転車に乗ることを教える必要性を感じていなかった。馬はイエス、自転車はノーなのであった。

　「気にしないで、覚えられるわ。」とチャミーは楽しげに言った。シスター・ジュリアンヌは、大人になってからその技術を身に付けるのは難しいと言った。すると、「心配御無用。練習できるわ。」といつもの元気な答えが返ってきた。

　シンシアとトリクシーと私はチャミーと一緒に自転車の車庫に行って、一番大きな自転車を選んだ。それは、大きくて古いラレー社製の1910年ごろのヴィンテージもので、頑丈な鉄でできていて、前籠はなく、ハンドルは高い位置に

ついていた。中までゴムのタイヤは3インチ（7.62 cm）の厚みがあって、変速ギアはなかった。自転車全体がずいぶん重たいので、誰も乗らなかったのだ。トリクシーがチェーンに油を差し、出走の準備が整った。

　時はちょうど昼食後だった。チャミーがバランスを取れるようになるまでは、彼女を後ろから押してレイランド・ストリートを行ったり来たりすることに決め、道が静かで平らな所まで一団となって移動した。大人になって初めて自転車に乗ることに挑戦した人の大半は、恐ろしい経験だと言うだろう。多くは無理だと言ってあきらめるだろう。しかし、チャミーは普通の人より厳格な性質だった。大英帝国を築いた人は彼女の先祖であり、チャミーの血管にはその血が流れていた。それだけでなく、彼女は修道女になろうとしていたので、そのためには助産婦になる必要があった。この目標を達成するために自転車に乗る必要があるならば、それはそれで良い。何が何でも自転車に乗る、ということなのだ。

　私達は巨体で揺れる彼女を押して、「ペダルを踏んで、踏んで、上、下、上、下」と疲れるまで叫んだ。チャミーの丈夫な骨と筋肉で約12ストーン（約76.2 kg）、それとは別に6ストーン（約38.1 kg）の自転車の重さがあったけれど、私達は押し続けた。4時になり地元の学校が終わると、子どもたちがどっと出てきた。10人くらいの子どもたちが代わってくれ、押しながら励ましの声をかけて横や後ろを並んで走ってくれたので、私達は休憩することができた。

　数回、チャミーは激しく地面に転んだ。縁石に頭をぶつけると、「心配御無用。傷つくような脳はないわ。」と言い、脚に切り傷を負えば、「単なるかすり傷よ。」と呟いた。片方の腕を下にして激しく転ぶと、「もう片方の腕があるわ。」と宣言した。チャミーには不屈の精神があった。私達は彼女を尊敬し始めた。彼女を笑いの対象として見ていたコックニーの子どもたちでさえ、態度を変えた。初めはあからさまに冷やかしていた12歳くらいの難しい年齢の子どもたちも、心から賞賛のまなざしを向けた。

　レイランド・ストリート以外のところへ冒険するときが来た。チャミーはバランスを取ることができ、ペダルを踏むこともできるようになったので、30分間一緒に街のあちこちをサイクリングすることにした。トリクシーが先頭で、シンシアと私がチャミーの左右に、子どもたちが叫びながら後ろを走った。

　私達はレイランド・ストリートの端にたどり着いた。この先には、道はない。

私達はチャミーに角の曲がり方を説明していなかった。トリクシーは「私についてきて。」と呼びかけ、左に曲がって行ってしまった。シンシアと私は左に曲がったけれど、チャミーはまっすぐ前進し続けた。彼女は表情を動かさずに私めがけて一直線にやって来て、その後はすべてが混乱状態だった。どうやら警察官が通りを渡っているところに私達２人が激しくぶつかったようだった。私達は反対側の歩道で停止した。２人の助産婦からまともに直撃を受けた法の番人である警察官を見て、子どもたちは喜んだ。子どもたちは大喜びしてキャーキャー騒いだので、通りに面した全ての扉が開いて、さらに多くの子どもや好奇心の強い大人達が出てきた。

　私は何が起こったかわからないまま、側溝に仰向けになっていた。そのままでいると、呻き声が聞こえた。すると、警察官が「どんな馬鹿の仕業だ？」と言いながら上体を起こしていた。チャミーも起きあがった。彼女はメガネを無くし、様子をうかがっていた。もしかすると、これが次の行動の原因かもしれないし、あるいは彼女は放心状態だったのかもしれない。巨大な手で警察官の背中を痛烈に叩き、「さぁ、泣き言を言わないで。仲間よ、元気を出して。気を落とさず頑張らなきゃ。ねぇ、そうでしょう。」と言った。明らかにチャミーは彼が警察官だとは気付いていなかった。

　警察官は大きな男だったが、チャミーほど大きくはなかった。彼はその一撃で前に倒れ、自転車で顔を打ち、唇を切った。チャミーはただ「まぁ、単なる小さなかすり傷ね。大騒ぎするほどではないね、君。」と言っただけで、再び警察官の背中を叩いた。

　警察官は激怒し、手帳を取り出し鉛筆を舐めた。子どもたちは、たちまちいなくなった。通りの人影が消えた。彼は脅すようにチャミーを見た。「あなたの名前と住所は？警察官への暴行は重大な犯罪です。今から、あなた方にもよくわかるでしょう。」

　私達が罪を免れたのは、シンシアのセクシーな声のおかげだと神に誓って断言する。シンシアがいなければ、私達は次の日に治安判事の前に出頭していただろう。私には彼女がどうやったのか全くわからなかったし、彼女は自分の魅力に全く気付いていなかった。シンシアはほとんどしゃべらなかったけれど、その警察官の怒りはたちまち消え、あっという間に彼女の言いなりになった。彼は自転車を起こし、通りに沿って私達をノンナート・ハウスまで送ってくれ

た。彼は「お会いできてよかったです、若いご婦人たち。いつかまたお会いできることを楽しみにしています。」と言って帰って行った。

　チャミーは3日間ベッドで過ごさなければならなかった。医師は遅延性ショックと軽い脳震盪だと説明した。最初の36時間は眠っていて、体温は上昇し不整脈もあった。4日目には上体を起こせるようになり、何が起こったのか質問した。私達が話すと、彼女は震え上がり深く後悔した。外出できるようになると初めに、怪我をさせた警察官に会うため警察署を訪れた。チャミーは箱いっぱいのチョコレートとウィスキーのボトルを1本持って行った。

MOLLY（モリー）

　モリーの自宅出産が可能かどうかを再び評価するためにカナダ・ビルディングズを訪ねた時、彼女は外出中だった。私が彼女に会えたのは3度目の訪問の時だった。2度目の訪問では、部屋の中で何か動く音が聞こえたように思って、何度か扉をノックした。中に誰かいるのは確かだったけれど、扉には鍵がかかっていて誰も出てこなかった。

　3度目の訪問でモリーは出てきた。彼女はひどい状態だった。まだ19歳なのに青白くやつれていた。細く油っぽい髪が汚れた顔にかかり、2人の汚らしい小さな男の子がモリーのスカートにしがみついていた。私が喧嘩を止めた初回の訪問から1週間が過ぎていたが、ちらりと部屋を見ると、家庭の状況は更に悪化し、少しも良くなっていなかった。私はモリーに、自宅出産が可能かどうかアパートを再び評価しに来たこと、そしておそらく分娩は病院のほうが良いだろうということを伝えた。モリーはどうでもいい様子で肩をすくめた。私は、妊婦健診を一度も受けていないのは危険であることも指摘した。彼女はまた肩をすくめた。取りつく島もなかった。

　「4か月前、どうして助産婦はあなたのおうちを自宅出産に申し分ないと評価したのかしら？今は違うわね？」

　「うーん、ママが来て掃除してくれたからじゃない？」モリーは言った。

　やっと少し声が聞けた。話の中にモリーの母親が登場した。母親の住所を尋ねると、隣のアパートだった。好都合だ。

　病院で出産するには、妊婦は家庭医を通してあらかじめ予約する必要があった。私には、モリーが予約するとはとても思えなかった。彼女はとてもだらしなく無頓着で、何も気にしない様子だった。もしモリーが妊婦健診に行かないのなら、分娩予約の変更をすることもないだろうと思った。2、3週間以内にノンナート・ハウスへ深夜の電話があって、私達が対応しなければならなくなることが目に浮かんだ。私はモリーの母親に会い、家庭医に報告することにした。

　カナダ・ビルディングズは、ブラックウォール・トンネルとブラックウォー

ル・ステアズの間にある人口密度の高い6棟のアパートで、オンタリオ、バフィン、ハドソン、オタワなどの名前が付けられていた。建物はだいたい6階建てで非常に簡素な造りをしていて、蛇口とトイレが各バルコニーの端にあった。そこで人々がどのように清潔を保ち、自尊心を持って暮らしているのかということは、私の理解を超えていた。カナダ・ビルディングズには5,000人が住んでいたそうだ。

私は、オンタリオ・ビルディングズにモリーの母親、マージョリーの住所を見つけ、扉を叩いた。陽気な声で「どうぞ入って。」と返ってきた。イースト・エンドの誰もがする普通の招き入れ方だ。扉には鍵はかかっていなかったので、私はそのまま居間に進んだ。私が入っていくと、マージョリーは明るい笑顔で振り向いた。けれども、私を見たとたん彼女の笑顔は消え、両手を落としてしまった。

「もう嫌。もうたくさん。モリーのことで来たのでしょう？」マージョリーは椅子に座り、両手に顔を埋め咽び泣いた。

私は困惑した。どうしたら良いのか、何と言えば良いのかわからなかった。他人の抱える問題にうまく対処する人もいるけれど、私は違う。実際、人が感情的になればなるほど、私はうまく対応できなくなる。椅子に鞄を置いて、何も言わず彼女の横に座った。それは、部屋を観察するよい機会になった。

モリーの不潔さを見ていたので、母親の部屋も同じような状況だろうと思っていたが、全く違っていた。部屋は清潔で整頓されており、いい香りがした。きれいな窓にはかわいいカーテンがかけられ、マットは清潔でよく手入れされていた。やかんの水がガスストーブの上で沸騰していた。マージョリーは清潔な洋服とエプロンを身に着け、髪は整えられていて、きちんと見えた。

やかんを見て思いついた。嗚咽が少なくなってきたので、私は声をかけた。「美味しいお茶を淹れましょう。私は喉がカラカラだわ。」

マージョリーは明るい表情になり、コックニー特有の礼儀正しさで言った。「ごめんなさい、看護婦さん。私のことは気にしないで。モリーのことになると興奮してしまって。」

彼女は立ち上がってお茶を淹れた。その行動がきっかけとなり、彼女は鼻をすすって涙を払った。その後の20分で、マージョリーは自分の望みと心を痛めていることの全てを話した。

モリーは5人兄弟の末っ子で、戦争中にアルンヘムで亡くなった父親を知らずに育った。家族は皆でグロスタシャーに避難していた。
　マージョリーは「それがモリーをだめにしたのか、それとも他の原因だったのかは、私にはわからないの。他の兄弟はまったく問題ないわ。」と言った。
　家族はロンドンに戻り、オンタリオ・ビルディングズに住んだ。モリーは新しい環境と学校に適応しているように見えたし、上手くやっていると聞いていた。
　「モリーは明るい子だったわ。」マージョリーは言った。「いつもクラスで一番だったわ。あの子はウェスト・エンドの会社で秘書として働くこともできたと思う。モリーならできたわ。あぁ、それを考えると胸がとても痛むの。」
　マージョリーは鼻をすすり、ハンカチを取りだした。「あの子が、あのくそったれと出会ったのは14歳の頃だったわ。リチャードという名前で、私は『くそったれリチャード』と呼んでいるの。」とマージョリーは自分の冗談にくすくす笑った。「それからモリーは遅くまで出歩くようになったわ。ユースクラブにいると言っていたけど、嘘をついていると思ったの。教区牧師に尋ねたら、モリーがメンバーにさえなっていないことを教えてくれたわ。しかもあの子は一晩中帰って来なくなった。あぁ、看護婦さん、そんな時に母親がどんな気持ちになるか、あなたには想像すらできないと思うわ。」
　花柄のエプロンを着けきちんとした小柄な身体から、静かな嗚咽がもれた。
　「夜な夜なモリーを探して街を歩いたけど、一度も見つけることはできなかった。本当に1回も見つけられなかった。あの子は朝に帰ってきて、私をあざ笑うかのように嘘ばかりついて学校に行ったわ。モリーは16歳になって、ディック*と結婚するつもりだと言ってきたの。ともかくあの子が妊娠していることを考えて、『それがあなたにとって一番良い方法だわ、かわいいモリー。』と言ったわ。」
　2人は結婚し、バフィン・ビルディングズに2部屋借りた。はじめからモリーは一切家事をしなかった。マージョリーは部屋に行き、娘に部屋の掃除や整頓の仕方を教えようとしたけれど無駄だった。マージョリーが次に行ったときには、部屋は相変わらず汚かった。

---

*リチャードの愛称。

MOLLY（モリー）

「どこでそんなだらしないやり方を身に付けたのかしら。」とマージョリーは言った。

　当初、ディックとモリーはとても幸せそうに見えた。ディックは定職についていないようだったけれど、マージョリーは自分の娘にとって最良の状態であって欲しいと望んだ。初めての赤ん坊が生まれてモリーは幸せそうだったけれど、状況はすぐに悪化し始めた。マージョリーは、娘の首や腕にあざがあることや、目の上が切れていること、ある時は足を引きずっていることに気付いた。その度に、モリーはマージョリーに転んでしまったと説明した。マージョリーは疑いを抱くようになり、マージョリーとディックとの関係は一度も深まることなく壊れていった。

　「ディックは私が嫌いなのよ。」と彼女は言った。「だから決して私をモリーや子どもたちに近づけさせないのよ。私には何もできないわ。ディックがモリーや子どもたちを叩いていること以上に悪い知らせってあるかしら。彼が6か月間投獄されていた時が一番良かった。その間は、あの子たちが無事なことがわかったから。」

　マージョリーは再び泣き始め、私は何らかの社会福祉サービスが役に立つのではないかと彼女に尋ねた。

　「無理だわ、無理よ。モリーはディックを悪く言うことはないわ。絶対に言わないのよ。ディックに支配されているの。モリーにはもう自分の意思はないと思うわ。」

　私はこの哀れな女性と愚かな娘をとても気の毒に思った。なかでも、あの小さな2人の男の子が一番かわいそうな気がした。私が喧嘩中に入っていったあの痛ましい状況で出会った男の子達だ。そして今、3人目の赤ん坊が生まれようとしている。

　「私があなたに会いに来た大きな理由は、生まれてくる赤ちゃんのことです。モリーは自宅出産を予約していますが、それはきっと出産環境の評価の前にあなたがモリーの家を掃除してくれたからだと思います。」と私が言うと、マージョリーは頷いた。「今、私達は病院での出産が一番望ましいと考えています。でも、モリーが病院での分娩を予約しなければならないし、妊婦健診にも通わなければなりません。ですが、私にはモリーがどちらか片方でさえ行うとは思えません。手を貸してくださいますか？」

マージョリーの目に再び涙が溢れた。「娘と子どもたちのためなら世界中のどんなことでもするわ。でも、あのくそったれがモリー達に近づかせてくれないわ。私に何ができるかしら？」
　彼女は爪を嚙み、鼻をかんだ。
　油断のならない状況だった。おそらく私達は単純に自宅出産を断り、医師に知らせたらよいのだろう。そうすればモリーは陣痛が始まったら病院で入院するように言われるだろう。もし、モリーが妊婦健診を拒否すれば、全ては彼女の責任になる。
　悲しみに浸る哀れなマージョリーを残して、私は戻ってシスター達に報告した。事実、モリーの自発的な同意のないまま病院出産の話が取りつけられた。そして、彼女に関することを耳にするのはこれで最後になるだろうと考えていた。
　しかし、そうはならなかった。およそ3週間後、ポプラ病院からノンナートの助産婦達に、モリーの産褥訪問が可能かどうか問い合わせの電話があった。モリーは産後3日目に赤ん坊と一緒に退院したのだった。
　今までほとんど前例のないことだった。当時、医療職者も含め全ての人は、母親になったばかりの人は2週間ベッドで安静にするべきだと信じていた。どうやらモリーは赤ん坊を抱いて歩いて家に帰ったようで、このことはとても危険だと思われた。シスター・バーナデットはバフィン・ビルディングズに直行した。
　シスター・バーナデットが帰って来て報告したところによると、モリーは自宅にいて随分きれいになっていたけれど、相変わらず不機嫌な様子だったそうだ。ディックは留守だった。モリーが入院している間、彼は子どもたちの世話をしていたはずだが、本当に世話をしたかどうかは誰にもわからなかった。マージョリーが子どもたちの世話をすると申し出たが、ディックは自分の子どもだと言い断っていた。彼は、自分の家族にお節介なばあさんの首を突っ込ませるつもりはなかった。
　部屋に食べ物はなかった。おそらくモリーはそれを見越して自分から退院したのだろう。彼女はお金を持っていなかったけれど、赤ん坊を連れて家に帰る途中、肉屋に立ち寄ってミートパイを2、3個つけで分けてもらえるよう頼んだ。肉屋はモリーの母親と知り合いでマージョリーを尊敬していたので、モリーに

パイを持たせてくれた。シスター・バーナデットがアパートに着いた時、2人の小さな兄弟は汚れた上着だけを着て、床に座ってパイをがつがつ食べていた。

モリーはほとんど話さなかった、とシスターが教えてくれた。モリーは自分と小さな女の赤ん坊の診察をすることは受け入れたけれど、終始不機嫌に黙っていた。シスターは、モリーが家にいることをマージョリーに伝えるつもりだと言った。

「どうぞご勝手に。」彼女がくれた返事はこれだけだった。

マージョリーは事の成り行きが全くわからなかったので、バフィン・ビルディングズへすぐに走った。不運なことにディックも同時に戻ってきたので、2人は階段の踊り場で鉢合わせた。彼は酔っぱらっていてマージョリーに向かって突進したが、彼女はひょいと身をかわした。もしマージョリーがディックに殴られていたら、石の階段を転がり落ちていただろう。その後この哀れな女性がしてやれたことは、食べ物を買って娘の家の扉の外に置いておくことだけだった。

私達の慣例では、分娩後14日間は看護婦が1日に2回訪問していた。モリーと赤ん坊は純粋な医学的な観点からは順調だったが、家庭の状況は相変わらずひどかった。ディックは家にいることもあれば、いないこともあった。哀れなマージョリーは決してそこには現れなかった。彼女はモリーと小さな子どもたちの世界を180度変えることもできただろう。マージョリーの陽気さがあるだけで雰囲気は明るくなっただろうけれど、家に入ることは許されなかった。彼女は、娘と孫達の生活の様子をシスター達に尋ねるために、ノンナート・ハウスにやってくることをせんじて受け入れるしかなかった。ある日、マージョリーから次の訪問のときに持って行って欲しいと赤ん坊の服をいれた鞄を手渡された。洋服がジメジメしてしまうのは嫌で、家の外に置いておきたくないと彼女は言った。

その後数日間、何人かの看護婦がモリーを訪問し、みんな同じように酷い状況であることを報告した。ある看護婦は、モリーはあの部屋の中でまさしく病人のようで、彼女の食欲を促すためには外に出て新鮮な空気を吸う必要があると言った。8日目の夜に私が訪問した時、ノックをしても返事はなかった。扉には鍵がかけられていたので、もう一度ノックしたけれど反応はなかった。私は、モリーは赤ん坊の世話で忙しくて返事ができないのかもしれないと考えた。

まだ午後5時だったので私は他の訪問を続け、後で戻ってくることにした。
　バフィン・ビルディングズに戻ってきたのは午後8時頃だった。私は疲れていて、6階まで上る階段が長く感じた。訪問をとばしたくなってしまった。つまるところ、医学的にはモリーと赤ん坊は申し分なく、それが私達の職務だった。ただ、今回の訪問を逸しないように駆り立てる何かがあった。だから疲れた体で階段を上った。
　ノックをしたが、再び返事はなかった。もう一度大きくノックをした。彼女が今もまだ忙しいはずはないと思った。バルコニーの向こうの扉が開き、1人の女性が現れた。
　「モリーは出て行ったよ。」その女性は巻きタバコを下唇に咥えたまま言った。
　「出て行った？そんなはずはありません。モリーは赤ちゃんを産んだばかりです。」
　「えぇ、確かに出て行った。私は見たんだから。安っぽい服ですっかり着飾ってね。」
　「そしたら、モリーはどこに行ったのでしょう？」私はモリーが母親の所へ行ったに違いないと思った。「3人の子どもを連れて行きましたか？」
　その女性が甲高い声で笑うと、タバコが床に落ちた。彼女がそれを拾おうと身をかがめるのといっしょに、ヘアカーラーもカチカチいった。
　「何だって！3人の子どもと！冗談はよしてよ。3人の子どもは彼女にとって都合のいいものではないだろ？」
　私はこの女性が好きでなかった。彼女が物知り顔に私を見て、にやりと笑うのが本当に不愉快だった。私は女性に背を向け、もう一度ノックし郵便受けから声をかけた。「中に入れてくれますか。お願いします、看護婦です。」
　中では明らかに動きがあり、私にははっきりと聞こえた。女性があざ笑うのがわかっていたので意識してしまったが、膝をついて郵便受けから中を覗いた。
　目を凝らすと、すぐそばの2つの目と目が合った。子どもの目だった。およそ10秒間まったく瞬きせずに私を見つめ、そして消えた。それで部屋の中が見えるようになった。
　柵のない灯油ストーブからかすかな青緑色の光が見えた。乳母車がそばに置いてあり、その中で赤ん坊が寝ていると考えられた。部屋の中を小さな男の子が走って横切るのが見えた。もう1人は部屋の隅に座っていた。

私ははっと息を呑んだ。女性はそれを聞いたに違いなかった。「ねぇ、今なら私を信じるかい？彼女は出て行ったと言っただろう？」と彼女は言った。

　私はこの女性を信用しなければならない気がした。彼女は助けてくれるかもしれない。「3人の子どもたちだけを灯油ストーブのそばに置いたままにはできません。もし誰かがストーブをひっくり返したら、燃えて死んでしまいます。モリーが出て行っているなら、父親はどこにいるのでしょう？」

　女性は私を引き寄せた。明らかに彼女は、悪い知らせを伝えることを楽しんでいた。「ディックは悪いやつだよ、本当に。注意して私の言うことを聞くんだよ。彼とは関わりたくないと思うだろうよ。ディックはモリーのためにならないし、彼女も彼女だ。あぁ、恥ずかしいことだね。そうベティにも言っているんだよ。恥ずかしいことだね。かわいそうな子どもたち。子どもたちは産んでくれなんて頼んでないよ。そうだろ？私はいつも言ってるよ・・・」

　私は彼女の言葉を遮った。「灯油ストーブは死の危険があります。警察に知らせましょう。中に入ります。」

　女性の目は輝き、舌舐めずりした。彼女は私の腕を掴んだ。「警察を呼ぶのかい？それはいい！」

　彼女はバルコニーを飛ぶように走っていき、別の扉をノックした。この女性はたとえ一晩かかっても、バフィン・ビルディングズ中にこの知らせを広めてしまうだろうと思った。疲れは吹き飛んでおり、私は急いで1階まで階段を下り、一番近い電話ボックスまでかろうじて走った。警察官は私の話を心配して聞き、すぐに来てくれると言った。私はマージョリーに知らせようと思い、次にオンタリオ・ビルディングズに向かった。

　かわいそうな女性だ。マージョリーに話すと、まるで私が彼女のお腹を殴ったかのように崩れ落ちた。

　「あぁ、もう我慢できないわ。」彼女は呻いた。「そうだろうと思っていたわ。そしたら、モリーはゲームに行ったのね。」

　私はあまりにも無知だったので、マージョリーの言っている意味がわからなかった。

　「何のゲーム？」地元の酒場でダーツかビリヤードかギャンブルでもしているのかと考えていた。

　マージョリーは私を哀れみ深く見つめた。「気にしないで、あなたは。そん

なことは知らなくていいわ。私は子どもたちのところに行って世話をしないと。」

　私達は無言で向かった。警察官はすでに扉のところにいて、鍵に取りかかっていた。警察が鍵屋を連れてくるのかと考えていたが、そうではなく、たいていの警察官は鍵をこじ開けるエキスパートだった。警察学校で学んだのかしら、と不思議に思った。

　バルコニーには人が群がっていた。皆、見逃すまいとしていた。マージョリーは、自分は祖母であると言って前に出て、扉が開いた時には最初に中に入った。警察官と私は後に続いた。

　部屋は息苦しいほど暑く、悪臭に満ちていた。赤ん坊以外の子どもたちは見えなかった。赤ん坊はこの上なく幸せそうに眠っていた。赤ん坊のところへ行くと、清潔で栄養も与えられて驚くほど大切に世話をされているようだった。部屋にある他のものは言葉で表せないほどだった。まず初めに大量のハエがいて、排泄物の山があり、隅においてある汚れたオムツにはうじ虫がうじゃうじゃ這っていた。

　マージョリーは寝室に入り、子どもたちの名前を優しく呼んだ。2人は椅子の後ろにいた。マージョリーは涙で顔を濡らしながら子どもたちを腕に抱いた。

　「大丈夫よ、坊やたち。おばあちゃんがいますよ。」

　警察官が細心の注意を払っているし、これからは祖母が事に当たるだろうから、私はここから立ち去った方がよいと思った。その時、外がざわついた。玄関にディックが現れたのだ。明らかに彼は警察官がアパートにいることを知らない様子だった。ディックは警察官を見るとすぐに逃げ出そうとしたが、見物人に進路を阻まれた。見物人達は彼を中に入れたのに、外に出そうとはしなかった。おそらくディックと近所の人達の間には、いくつか揉め事があったのだろう。ディックは、5歳未満の3人の子どもを放置したことについて警告を受けるだろうと言われた。

　ディックは悪態をつき、つばを吐き、「子どもに悪いところがあるか？子どもたちは、みんな大丈夫だ。見る限り悪いところは何もない。」と言った。

　「悪いところが何もないというのは、あなたにとって非常に幸運なことです。柵もせずに灯油ストーブをつけたまま子どもたちだけを置いていって。もし子どもの誰かがストーブをひっくり返していたら、火事になったでしょうね。」

ディックは泣き言を言い出した。「俺のせいじゃないです。俺はストーブを点けていない。女房がしたことです。あいつが出て行ったことも、火を点けたままにしていたことも知らなかったんだ。あのアバズレめ。戻ってきたらきつく叱っておきます。」

　警察官は「あなたの奥さんはどこですか？」と尋ねた。

　「知るわけないだろう？」

　マージョリーはディックに叫んだ。「なんて悪い人なの！モリーがどこにいるか知っているでしょう。お前が行かせたんでしょ。卑劣なやつ！」

　ディックは何も知らなかった。「このばあさんは何のことを言っているんだ？」

　マージョリーは応酬して叫びそうになったが、警察官が止めた。「私たち警察が帰ってからあなた方の問題は解決してください。子どもたちの世話をせずに、危険な状況に置いたままにしたことに対して警告を受けたことを記録しておきます。万一また同じことが起これば、あなたには罰金が科せられるでしょう。」

　ディックは言葉巧みに言った。「信じてください。もうしないですよ、お巡りさん。謝ります、二度としません。」

　警察官は帰る準備をした。ディックはマージョリーを指さした。「彼女も一緒に連れていってくれますか、ここにいる皆も。」

　マージョリーは悲痛な泣き声をあげ、2人の子どもを自分の元に引き寄せた。彼女は警察官に「ここに赤ちゃんと子どもたちを残していけません。わからないのですか？こんなところに、この子達を置いていけません。」と訴えた。

　ディックは陽気な声でなだめるように言った。「心配しないでください、おばあさん。俺が子どもの面倒を見ますよ。心配することは何もありません。」そして警察官に「この子達は俺といるから大丈夫ですよ。信じてください。」と言った。

　警察官は2人とも馬鹿ではないし、こんな風に父の愛情を誇示したからといって仮にも騙されたりしない。ただ、彼らにはディックを警告する以上の力はなかった。

　警察官の1人はマージョリーのところにやってきて、「あなたは招かれたときだけここに来ることができます。父親の同意なしに子どもたちを連れて行く

ことは絶対にできませんよ。」と言った。

　ディックは勝ち誇った。「聞いたか。父親の同意が必要なんだ。俺が父親だ。俺は同意をしない、わかったか？さぁ、出て行ってくれ。」

　私は初めて声を出した。「赤ちゃんはどうなのでしょう？まだ生後８日目で母乳栄養をしています。まもなくお腹を空かせて起きるでしょう。モリーはどこですか？」

　ディックはそれまで私に気付いていなかったようだ。彼は振り返り、私を上から下までいやらしい目つきで見た。ディックに見られて、まるで自分が何も身に着けていないかのように感じた。彼は吐き気を催させるような人だったが、疑いなく自分は女性にとって神の恵みだと思っていた。ディックは私のところにやってきた。

　「心配しないで、看護婦さん。女房は戻ってきて授乳するでしょう。あいつはちょっと出かけているだけですよ。」

　彼は両手で私の手をとり、手首を優しくなでた。私はすぐに手を引いた。顔を近づけてきたので、そのいやらしい顔を平手で打ちたかった。彼の息は臭く、私は嫌悪感から顔をそむけた。ディックはさらに近づいて馬鹿にしたように目を輝かせた。そして誰にも聞こえないように声を落とした。

　「いやはや。気取ったお嬢さんをやり込める方法ぐらい知っていますよ。」

　こういう男の扱い方はわかっていた。背丈は同じで、私達は互角だった。私は何も言う必要はなかった。彼のほうにゆっくりと顔をむけ、まっすぐに彼の目を凝視した。ディックはニタニタ笑うのをしだいに止め顔をそらした。女性に全くの蔑みを込めて見られると、男は耐えることができない。

　マージョリーは２人の子どもを抱きしめて、床に跪き泣きじゃくっていた。警察官は彼女の所に行き、肘をとって立つのを手伝った。「さぁ、お母さん。ここには居られませんよ。」

　マージョリーは立ち上がり、子どもたちは静かに寝室の椅子のほうへ行った。彼女は絶望で呻き、警察官に導かれるまま扉へと進んだ。打ちひしがれてよろよろと進み、部屋に入ってきた時より２０歳も老けたように見えた。マージョリーが扉に集まった人達を通りすぎる時には、たくさんの同情の声が聞かれた。

　「まぁ、かわいそうに。」

　「あぁ、ひどいことだ。」

「かわいそうなこと、彼女が気の毒だわ。」
「あの男が全部悪いんだ。」
「本当に、残念なことだわ。」
　マージョリーはオンタリオ・ビルディングズに連れ戻され、私はノンナート・ハウスに戻った。その夜は考えるべきことが多かった。

THE BICYCLE（自転車）

　ここ数週間でチャミーが自転車に乗る技術を習得したことによって、フォーテスキュー・チョムリー・ブラウン（チャミー）の秘めた鋼のような強さが明らかになった。あの事故の後、シスター・ジュリアンヌはチャミーが自転車に乗ることができるようになるか、大いに疑っていた。しかし、チャミーは断固主張した。自転車に乗ることができるようになるし、乗り方を学ぶのだ、と。
　チャミーの空き時間はすべて練習に費やされた。自転車に乗れるようになるまでは、受け持ち地区の仕事はすべて歩いて行かなければならず、自転車で行くよりはるかに長い時間がかかった。その結果、他の誰よりも空き時間が少なくなってしまった。けれども、彼女は空き時間を1分たりとも無駄にはしなかった。軽い傾斜のあるレイランド・ストリートを古いラレー社製の自転車を押して上ると、自転車に乗ってペダルを漕がずに下った。そして、バランス感覚を身に付けるまで何百回も上ったり下ったりした。毎朝2、3時間早く起き、毎晩午後8時から10時頃に出かけては、疲れ果て息を切らして戻ってきた。チャミーは、「まぁ実際のところ、昼間にだけ乗る練習しても意味がないわね。」と明るい様子で反論できない理屈を言っていた。
　暗くなってからの自転車の練習には、たいてい励ましたり、からかったりする子どもたちがたくさん同行した。シンシアとトリクシーと私が自転車の乗り方を教えようとした初日に、もしチャミーが1人の年長の少年の尊敬を得られていなかったら、厄介な状況になっていたかもしれなかった。ジャックはとても頑強な13歳くらいの少年で、自身の正義のために戦うことに慣れていた。彼はすぐに小さな子どもたちを追い払った。何回か殴って、何回か蹴ると子どもたちはいなくなった。そして彼は自転車の前に姿を現した。ジャックはチャミーの戦士だった。
　「もし、あの連中から面倒をかけられたら、すぐに俺を呼んでくれ、お嬢さん。俺はジャックだ。あいつらは俺がやっつけてやるよ。」
　「まぁ、本当にご親切だこと、ジャック。本当に心より感謝申し上げますわ。この古い自転車は元気の良い可愛い子馬のようなんですよ。ねぇ、そう思いま

せん？」

　ジャックのコックニー訛りがチャミーにとってわかりにくいものであったのと同様に、チャミーの上流階級の話し方はジャックにとって理解しづらいものだったに違いないけれど、それにも関わらず2人はすぐに打ち解けた。

　その後、チャミーは急速に上達していった。ジャックは朝早くから遅くまで外にいて、走ったり、押したり、あらゆる方法で彼女を助けていた。彼は自転車を操作して角を曲がることをチャミーに教えるため、非常に独創的な方法を開発した。チャミーが自転車を操作している間、なんと彼がペダルを漕いでいた！チャミーは足をひきずったままサドルに座ってハンドルを操縦して、その間ジャックは立ってペダルを漕ぐという激務を一人で担っていた。チャミーの12ストーン（約76.2 kg）の体重を自転車で押し進めることは重労働だったに違いないが、ジャックはか弱い13歳の少年ではなかったし、自分の男らしさに誇りを持っていた。朝早くから遅くまで、彼が叫んでいるのが聞こえた。「左に曲がって、お嬢さん。違う！左！！このばかっ。ゆっくりやるんだ。急に曲がってはだめだぞ。あの電話ボックスを目指して、そこに目線を保ったまま。」

　二人とも失敗の可能性を考えることはなく、3週間も経たず、11月の暗い朝には、ボウからアイル・オブ・ドッグスまでの全ての道程を2人乗り自転車で走破していた。

　ジャックは自転車を持っていなかった。彼は、チャミーが一人で自転車に乗ってみる時がきたことをしぶしぶ認めなければならなかった。ジャックが自転車を押した手を放すと、チャミーは自信を持って通り沿いにペダルを漕ぎ、角を曲がった。彼女が見えなくなったとき、ジャックは悲しそうに手を振った。彼は役に立っていたが、今やその楽しみは全て終わった。彼は石を蹴ると、両手をポケットに突っ込んで、片足を道路の溝に、もう片足は縁石の上を歩いて、前かがみになって家路についた。

　チャミーは友情が消えるのを放っておくような人ではなく、ましてや親切や援助を見過ごすことを許すような人ではなかった。チャミーは昼食時に私達と話し合い、何らかの贈り物がよいのではないかということで意見が一致した。お菓子の瓶、フットボール、懐中ナイフなどさまざまな提案があったけれど、チャミーはどの案にも満足しなかった。現実的で賢いシスター・ジュリアンヌは、ジャックの費やした時間と努力と献身は非常に大きく、従って、チャミー

のジャックに対する恩義は多大であると指摘した。

「ささいな贈り物ではぐらかすべきではないと思います。ジャックは、心から欲しているものを受け取るべきでしょうね。価値のあるものを。そうは言っても、これは贈り主であるあなたの懐次第です。これはあなたにしかわからない事ですよ。」

チャミーはパッと晴れやかな様子になり満面の笑みを浮かべた。「実際、私はジャックが他の何よりも欲しいものを知っています。自転車です！もし私が事情を説明すれば、父がジャックに1台買ってくれると思います。父は公正な人で、正当な理由があればいつもお金を出してくれます。今夜、父に手紙を書きます。」

もちろんチャミーの父親はお金を出し、たった一人の娘がようやく自分の素質を発揮しているのを知って喜んだ。父親には、チャミーの助産に対する情熱はわからなかったのと同様に、宣教師になるという娘の決意も理解することはできなかったが、どこまでもチャミーの情熱と決意を支えた。

ジャックにとって、新しい自転車は新しい人生を意味した。当時、このような物を所有している少年はほとんどいなかった。彼にとって自転車を持つことは地位よりも多くのこと、自由を意味した。彼は冒険好きな少年で、自転車に乗ってイースト・エンドから何マイルも走った。ダゲナム・サイクリング・クラブに所属して、タイムトライアルやロードレースに参加した。エセックスの田園地帯へ行って一人でキャンプもしたし、海岸まで行って初めて海も見た。

チャミーは大いに喜んだ。ジャックとの継続した友情は彼女にとって最大の喜びだった。ジャックは、彼女には自分の保護が必要だと感じているようだった。そのため、毎日放課後、ジャックはチャミーの夜の家庭訪問に付き添うためにノンナート・ハウスに現れた。ドックの子どもたちが彼女をからかったり、いじめたりするだろうという彼の直感は正しかった。概してコックニーの人たちはチャミーを好まなかったので、彼女の背後から馬鹿にして笑った。頑丈な車輪の付いた旧式の自転車に乗って、通りに沿ってしっかりとペダルを漕いでいる彼女の大きな体は、たくさんの子どもたちを立ち止まらせた。子どもたちは歩道に並んで、「なんだよ、あれ」とか「本当にいい見世物だよ」とか「おばさん、気を付けろ」などと叫んで、うるさい馬鹿笑いを浴びせた。それから、傷に塩を塗るように彼女を「カバ」と呼んだ。哀れなチャミーはそれをユーモ

アで受け流していたけれど、私達は皆、どれほど深く彼女が傷ついているか知っていた。でも、喧嘩早くて頑強な、世間ずれしたジャックが一緒にいると、子どもたちは近寄らなかった。私達はさまざまな折にふれてジャックを見た。通りやアパートの中庭に立って、2台の自転車を持ち、顎を前に突き出し、がっしりした足を少し開いて、周りを冷静に見ていた。彼は、その佇まい全てが「お嬢さん」を守るために必要なのだと確信していた。

★

　25年後、ダイアナ・スペンサー嬢と呼ばれる一人の内気な少女が王位継承者のチャールズ皇太子と婚約した。私は、彼女がさまざまな婚約儀式に到着した時の映像をいくつか見た。車が止まるたびに前方左側のドアが開き彼女のボディガードが出て来て、ダイアナ嬢のために後ろのドアを開けていた。　それから彼は顎を前に突き出し、足を少し開いて立って、群衆を冷静に見ていた。それは、お嬢さんを守っていた子供時代に身につけた技術を今も実践している大人になったジャックの姿だった。

ANTENATAL CLINIC（妊婦健診）

　どのような仕事にも好きではない側面はあるものだ。私は、妊婦健診の仕事が好きではなかった。実際、妊婦健診は大嫌いというくらい嫌いで、毎週火曜日の午後が来るのを恐れていた。もちろん十分にきつい仕事ではあったけれど、単にきつい仕事だからという理由ではなかった。助産婦達は何とかスケジュールをやりくりして、正午12時までには朝の家庭訪問を終えるようにしていた。早めの昼食を摂り、午後2時の診察開始時間に合わせて1時半には準備を始めた。それからずっと働き続けて、診察が終わるのはたいてい午後6時か7時だった。その後で夜の家庭訪問が始まった。

　それが辛かったのではない。きつい仕事は苦にならなかった。思うに、私が辛かったのは不潔な女性の肉体、むっとするような生温かさと湿度、果てしないおしゃべり、そしてとりわけ辛かったのは、凝縮された臭いに他ならなかった。健診の後、いくら入念にお風呂に入って着替えても、腟分泌物や尿、すえた汗、洗濯していない服の吐き気を催すような臭いから解放されるのにいつも2、3日かかった。臭いはすべて混ざって生温かくまとわりつくような蒸気となって、私の服や髪の毛、皮膚といったあらゆるものに染み込んだ。普段の妊婦健診中、私は何度も新鮮な空気を吸うために外に出て、扉の横の手すりに寄りかかっては吐きそうになるのを抑えなくてはならなかった。

　しかし、私達は1人1人違っていて、同じような状態になる助産婦を他に見たことはなかった。私がこのことを話すと、「何の臭い？」とか「えっと、少し暑いからではないかしら。」という純粋な驚きの反応が返ってきた。だから私は、自分自身の反応についてそれ以上説明を加えることはしなかった。妊産婦死亡の減少に大きく貢献した妊婦健診の重要性について自分に言い聞かせ続けた。もうこれ以上女性の診察はできないと思っている時も、助産婦の歴史と出産する女性の果てしない苦しみを思い出して、妊婦健診を続けた。

　妊産婦への完全なる無理解は、世間では普通のことだった。多くの未開の社会では、月経中の女性や妊婦、産婦、授乳婦は不潔で穢れているとみなされた。女性は隔離され、多くの場合、他の女性でさえも触れることは許されなかった。

女性は全ての試練に1人で耐えなければならなかった。その結果、最も適応した者だけが生き残った。特に世界の辺境の地では、突然変異と適応の過程で児頭骨盤不均衡のような遺伝的な異常は淘汰され死んでいき、出産は楽なものになっていった。

　私達が文明と呼ぶ西欧社会ではこのような淘汰は起きず、致死的なものを含む多くの複雑な状況が自然のリスクと重なった。それらには、人口の過密とブドウ球菌やレンサ球菌による感染症、コレラ・猩紅熱・チフス・結核などの感染症、性病、くる病、多胎や頻産、汚染された水の危険があった。これら全てのリスクに加えて無関心や軽視が出産を取り巻いていたのであれば、出産が「イヴの呪い」として知られるようになり、新たな生命を産み出すために女性がしばしば命を落とすと考えられていたことを理解することは難しくない。

　聖ライムンド・ノンナートの助産婦達は、教会のホールで妊婦健診を行っていた。古い教会のホールを改造して本格的な妊婦健診を行うという考えは、今日では恐ろしいものであり、衛生官、公衆衛生官、その他思いつく限りの検査官はそこを非難するだろう。しかし1950年代には、決して非難されることはなかった。実際、修道女達はホールの改造において素晴らしい創意工夫をみせ、高く賞賛されていた。トイレと冷たい水の流れる設備を取り付けた以外は、構造的な変更はなされなかった。お湯は蛇口付近の壁に取り付けられたアスコット湯沸かし器で沸かした。

　暖房はホール中央の大きなコークス暖房器を使用した。コークス暖房器は黒い鉄製で、ボイラーマンのフレッドが前もって朝から火を入れていた。当時、このようなコークス暖房は一般的なもので、病院の病棟でも見たことがある。(ある病棟では暖房器の上に鍋を置いて、その中で滅菌のためシリンジと針を煮るのが慣例になっていたことを思い出す。)暖房器は非常に堅く、上は平らだった。円形の蓋を開けてコークス入れからコークスをくべなければならず、かなりの筋力を必要とした。暖房器はホールの真ん中にあったので、熱は辺り一面に広がった。煙は屋根の真ん中の煙突へ、まっすぐに上っていった。

　プライバシーを守るための可動式のつい立てと、記録をするための木の机と椅子とともに、診察台が数台置かれていた。表面が大理石の長い台が流しの近くにあり、私達はその台の上に器具や器械を置いていた。台にはガスバーナー

があって、横にはたくさんのマッチが置かれていた。この火炎口が1つしかないガスバーナーの火は、尿検査をするのに途切れることなく使われていた。50年以上経った今でも、私にはその臭いがする！

　私達の診療所や国内の似たような施設は、今日では野蛮に思えるかもしれないが、数えきれないくらい多くの母親と新生児の命を救った。私たち助産婦の診療所は1948年まで、その地域で唯一の施設だった。1948年にポプラ病院で8床の小さな産科が始まった。ポプラには1平方マイル（約2.5 km^2）あたり5万人の住民がいると言われていたが、それ以前はポプラ病院には産科施設はなかった。戦後、産科施設を開くという決断がなされた時には、特別な設備は何もなかった。ただ単純に小さな2病棟が産科施設に割り当てられ、1つが産褥病棟、もう1つが分娩病棟となり、2つ合わせて妊婦健診施設となった。これは十分ではなかったけれど、何もないよりはましだった。宿泊設備や器械、先進技術はあまり重要ではなかった。大切だったのは助産婦の知識と技術、そして経験だった。

　診察は私を最もひるませるものだった。先週ほどは悪くはならないだろうと言い聞かせながら、みんなと妊婦健診を始める準備をしていた。思い出すと、ぞっとした。手袋をつけていたことを神に感謝したい。もし私が手袋をはめていなかったら、一体どうなっていただろうか？

　彼女のことは先週の間ずっと、私の心に浮かんでは消えていた。彼女は午後6時頃に診療所に飛び込んできた。髪にカーラーを巻いてスリッパを履き、口に紙巻きタバコを咥えながら、7歳に満たない子どもを5人連れてやってきた。彼女の予約は午後3時に入っていた。私はさほど忙しくなかった午後の診察を終え、片付けをしていた。他の2人の助産婦学生は帰り、もう1人の助産婦学生は最後の患者を診察していた。シスターでは、ノービス・ルース（「ノービス（見習い）」は信仰生活上の話で、助産の見習いではない）だけが残っていて、私にリル・ホスキンを診るように言った。

　5か月間も生理がないというのに、その時がリルの初めての妊婦健診だった。記録を取り出しながら、これには30分はかかると思い、私は心の中でため息をついた。私は以下の情報をざっと把握した。13回目の妊娠、10回の正常出産、感染症歴なし、リウマチ熱と心臓病なし、結核歴なし、数回の膀胱炎があるが

腎炎の疑いなし、3人目と7人目の時に乳腺炎があったが、それ以外は母乳栄養。

彼女の以前の記録で産科歴のほとんどは把握できたけれど、今回の妊娠についていくつかの質問をする必要があった。

「出血はありましたか？」

「全然。」

「おりものは？」

「少し。」

「何色ですか？」

「だいたい黄色っぽい感じ。」

「足首のむくみは？」

「全然。」

「息切れは？」

「全然。」

「嘔吐は？」

「少し。ひどくないわ。」

「便秘は？」

「あるわ、とってもひどいの！」

「本当に妊娠していますか？ 1度も診察に来られていないし、検査も受けていないようですが。」

「私にはわかるわ。」と彼女は意味ありげに言い、甲高く笑った。

今や子どもたちはそこら中を走り回っていた。ホールは広くてほとんど何もなかったので、子どもたちにとって最高の遊び場のようだった。私は別に気にしていなかった。元気な子どもであれば広くて開放的な空間ではじっとしていられないし、たった5歳の子であれば、走り出したい欲求は非常に強いものである。けれども、リルは威厳を誇示しなければならないと考えた。彼女は走っている子どもの腕を捕まえて、自分の方に引っ張った。そして子どもの横っ面と耳を激しく手で叩いて一撃を加え、叫んだ。

「あんたたち、黙って、ちゃんとしなさい。そうしないと他の子も叩くわよ。」

叩かれた男の子は痛みと不当な鉄拳制裁にキーキー泣いた。母親から10ヤード（約9m）程後ずさり、悲鳴をあげながら地団駄を踏み、かろうじて息をし

ANTENATAL CLINIC（妊婦健診）

た。そして一呼吸おいて深い息をした後、また同じように繰り返した。他の子どもたちは走り回るのを止め、2人組はべそをかき始めた。5人の幼い子どもたちのうるさいけれども幸せな光景は、この愚かな母親のせいでたちまち戦場と化した。この時から私はリルのことが嫌いになった。

　ノービス・ルースが泣いている子の所へやってきて宥めようとしたけれど、その子は彼女を追いやり、床に寝ころんで足をバタつかせ叫び出した。リルはニヤニヤしながら、「彼のことは気にしないで。そのうち止むわ。」と私に言った。そして、さらに大きな声でその子に言った。「黙りなさい、さもないともう1回叩くわよ。」

　私は耐えられなかったので、彼女がさらなる危害を加えることのないように、尿検査をしなければならないことを伝えた。リルに薬壺を渡し、トイレに行って尿を採取するように頼んだ。尿検査の後は診察をしたいので、腰から下は脱いで診察台に寝ているように言った。

　リルはスリッパをパタパタいわせながら木の床を歩いていった。彼女はくすくす笑いながら帰ってきて私に尿を渡し、診察台のうちの1つにドタリと倒れるように横になった。私は歯ぎしりした。リルは何を笑っているのかしらと思った。泣いていた子どもはまだ床に寝ころんでいたけれど、それ程泣き叫んではいなかった。他の子どもたちは不機嫌な様子で、遊ぼうとはしなかった。

　私は尿検査をするために作業台に向かった。リトマス紙は赤色に変化し、正常な酸性を示した。尿は濁っていて比重は高かった。糖の検査をしたかったので、ガスバーナーに火を点けた。試験管に尿を半分注ぎ、フェーリング液を2、3滴加えて中身を沸騰させた。糖は検出されなかった。最後にアルブミンの検査をしなければならなかったので、試験管を新鮮尿でもう一度満たし上半分だけを沸騰させた。白変も混濁もなかったので、アルブミン尿でないことを示した。

　これを終えるのに5分ほどかかり、その間に泣いていた子は泣きやんでいた。男の子は起き上がり、ノービス・ルースが2つのボールを前や後ろに転がして遊んでやっていた。彼女の上品で優美な顔立ちは、かがんだ時に落ちた白いモスリンのヴェールで隠れていた。その子はヴェールを掴んで引っ張った。他の子どもたちは笑った。みんなに幸せが戻ったようだった。乱暴で残忍な彼らの母親はもう結構だ、と今は診察台に横になっているリルの所に向かいながら、

そう思った。

　リルは太っていて、たるんだ皮膚は汚れて汗で湿っていた。湿っぽく洗っていない臭いが身体から立ちこめていた。彼女に触らなければならないのだろうか、と近づきながら思った。おそらく彼女と夫と子どもたちは、お風呂のみならずお湯さえ通っていない2、3部屋の家に住んでいるということを自分に言い聞かせたけれど、嫌悪感を追いやることはできなかった。リルが心ないやり方で子どもを叩いたりしていなかったら、私の彼女に対する感情も穏やかだったかもしれない。

　私は手術用の手袋をつけ、胸の診察をしたかったので彼女の下半身をシーツで覆った。私は彼女にセーターを引き上げるように頼んだ。彼女はくすくす笑い、セーターを捲り上げながらゆさゆさと体を揺らした。脇の下が露出すると臭いが強くなった。2つの大きなぶらぶら揺れる胸は、彼女の両側にバサッと落ちた。巨大でほぼ黒色の乳頭に向かって走る静脈が目立っていた。これらの静脈は確かな妊娠の徴候だった。乳頭からは少量の液体を絞ることもできただろう。ほぼ診断がついたと思い、彼女に言った。

　彼女は笑って金切り声を出した。「だから、そう言ったわ。」

　その時点で私は彼女の血圧を測った。やや高かった。彼女にはもっと休息が必要だと思ったけれど、休息するかどうかは疑わしかった。子どもたちは本来の元気さを取り戻し、再び走り回っていた。

　私は彼女のセーターを下ろし腹部の覆いを取った。お腹は大きく、皮膚には妊娠線がたくさんできていた。手でわずかに圧力をかけると、臍の上に子宮底があった。

「最後の月経はいつですか？」

「思い出してみるわね。去年だと思うわ。」彼女はくすくす笑い、お腹が上下に揺れた。

「これまでに胎動を感じたことは？」

「全然。」

「赤ちゃんの心臓の音を聞きますね。」

　私はピナード胎児聴診器に手を伸ばした。ピナード聴診器は小さな金属製のトランペットの形をした道具で、大きい方を腹部に置いて、平らな小さいほうに耳を押し付ける。通常、心拍の規則正しいトントントンという音がかなり鮮

明に聞こえる。いくつかの場所で心拍を聞いたけれど、何も聞こえなかった。確認と妊娠期間の判断が必要だと思ったので、ノービス・ルースを呼んだ。彼女にも心拍は聞こえなかったけれど、彼女も他の徴候は妊娠を示していると考えた。ノービス・ルースは、妊娠を確かめるために私に内診するように言った。

　私はこのことを予期し、恐れていた。私はリルに膝を立てて足を広げるように頼んだ。彼女がそうすると、腐ったような尿、腟分泌物、そして汗の臭いが漂って鼻までやってきた。私は吐き気を抑えようともがいた。その時には、自分は病気ではないはずだ、ということしか考えられなかった。茂みのような陰毛が塊となって突き出ていて、湿気と汚れでネバネバもつれ合っていた。毛虱（けじらみ）がいるかもしれないと私は思った。ノービス・ルースは私を見ていた。多分、彼女には私が感じている事はお見通しだった。修道女達は非常に敏感だったけれど、あまり言葉を発しなかった。私は綿花を湿らせ、湿気で青みがかった外陰を拭いた。その時、片側が体液で腫れて浮腫になっていることに気付いた。反対側はむくんでいなかった。外陰を2本の指で広げ始めた時、浮腫の側の指が固い小さなしこりに触れた。その上を何度か指で擦ってみた。簡単に触知できた。柔らかい部位にある固いしこりは悪性腫瘍を疑わせた。

　近くでずっと私を見ているノービス・ルースの視線を感じた。視線を上げて尋ねるように彼女を見た。彼女は「私も手袋をつけます。看護婦さん、ちょっと待っていてください。」と言った。

　ノービス・ルースはその後すぐに戻ってきて、私は場所をかわった。彼女は内診を終えてリルに再度毛布を掛けるまで一言も話さなかった。

　「もう足を下ろしていいですよ。ですが、リル、このままでいて下さい。もう一度すぐ後に診察しようと思います。看護婦さん、私と一緒に机まで来てくれますか。」

　部屋の反対側の端にある机を置いた場所で、彼女はとても静かに言った。「あのしこりは梅毒の下疳だと思います。私はすぐにターナー医師に電話して、リルがここにいる間に診察に来てくれるか尋ねてみます。医者に行くように指示して彼女を帰したら、受診しない可能性が高いでしょう。梅毒トレポネーマは胎盤を通して胎児に感染します。でも、下疳は第1期の梅毒なので、早期の診断と治療で回復の見込みはありますし、赤ん坊は助かるでしょう。」

　私は卒倒しかけていた。実際、座れるようになるまで机を掴んでいなければ

ならなかった。私は不快な女と梅毒の下疳に触った。話すこともできない私にノービス・ルースは優しく言った。「心配しないで。あなたは手袋をつけていました。何の感染も起こりませんよ。」

ノービス・ルースはノンナート・ハウスへ行って医師に電話するために、その場を離れた。私は動くことができなかった。次々と起こる吐き気の波に耐えて、震えながら机の所に丸々5分間座っていた。子どもたちは私の周りで遊んでいて本当に幸せそうだった。つい立ての奥からは何の動きも感じられなかったけれど、ただ規則的で満足そうな低いいびきが私の耳に届いた。リルは眠っていた。

約15分後に医師は到着し、ノービス・ルースは私に診察の介助をするように言った。私は真っ青だったに違いない。彼女は「あなた、大丈夫？できますか？」と聞いた。

私は黙って頷いた。ノーとは言えなかった。つまるところ、私は訓練を受けた看護婦でさまざまな恐ろしい状況に慣れていた。負傷者、手術室、がん患者、切断、臨終の人、死など病院での仕事の経験が5年間あったけれど、リルほど私に深い嫌悪感を起こさせた人や出来事はなかった。

医師は診察をして、病理検査のために下疳から組織を擦り取った。ワッセルマン検査のために血液サンプルも採取した。それから彼はリルに言った。「あなたは、ごく初期の性病に罹っているようです。私達は・・・」

彼が話し終わる前にリルは大きく吠えるように笑った。「まぁ、何てこと！勘弁してよ！笑いごとだわ、本当に！」

医師の顔は石のように固かった。彼は言った。「初期に見つけました。今からペニシリンを打ちます。そしてあなたは10日間毎日、注射を受けなければなりません。赤ちゃんを守らなければなりません。」

「どうぞ、ご自由に。」とリルはくすくす笑い、「私は構いませんよ。」と言って彼にウインクした。

大量のペニシリンを吸って大腿に打つ間、医師は無表情だった。リルが服を着るので私達は離れ、机の所に行った。

医師はノービス・ルースに言った。「私達は血液検査の病理結果を待つことになりますが、診断に疑いはないように思います。毎日の訪問で、注射をシスター達にお願いできますか？処置のために来るように言っても、彼女は気にも

留めないか、忘れてしまうような気がします。もし胎児がまだ生きているのなら、私達は最善を尽くさなければなりません。」

　時刻は7時をかなり過ぎていた。リルは服を着て、子どもたちについてくるように怒鳴っていた。彼女はタバコに火を点けて陽気に叫んだ。「それでは、ごきげんよう。」

　リルはノービス・ルースを物知り顔で見て、いやらしい目つきをして「お元気で。」と言い、金切り声で笑った。

　私が、彼女に毎日注射しに訪問することを伝えると、「どうぞ、ご自由に。」と肩をすくめて帰って行った。

　私にはまだ片付けが全て残っていた。とても疲労を感じていて、足はほとんど動かなかった。道徳的、感情的な衝撃で疲労感が強まっていたに違いない。

　ノービス・ルースはにっこりして優しく言った。「ここの生活では、さまざまなことに慣れなければなりません。さぁ、今夜の訪問はありますか？」

　私は頷いた。「産後訪問が3件あって、1つはボウまで行きます。」

　「それなら行って、取り掛かりなさい。私がここを片付けますよ。」

　診療所を出るとき、私は心の底からノービス・ルースに感謝した。新鮮な空気で私は生き返り、自転車に乗っているうちに疲れは吹き飛んだ。

　翌朝日誌を見ると、私はピーボディ・ビルディングズのリル・ホスキンにペニシリン注射を行うことになっていた。心の中で呻いた。私の担当になるだろうことはわかっていた。午前中の訪問の最後に行って、注射器と針は助産箱とは別にしておき、手袋をつけるように、という指示だった。言うことは何もなかった。

　ステップニーのピーボディ・ビルディングズは悪名高い建物だった。建物は約15年前に取り壊しが決まっていたけれどまだ建っていて、家族が住んでいた。一番粗悪な種類の安アパートで、水はバルコニーの端に1つしかない蛇口から取られていて、そこに唯一のトイレが設置されていた。家にはトイレはなかった。リルに対する私の態度は和らいだ。もし、このような状況で生活しなければならないとしたら、ひょっとすると私も彼女のようになっていたかもしれない。

　扉は開いていたけれど、私はノックした。

　「どうぞ、中に入って。あなただと思ったわ。あなたに水を用意しておいたわ。」

なんて親切なのだろう。リルは水を汲んで温めるのに大変な苦労をしたに違いない。アパートは不潔で悪臭を放っていた。1平方インチ（6.451 cm²）の床さえ見えず、小さな子どもたちは腰から下は裸で、そこら中に転がっていた。

リルは慣れたところでは別人のようだった。多分、診療所は何らかの形で彼女を怖がらせ、リルは虚勢を張って自分を強く見せる必要性を感じたのだろう。自分の家では、リルはそれほど騒々しかったり軽率には見えなかった。イライラさせるくすくす笑いは、いつも通りの抑えきれないユーモアに過ぎなかったのだと私は理解した。彼女は子どもたちを追いやったけれど、優しくないことはなかった。

「あんたたち、やめなさい。看護婦さんが入れないわ。」そして、私の方を向いて「さぁ、どうぞ。ここに荷物を置けるわ。」と言った。

彼女はテーブルの上に小さなスペースを空けるのにも苦労したはずだ。洗面器を横に置いて、石鹸と汚れたタオルも用意していた。

「きっと上等できれいなタオルが必要だと思ったのよ。そうでしょう？」

全ては相対的なものである。

私は鞄をテーブルの上に置いて、注射器と針とアンプル、手袋とアルコールに浸した綿花だけを取り出した。子どもたちは興味津々だった。

「下がってなさい、さもないと耳を殴るわよ。」リルは陽気に言った。そして私に言った。「足とお尻とどちらがよいかしら？」

「どちらでも大丈夫ですよ。お好きな方で。」

彼女はスカートを持ち上げて、腰を曲げた。巨大な丸いお尻は、家族の結束のゆるぎない証のようだった。子どもたちはポカンと口を開けて、近くに寄り集まっていた。笑って鋭い叫び声を上げながら、リルは馬のように後ろに蹴り上げた。

「ほうら、こんなの見たの、初めてじゃない？」

彼女は大笑いして叫んだので、お尻はぐらぐらして注射するのは無理だった。

「さぁ、椅子に掴まって。少しの間じっとしてくれますか？」今や私も笑っていた。

彼女は落ち着き、注射は1分とかからず終わった。量が多かったので、私は注射液を分散させるためにその場所をしっかりと揉んだ。使ったものは全て茶色の紙袋に入れて分けておいた。それから手を洗って、リルを喜ばすために

彼女のタオルで手を拭いた。私達はタオルを持参していたけれど、自分のものを使ったら失礼にあたると考えた。

彼女は扉まで来て私と一緒にバルコニーに出ると、子どもたちもついてきた。「それでは、また明日。あなたが来るのを楽しみにしているわ。おいしいお茶を用意しておくわね。」

帰り道、自転車に乗りながら私はいろいろと考えた。慣れている所ではリルは嫌なオバサンではなくヒロインだった。ぞっとするような環境の中でリルは家族をまとめ、子どもたちは幸せそうだった。彼女は快活で不平を言わなかった。リルの梅毒になった理由は私の範疇ではない。私は批判をするためではなく、病気の治療のためにその場にいたのである。

その次の日の訪問では、お茶を出されたらどのように断わろうかということに心を奪われていた。扉が開いた時、私はリルをぎこちなく、まぬけのように見つめて立ちつくした。リルは実際、リルではなかった。彼女は少し背が低く太めで、同じスリッパを履いて同じヘアカーラーをつけて同じタバコを吸っていたけれど、リルではなかった。

おなじみの甲高い笑い声で歯のない歯茎を見せた。彼女は私の胃のあたりをつついた。「あなた、私をリルだと思っているんでしょ？皆、そう思うわ。私はリルの母親よ。私達瓜二つなの。リルは悪くなって病院に行ったわ。いい厄介払いだって言ってあげたの。10人もいて十分でしょ。そしてまた、でしょ。いつも出たり入ったりだわ。」

いくつか質問すると、事情がわかった。前の日、私が帰って少しするとリルは気分が悪くなって、その後吐いた。彼女はベッドに横になり、おばあちゃんを呼んでくるようにと子どもの1人を送った。子宮収縮が始まっていて、彼女は再び嘔吐した。それから意識を失ったに違いない。

おばあちゃんは私に言った。「私はいつでも死産には対応できるけれど、死にそうな女の人はダメよ。死にそうな人をどうこうするなんて無理だわ。」

おばあちゃんは医者を呼び、リルはそのままロンドン病院に運ばれた。私達は後日、浸軟した胎児が取り出されたと聞いた。おそらく亡くなってから3、4日経っていたのだろう。

RICKETS（くる病）

　前世期まで女性は誰も、妊娠中に専門家による産科ケアを受けていなかったということを、今の時代に想像することは難しい。女性が初めて医師や助産婦に会うのは出産の時だった。そのため、母親か赤ん坊、さらには両者に死や惨事がもたらされることはありふれていた。そのような悲劇は神の意志とみなされていたが、実際は放置や無知による必然的な結果だった。上流社会の女性は妊娠中に医師の往診を受けていたけれど、医師は誰も妊娠中のケアについて訓練を受けていなかったため、そういった往診は妊婦健診というよりは、おそらく社交的な訪問以外の何ものでもなかっただろう。

　スコットランド・エジンバラ大学のJ. W. バランタイン博士は、産科学のこの分野で草分け的存在である。（確かに、医学の中でなされた最も偉大な発見や進歩のうちのいくつかは、エジンバラからもたらされたようだ。）彼は1900年に妊娠病理学の惨状を嘆く論文を書き、妊娠期の病院が必要だと訴えた。そして1901年に匿名の1,000ポンドの寄付によって、初めて妊娠期のケアのための病床がシンプソン・メモリアル病院に開設された。（別のスコットランド人のシンプソンは麻酔薬を開発した。）

　このような病床ができたのは、文明社会で初めてだった。信じられないことである。薬剤は急速に開発されていた。ブドウ球菌の分離に成功し、結核菌も発見されていた。心臓や循環動態についての理解が進み、肝臓や腎臓や肺の機能が解明されていた。麻酔や手術はどんどん進歩していった。けれども、誰も妊娠期のケアが、母子の生命と安全のために必要だとは考えていなかったようだ。

　アメリカのボストンで初めて妊婦健診のための診療所が開院したのは、それから10年後の1911年だった。1912年にはオーストラリアのシドニーにも診療所が開院した。1915年にエジンバラで妊婦健診のための診療所が開院するのを目にするまでには、バランタイン博士が影響力のある論文を書いてから実に15年も待たなければならなかった。バランタイン博士や先見の明のある産科医師達は、妊娠中のケアは公的資金と医療に費やす時間の浪費であると考え

ていた同僚や政治家の激しい反対に直面した。

　同時期に、献身的で夢を持った女性達によって、きちんとした助産技術の正規教育を獲得するための闘いが進行中だった。バランタイン博士が困難な状況にあったとすれば、この女性達はさらに困難な状況にあった。悪意のある敵対を受け続けるとはどういったことか、想像して欲しい。人の知性や規範、動機に対する軽蔑、侮辱、嘲笑、冷笑。当時、女性達には意見を言うことで解雇の危険さえあった。そして、男性からも他の女性からもこのような扱いを受けた。実際、すでに助産に関する何らかの訓練を受けたことのある看護婦達によるさまざまな学校間での内輪揉めがひどかった。著名な女性であった聖バーソロミュー病院の看護部長は、大志を抱く助産婦達に「時代錯誤の者たちよ。将来、歴史的に好奇の目で見られるでしょう。」と烙印を押した。

　医学的な反対は、「女性は生命のあらゆる領域に干渉しようとしすぎている*」ということから主に生じたようだ。産科医も女性に出産の解剖生理学を理解する知的能力があるかを疑い、それゆえ女性達を訓練することはできないと考えた。けれども、その根底にあった懸念は何だったか当ててみて欲しい。そう、その通り。すぐに当てても賞品は出ないけれど。お金だ。ほとんどの医師が1回の分娩に対して1ギニーを請求するのが慣例だった。訓練を受けた助産婦は半ギニーでお産を取り扱い、医師よりも低賃金で働くと噂されていた。なんということだろう！

　1860年代に産科協議会は、イギリスでは毎年およそ125万の出産があり、その内の約10％に医師が立ち会っていると推計した。一部の研究者は、その数字を3％程度と低く見積もった。そのため残りの全て、つまり毎年100万人以上の女性は、訓練を受けていない女性が立ち会っていたり、友人や親類の他には誰も立ち会わずに出産していた。1870年代には、フローレンス・ナイチンゲールが「産科診療所覚え書き」を書いた。「いかなる既存の施設においても訓練の手段が完全に欠落している。」そして、「出産に立ち会う女性を助産婦と呼ぶのは茶番であり、インチキである。フランスやドイツ、ロシアでさえも、我々のやり方は女性の虐殺のようなものだと考えている。これらの国では政府

---

*A History of the Royal College of Midwives (Hansard, p. 23.) にある Behind the Blue Door より。これは、1890年に助産婦登録のための法案とチャールズ・ブラドロー議員になされたスピーチからの引用である。

によって全て規制されているが、我が国では民間企業による規制だけである。」と書き、注目を集めた。医師が出産で稼ぐお金は、その収入の大部分を占めていた。訓練を受けた助産婦によって収入を下げられるという脅威には抵抗しなければならなかった。適切な配慮が不足していたために毎年何千人もの女性や赤ん坊が亡くなっていたという事実は、問題にあがってこなかった。

しかしながら、最後には勇敢で勤勉で献身的な女性達が勝利した。1902年には助産婦法が議会を通過し、1903年に中央助産婦評議会が訓練を受けた助産婦に対し初の免許証を発行した。50年後、私はこのような素晴らしい女性達の後継者であり、訓練を受けた私の技術を、辛抱強く陽気で快活なロンドンのドックランズの女性に提供できることを誇りに思った。

教会のホールに妊婦健診のための診療所が再び設置された。真冬で、コークス暖房器は激しく燃えていた。走り回っている大勢の幼い子どもたちの安全のために、暖房器は四方を囲まれていた。この2週間、嫌悪感と慕う気持ちの両方の入り混じった奇妙な状態で、リルは私の心に浮かんでは消えていた。彼女の日々のやりくりには感心していたけれど、少なくとも親しい患者と助産婦の関係としてはもう二度と彼女と出会う必要のないことを願っていた。

机の上に積まれた書類の山は、忙しい午後になることを物語っていた。リルや彼女の梅毒についてくよくよ考えている暇はなかった。書類の山は7つもあって、それぞれに10個のファイルが入っていた。うまくいけば、あと7時間で終わる。

1つ目の書類の山の1番上に目をやると、くる病を患った46歳の女性、ブレンダという名前を見つけた。彼女は帝王切開のために入院することになっていて、ホワイトチャペルにあるロンドン病院に予約していたけれど、私達が彼女の妊婦健診に携わっていた。その時、ブレンダが足を引きずりながら健診予約の2時きっかりにやってきた。私は事務仕事をしていて、他のスタッフは手が空いていなかったので、私が彼女の診察と健診をした。

私の関心は小さなブレンダに注がれた。くる病は骨の奇形を呈する。何世紀にもわたって何がその症状の原因なのかわからなかった。おそらく遺伝性のものであると考えられていた。くる病の子どもは常に立位での歩行がとても遅かったので、「虚弱」、「病弱」、もしくは怠慢であるとさえ見なされた。くる病

の骨は短く末端が太く、加圧で曲がっている。椎骨の多くはつぶれているので脊椎は変形している。胸骨は曲がっており、それゆえ胸郭は樽型でしばしば形が捻じれている。頭は大きく四角い形で、平らな下顎が突き出している。よく歯は抜け落ちる。これらの奇形だけでは物足りないというかのように、くる病の子どもたちは日ごろから感染に対する免疫力が弱く、気管支炎、肺炎、胃腸炎を絶えず起こしていた。

くる病は北ヨーロッパのいたるところ、特に都市部で起こっていた。1930年代に食事のビタミンDの欠乏によって骨のカルシウム不足が起こるという単純な原因によるものであると解明されるまでは、誰にも原因がわからなかった。

これほどまでの苦しみが、そんなに単純な理由だなんて！ビタミンDは牛乳や肉、卵、特に肉の脂身や魚油に豊富に含まれる。読者は、ほとんどの子どもたちがこれらの食事を十分に食べていたと思うのではないだろうか？いや、恵まれない貧しい子どもたちは十分に食べていなかった。ビタミンDは紫外線が皮膚にあたることでも体内で自然に合成される。生体のバランスをとるのに十分な日光が、北ヨーロッパに降り注いでいるはずだと思うかもしれない。そんなことはない。日光は、産業都市に住む貧しい子どもたちにとっては十分でなかった。そこでは密集した建物が自然光を実質的に遮っていた。そして子どもたちは工場や作業場、救貧院で長時間働かなければならなかった。

そのため、こういった子どもたちは成長すると不自由な体になった。体のすべての骨が変形し、足の長い骨は歪み、さらに上体の重みで曲がった。思春期に成長が止まった時、骨はその曲がった位置で固まった。

21世紀である今日でさえ、とても背が低く、外側に曲がった足をひきずって歩いている老人をまだ見かけることがある。彼らは勇敢な生存者である。1世紀近く前の幼少期の貧困と窮乏の影響に打ち勝つために、人生を長年闘ってきたのだ。

ブレンダは私ににこにこ微笑んでいた。奇妙な形の下顎をした不思議な顔は熱い期待に輝いていた。彼女は帝王切開をしなければならないことを知っていたけれど、それを嫌だとは思っていなかった。子どもを産むつもりだったし、今回は赤ん坊が生きられそうだった。彼女にとっては、それだけが心配だった。

シスター、病院、医師、みんなに感謝していたけれど、とりわけ国民保健サービスと、支払いをしなくてよいよう全て無料になるように手配してくれた素晴らしい人々に深く感謝していた。

　ブレンダの産科歴は悲劇的だった。若くして結婚し、1930年代に4回妊娠したが全ての赤ん坊を亡くした。くる病の女性にとっての悲劇は、他の全ての骨と同様に骨盤も変形して扁平になるか、もしくはくる病特有の骨盤になることだ。そのため赤ん坊を出産できなかったり、いずれにせよ非常に難しいお産になる。ブレンダは4回とも長い陣痛の末、分娩停止によって赤ん坊を亡くした。彼女自身が亡くならなかったことは幸運である。数十年前には、数えきれないほど多くの女性がヨーロッパ全土で亡くなっていた。

　くる病の罹患は、常に男子よりも女子にわずかながら多かった。その理由は、おそらく生理的な問題ではなく社会的な問題である。大家族の貧しい母親はしばしば息子をかわいがる傾向がある（今もそうである！）ので、男の子は女の子より多くの食べ物をもらえる。たいてい男子はより自由に行動できて、外に遊びに行ける。ポプラ地区では、水際や波止場、空襲の焼け跡にいたのはいつも男の子だった。そのため姉妹が家にいる間、少年達は身体に日光を浴びていた。また、社会事業の慈善家によって多くの休暇活動が行われていた。貧しい少年達を対象に1か月間田舎でテント生活をするサマーキャンプがよく開催され、このキャンプは何千人もの男の子にとって救世主となった。けれども、私は100年前に少女のためのサマーキャンプがあったとは未だに聞いたことがない。おそらく、家から連れ出してテントの下でキャンプさせることは、女子にふさわしいと思われなかったからか、もしくは女子にとっての必要性が単に見落とされていたかである。とにかく何かにつけて女の子は機会を失った。命を与える日光は毎夏、女の子には与えられず、くる病を患う小さな少女は奇形のある女性へと成長した。彼女達は妊娠して9か月間赤ん坊を育むことはできたが、その子を出産することはできなかった。

　どれほどの女性が分娩停止の苦しみの中で疲労困憊して亡くなっていったのか、決して知ることはできないだろう。貧困者は消耗品のように考えられており、その数が数えられることはなかった。「お産に立ち会う女性への手引き」という古い教本に「もし10日もしくは12日以上陣痛が続いていれば、医師の助けを求めましょう」と書いてあるのを読んだことある。訓練を受けていな

い介助者の下での 10 日から 12 日以上の分娩停止！あぁ、神様、慈悲も理解もあったものではない。このような神を蔑む考えは心から締め出さなければならないため、私は産科医療が日進月歩してきたことを慌てて神に感謝した。私の訓練時代の頃でさえ最新の教科書に、くる病型骨盤の女性には「母親と胎児の両方が陣痛に耐えられるか確認するため、8 時間から 12 時間は試験的に分娩を試みる」と書かれていた。

ブレンダは 1930 年代に 4 回、そのような試験分娩の対象となった。一体どうして最初の悲劇の後に、次の出産からは帝王切開をすべきであるということに意見が一致しなかったのか、私には想像ができない。1948 年以前にはすべての医療費を個人で払わなければならなかったため、もしかしたら帝王切開の代金を支払うことができなかったからなのかもしれない。

ブレンダの夫は 1940 年に実戦中に戦死したので、ブレンダはもう妊娠することはなかった。ところが 43 歳で再婚して、そして今、再び妊娠した。生きている赤ん坊に会えるという彼女の喜びと興奮が妊婦外来を満たし、他のものはかすんでしまうほどだった。ブレンダは視界に入る人すべてに「こんにちは。調子はどう？」と大きな声をかけ、自分の体調を尋ねられると「これ以上ってことはないほど上々よ。まるでいつも世界の頂上にいるみたい。」と答えた。

私は診察台までブレンダに付き添った。弓なりに曲がったか細い足を一生懸命動かしているのを見て心が痛んだ。一歩一歩、特に外側に曲がった右足を出すときに、彼女の左のお尻が反対方向に不安定に揺れた。彼女が診察台に上がる前に私は 2 つの足台と椅子を用意しなければならなかったが、彼女はぎこちないながらもどうにか体を横たえた。それは見ているだけで痛ましかった。立ち上がる時息があがっていたけれど、ブレンダは勝利に輝いていた。人生においてあらゆる困難がブレンダにとって挑戦であり、それを 1 つずつ克服することは喜びの機会であるかのようだった。どれだけ想像をたくましくしてもブレンダは器量のよい女性ではなかったけれど、私は彼女が再婚相手を見つけたことに全く驚かなかったし、彼女の夫がブレンダを愛していることは疑いようがなかった。

ブレンダはまだ妊娠 6 か月だったけれど、小柄な体と内側に曲がった背骨のために子宮が前と上に押し上げられていて、そのお腹は異様に大きく見えた。ブレンダは胎動を感じることができ、私は胎児心拍を聴けた。ブレンダの脈と

血圧は正常だったが、ブレンダの呼吸は努力様だった。私はそのことを伝えた。

「大丈夫、何でもないわ。」とブレンダは朗らかに言った。私にはブレンダの奇形のある身体を診察する自信は無かったため、シスター・バーナデットに確認してくれるように頼んだ。すると、ブレンダは期待され得る限り最大限に健康で、胎児も元気だった。

私達はその後6週間、毎週ブレンダの健診をした。ブレンダは困難を増しながらも、自分が歩くのを支えるために松葉杖を2本使って奮闘していた。ブレンダはずっと幸せだったし、決して不満は言わなかった。37週に入ると安静目的でロンドン病院に入院した。そして39週に帝王切開で無事に出産した。

元気で健康な女の子が生まれ、グレイス・ミラクルと名付けられた。

ECLAMPSIA（子癇）

　歴史上、1945年の第二次世界大戦の終わりまで、ほとんどの赤ん坊は自宅で生まれていた。その後、病院出産の流れが始まった。その流れは非常に成功し、1975年には自宅で生まれる赤ん坊はたった1%になった。地域の助産婦は、もはや絶滅危惧種になってしまった。

　病院出産の流行と趨勢は今日わずかながら後退してきており、自宅出産率は2%ほどである。おそらくこれは、病院出産が母親と赤ん坊に新たな全く予期しないリスクをもたらし、人々もその事実に気づき始めたためだろう。

　サリーが私達のところに来たのは、初めての出産を病院で産むように勧めた医師よりも、自分の母親を信じていたからだ。

　母親は、「医者には好きなことを言わせておきなさい。愛しい娘よ、おまえはノンナートへ行くがいいよ。きっとおまえをちゃんと診てくれるだろうから。」と言っていた。

　サリーの祖母も母親に加担した。昔から伝承されてきた数々の話や、女性達が死そのものより恐れていた病院での出産について、身の毛もよだつ話をした。

　サリーを説得しようとして、医師が現代の病院は昔の救貧院のようではないと言っても無駄だった。母親と祖母には敵わず、医師は闘いのリングから降りた。そして、サリーは聖ライムンド・ノンナートの助産婦達にお産の予約をした。

　私達は、初めの6か月は患者を毎月1回診察し、次の6週間は2週間に1回、妊娠期最後の6週間は毎週妊婦健診をした。サリーは7か月までは全て順調だった。可愛い小さな20歳の女性で、母親の家の2部屋を借りて夫と住んでいた。彼女は電話交換手で母親の自慢の娘だったため、母親は毎回の妊婦健診に同伴していた。

　私はサリーの横に座り、カルテに目を通した。血圧は初めの6か月間は全く正常だった。前回の健診で血圧は少しだけ上がっていた。血圧を測ると、以前よりも高い値を示したので私は心配になった。体重計に乗るように促すと、体重は2週間で5ポンド（約2.3 kg）増えていた。私の頭の中に警告音が鳴

り始めた。
　サリーに診察をしたいと伝え、診察台まで付き添った。そうすると、足首がむくんでいるのがわかった。診断は私の心の中ではっきりとしたものとなった。サリーが診察台に横になると、膝まで浮腫が生じているのを確かに触れ、顕著ではないけれども診察時圧痕が残るほどのものだった。水分の貯留、それが体重増加の原因だろう。私は他の箇所に浮腫を認めないか確認したけれど、他には見当たらなかった。
　「まだ吐き気はありますか？」と私は尋ねた。
　「いいえ。」
　「胃の痛みは？」
　「いいえ。」
　「頭痛は？」
　「えぇ、今あなたが言った頭痛があるの。でも、電話の仕事のせいだと思うわ。」
　「いつ仕事を辞めるのですか？」
　「先週、辞めたわ。」
　「そして、まだ頭痛は続いていますか？」
　「えぇ、そうなの。まだあるわ。でも、お母さんはそんなに心配しなくて大丈夫って言うの。それは正常だって。」
　そばでにこやかに微笑みながら賢そうに頷いている母親のイーニッドを私は横目で見つめた。神様、この娘を妊婦健診に連れてきてくれて、ありがとうございます。母親は必ずしもいつも正しいとは限らないのです！
　「そこにいてくれるかしら、サリー。尿検査をしたいので。尿を持ってきてくれたかしら？」
　彼女は持ってきていたので、イーニッドはかさばったハンドバッグをくまなく探した後、検査用の尿を取り出した。
　私は大理石の台の上に置かれたガスバーナーの所へ行き、火を点けた。尿は透明で、試験管に少し注いだときには正常に見えた。ガラス瓶の上半分を火にかざした。熱せられた尿は白色に変わり、熱せられていない下半分の尿は透明のまま残った。
　アルブミン尿。子癇前症の診断。私は考えながら、一瞬の間静かに立ち止まった。

★

　人生の極めて大切なことさえも、人はいつしか忘れてしまうとは奇妙なことだ。私はマーガレットのことを忘れていた。試験管を見つめながら流しに立っていた時、マーガレットのことと、初めてで唯一の子癇の恐ろしい経験の全てが脳裏に洪水のように蘇った。

　マーガレットは20歳で、私はその美しさを直接見たことはなかったけれども、非常に美しい女性に違いなかった。私はマーガレットの多くの写真を、彼女を慕い続けて悲嘆にくれる夫、デイヴィッドに見せてもらった。当時、写真はすべてモノクロだった。それらは光と影の陰影によって特別の魅力を醸し出していた。ある写真では、彼女の知性と感受性をたたえた表情が見る人を虜にし、他の写真では、いたずらっぽいユーモアを帯びた笑いに、人は一緒に可笑しさを共有したくなってしまう。別の写真では、大きく綺麗な瞳が恐れることなく将来を見つめていた。全てのスナップ写真で柔らかい栗色の髪がカールして肩まで垂れていた。忘れられない写真の1つは、デヴォンの海岸で水着を着て笑いながら立っている若い少女の写真だった。崖壁を跳ね上がる波しぶきに少女の髪が風にたなびいていた。長く細い足で均整のとれた身体と夕暮れの影が織りなすアングルは、他に比べようのない程美しい写真を作り上げていた。マーガレットは私がもっとよく知りたいと思うような女性であったが、デイヴィッドを通して知る以外、決して知ることはできなかった。彼女は音楽家でバイオリニストだったけれども、私は一度もその演奏を聴くことはなかった。

　デイヴィッドは入院中の2日間に全ての写真を私に見せた。初めてデイヴィッドに会った時、マーガレットの父親に違いないと思った。しかし、デイヴィッドはマーガレットの恋人であり、夫だった。そして、マーガレットのことを足元にひれ伏すほどに崇拝していた。デイヴィッドは科学者で、無口で自制的でおそらく冷淡で感情を表に出さない、近寄りがたい種類の男性に見えた。けれども彼は血の通った人間であり、その長い2日の間、彼の張り裂けるような思いと痛みは病院の建物を真っ二つに裂くのではないかと思うほどだった。デイヴィッドは時々彼女に語りかけ、時に自分自身に語り、場合によってスタッフに語りかけた。時に祈りの言葉をつぶやき、すすり泣きながら幾つかの言葉を紡いだ。これらの断片的な様子とカルテの記録から、私は彼らの物語をつなぎあわせた。それは冷たく近寄りがたい科学者のデイヴィッドではな

かった。

　彼らはマーガレットが演奏していたミュージッククラブで出会った。デイヴィッドはマーガレットから目を離すことができなかった。休憩時間も演奏後の親睦会の間も、彼の目は彼女の一挙手一投足を追った。デイヴィッドは彼女と話そうと思ったけれど、どもってしまって言葉を口にすることができなかった。彼は滑舌のよい男だったので、どうしてなのか理解することができなかった。デイヴィッドは自分に何が起こったのかわからなかった。マーガレットは笑いながら他の人と話をしていた。一方デイヴィッドは部屋の隅に逃げて、高鳴る心臓に息をつくのもやっとだった。

　何日か何週間かが過ぎても、デイヴィッドの頭からはマーガレットのことが離れなかった。それでもデイヴィッドは、まだそれが何なのかわからなかった。きっと音楽が彼を深く魅了したのだと思った。デイヴィッドはじっとしていられず不安で落ち着かなくなってしまい、気楽な独身男性の生活は一変して快適でなくなってしまった。そして彼はライオンズ・コーナー・ハウスで偶然彼女に出会った。驚くべきことに、マーガレットは彼のことを覚えていた。デイヴィッドには、なぜ自分のことを覚えているのか考えることもできなかった。彼らは一緒に昼食をした。この時は口下手とは程遠く、デイヴィッドの話は止まらなかった。実際に、何時間も話をした。お互いに話すべきことが山ほどあり、デイヴィッドにとって、今までの49年間の一人暮らしの生活の中で一緒にいてこんなにリラックスし幸せを感じる人は初めてだった。デイヴィッドは、きっと彼女は自分のようなホルムアルデヒドと外科用消毒液の匂いのする枯れた時代遅れの男には興味がないだろうと思っていた。けれど、マーガレットは彼に魅かれていた。おそらく彼女は、この物静かな男の中にある誠実さと精神的強さ、そして、これまで使われていなかった情熱の深さを見ていたのだろう。マーガレットはデイヴィッドの初めてで唯一の愛の対象となり、デイヴィッドは成熟した優しさと思いやりと共に、自分の若い情熱の全てをマーガレットに惜しみなく与えた。

　最後にデイヴィッドは私に言った。「ただ彼女と知り合えたことに感謝しているんです。もし出会っていなかったら、いや、出会っていてもただお互いに通り過ぎるだけだったら、世界中の素晴らしい文学や詩、愛の物語も全て、私には意味のないものに終わったでしょう。人は、経験したことのないものは理

解できないものですよね。」

　彼らは半年前に結婚していた。マーガレットは妊娠6か月で、私の働いていたロンドン市立産科病院の妊婦病棟に入院してきた。妊娠期の記録によると、妊娠期間を通してマーガレットの健康状態は完璧だった。2日前にも診療所で健診を受けており、ほとんど正常だった。体重、脈拍、血圧、尿検査、全てが正常で気分不良もなく、異常が起こることを予見するものは何もなかった。

　入院してきた日、マーガレットは朝早くに目が覚め、つわりは8週間前に終わっていたのに珍しく吐き気を感じた。マーガレットは、目の前に斑点が見えると言いながら寝室に戻った。デイヴィッドが心配すると、彼女はもう一度横になると言った。少し頭痛もあったけれど、マーガレットは少し眠れば治ると言っていた。だから、11時にどんな様子か聞くために電話すると言って、デイヴィッドは仕事へ出かけた。約束の時間に電話を何度も鳴らし続けた。デイヴィッドは誰もいない家に電話が鳴り響いているのを想像した。きっと起きて気分転換に外出しているのだろうと思ったけれど、家に帰った方がいいという悪い予感がした。

　デイヴィッドは寝室の床に、マーガレットが意識不明で倒れているのを見つけた。口の周りから頬や髪にかけて血で汚れていた。デイヴィッドは初め、彼女が強盗か何かに襲われたのだと思ったが、どこにも侵入された形跡はなかった。ただ、深い明らかな意識不明状態といびきのような呼吸、寝衣を通して感じるほど跳ね上がる心拍に、何か大変なことが起こったのだと悟った。

　デイヴィッドの半狂乱の電話を受けて、病院は直ちに救急車を送った。デイヴィッドの話からただならぬ危機があると思われたため、医師も急行した。マーガレットをモルヒネで鎮静させてから、救急隊は彼女を搬送することを許された。

　子癇の可能性のある患者を受け入れるために、私達は治療室を準備するよう言われた。それは、私が助産の訓練を受け始めて半年のことだった。病棟のシスターは私ともう1人の学生にどうすべきかを見せた。ベッドを壁に寄せて、隙間は枕で埋めた。ベッドの頭下にはさらに多くの枕を置いてシーツで硬く括り付けた。酸素を運び込み、バイトブロック*と気管チューブと吸引装置も準

---

*気管挿管による人工呼吸を行う際に、気管チューブが噛まれて閉塞しないように歯の間に挟む医療器具。

備した。窓を暗幕で覆い、光が入ってこないようにした。

　入院して来た時、マーガレットは深い昏睡状態にあった。彼女の血圧は非常に高く収縮期血圧は 200 mmHg を超え、拡張期血圧は 190 mmHg を示していた。体温は華氏 104 度（摂氏 40 度）、脈拍は 140 回だった。導尿して尿検査がなされた。多量のアルブミンの沈殿を認め、熱した尿は卵の白身のように固まった。もはや診断は疑いようがなかった。

　子癇は稀ではあるが、未だに原因が知られていない謎めいた妊娠の状態である。たいていは子癇前症と言われる発症前の兆候があり、これには治療を行うことができる。しかし、治療しないでいると子癇に至る可能性がある。まれに、非常に稀にではあるが、子癇は何の兆候もなく健康な女性に起こり、数時間のうちに痙攣の段階まで進んでしまうことがある。この段階に達してしまうと妊娠は不安定な状態になり、胎児は生存することが難しくなる。唯一の治療法は帝王切開で胎児を直ちに分娩に至らせることである。

　手術室にも連絡し、マーガレットを迎える準備は整った。児は分娩時に死亡し、マーガレットは病棟へ戻ってきた。彼女の意識は二度と戻ることはなかった。暗い部屋で、彼女には強い鎮静剤がかかっていたけれど、それでもまだ見るも恐ろしいのほどの痙攣を繰り返していた。全身の筋肉の激しい痙攣の後に、わずかに震える単攣縮が続いた。彼女の全身は硬直し、筋痙縮で後弓反張を引き起こした。筋痙縮は 20 秒程度持続したので、その間、彼女の頭と踵だけがベッドについている状態だった。呼吸が止まり、低酸素で全身が蒼くなった。そうしている内に硬直状態は終わり、激しい痙攣と四肢の痙攣発作を繰り返した。彼女が床に投げ飛ばされるのを防ぐことは困難だった。舌を噛まないようにバイトブロックを定位置に挟むことも不可能だった。激しい顎の痙攣により彼女の舌は噛まれてズタズタになった。おびただしい涎が流れ、口から吹いた泡が裂けた舌から流れる血と混じっていた。彼女の顔はうっ血しておそろしくゆがんでいた。その後、痙攣はおさまり深い昏睡が続いた。昏睡は 1 時間ほど続き、そしてまた次の痙攣が始まった。

　この恐ろしい発作は何度も繰り返され、36 時間と少し続いた。2 日目の晩にマーガレットは夫の腕の中で息を引き取った。

　サリーの尿のサンプルを見ながら流しに立っている数秒の間に、このことの全てが走馬灯のように蘇った。デイヴィッド。何ということがあの気の毒な男

に起きてしまったのだろう？彼はショックと深い悲しみで、まるで半分盲人のように狂人のように唖*のように、病院の外へふらふらと出て行った。悲しいかな、看護、特に病院看護では人の人生における最も重大な瞬間に立ち会うことになる。そして彼らは永久に、私達の目の前から去っていってしまう。デイヴィッドが看護婦達を安心させるために、妻が亡くなった産科病院の周りをぶらつくことは決してなかった。同様にスタッフも、彼が元気でやっているかどうか確かめるために彼を追うことはできなかった。私は、彼女が死んだ時にデイヴィッドが私に言った言葉に感謝しながら、誰かは思い出せないけれど偉大な作家の言葉を思い出した。

　　　愛する人は、それを知っている。愛さない人は、それを知らない。
　　　私はただ静かに彼を憐れむ。

　感傷に浸ってぼんやりしている暇はなかった。シスターに会って、サリーの状態を報告しなければならなかった。
　シスター・バーナデットがその日の責任者だった。彼女は私の報告を聞き、尿のサンプルを見て言った。「腟分泌物の汚染があるかもしれないから、カテーテルで尿を採取しましょう。私がサリーの所へ行って診察している間に、カテーテルの準備をしていただけるかしら？」
　私がトレイを持って診察台に行った時には、シスターはすでに全ての診察を終え、私が報告したこと全てを確認していた。
　シスターはサリーに言った。「病理検査に出すために、膀胱に細い管を入れて尿を少し採りますよ。」
　サリーは抵抗したけれど結局は受け入れて、尿を採取した。それからシスターは言った。「この妊娠には問題があるようですから、絶対安静と特別な食事と毎日の内服薬が必要です。そのため、あなたは病院に行かなければなりません。」
　サリーと母親は不安になった。
　「どうして？私は大丈夫よ。ちょっと頭痛がするだけ。それだけだもの。」
　母親はすかさず言った。「私達のサリーに何か問題があるなら、私が面倒を

---

*原文に忠実に訳したため、差別的用語を使用している。

見ますよ。この娘も家の方がたぶん無理をしないでしょうし。」
　シスターは断固としていた。「これは無理をしないとか、少しベッドで休むとかいう問題ではないのです。1日24時間、今後4週から6週間、サリーにはベッド上での絶対安静が必要です。特別な無塩食に、飲水も制限します。1日4回の鎮静剤の内服が必要でしょう。注意深い観察が必要で、脈拍と体温と血圧を毎日数回測ることになるでしょう。赤ちゃんの状態も毎日チェックすることになります。これらをすべて家で行うことは不可能です。サリーには今すぐ入院治療が必要です。そうしなければ、赤ちゃんは危険にさらされます。母体も同様です。」
　いつもは寡黙なシスター・バーナデットのとても長い言葉だった。この言葉はかなり効果的で、口うるさいサリーの母親をすっかり黙らせてしまった。
　「今から医師に電話して、どこかの産科病院に直ちにベッドを確保してもらうよう頼みます。ここに居て、診察台で静かに横になっていてください。あなたを家に帰らせたくはありません。」
　そして、イーニッドに言った。「あなたは家に帰って、サリーの入院のために必要なものを持ってきてくれますか？寝巻、歯ブラシ、そのようなものを持って、ここに戻ってきてください。」
　イーニッドは何かできることがあるという喜びに、あわてて走って行った。
　サリーは救急車がやってくるまで数時間待った。そして、車いすで救急車に運ばれた。サリーは自分に向けられた配慮と大騒ぎに、きっと困惑していたと思う。特に病気という自覚もなく診療所まで歩いてやって来て、しっかり歩くこともできたのだから。
　サリーはマイル・エンド・ロードのロンドン病院に運ばれた。彼女は妊婦病棟に入院した。そこには彼女と同じくらいの妊娠週数と病状の若い女性が10人から12人ぐらい入院していた。サリーはベッド上での絶対安静となり、トイレに行くにも車いすで押されて行く程だった。鎮静剤が処方され、特別な食事と水分制限が申し渡された。それから4週間で血圧は次第に下がり、浮腫はひき、頭痛はなくなった。妊娠38週に入ると分娩誘発が行われた。陣痛中にサリーの血圧は上がり始めたので、子宮口が全開大になると軽い麻酔がかけられ、元気な赤ん坊が鉗子分娩で生まれた。
　母子ともに産後の状態は良好だった。

★

　今日でも、子癇は 50 年前と同じように謎めいた疾患である。現在も、胎盤の何らかの異常が原因だと考えられている。この疑わしい「異常」を特定しようと何千という胎盤が研究者によって調べられたが、未だに何も解明されていない。

　サリーのケースは典型的な子癇前症だった。診断がなされずに迅速で専門的な治療が施されていなかったら、彼女の状態は子癇に陥っていたかもしれない。私の記述したような簡単な治療、絶対安静と鎮静がその悪化を避けたのだろう。

　恐ろしい状態で亡くなったマーガレットは非常に希少なケースで、何の予兆もなく子癇前症の段階なしに、突然の発症と激しい痙攣を起こした。私は他にこのようなケースを見たことはないが、場合によってはいまだに起こり得るだろう。

　子癇前症と子癇は、現代的な妊娠期のケアにも関わらず、現在でもイギリスの母体死亡と周産期死亡の主な原因となっている。妊婦健診がなかったら、どうやって子癇前症の女性を見つけることができるだろうか？それに答えるには多くを想像するに及ばない。適切な妊婦期のケアの研究と提供を唱えた医師達は、100 年前には変人呼ばわりされ、妊婦健診など時間の無駄だと考えられていた。助産婦の系統立った正規の訓練に対しても、同じような態度が向けられていた。

　子どもを産んだ我々は、そのような時代は過ぎ去ったことに感謝しよう。

FRED（フレッド）

　修道院は本来、女性の施設である。しかし、当然、男性という種が完全に排除されている訳ではない。フレッドはノンナート・ハウスのボイラーマンで、よろず屋だった。彼はその当時の典型的なコックニーだった。発育が良くなくて、短く曲がった足、力強い毛むくじゃらの腕、けんかっ早く、頑固で、機転がきいた。これらの特徴が、果てしないおしゃべりと、とどまるところを知らないユーモアと合わさっていた。彼の最大の特徴は、目立った斜視だった。片目は永久的に北東方向を向いていて、もう片方は南西方向を向いていた。それに加えて、上顎から突き出した1本の黄色い歯が、常に下唇にかぶっていて舐めるような感じだった。こんな感じなので、美しいタイプの人間ではないことがわかるだろう。けれども、美しかったのはその楽天的な性格で、ユーモアに溢れ、飾らない自信があって、シスター達はフレッドに深い愛情を抱き、実際的な仕事に関して彼を大いに頼っていた。特にシスター・ジュリアンヌは無力な女をアピールする傾向が強くあった。「ねぇ、フレッド、上の階のお風呂の窓が閉まらないのです。何回も試してみたのだけれど、全く駄目でした。どうかしら・・・？もし時間があったらで良いのですけれど・・・？」

　もちろんフレッドは時間を作った。シスター・ジュリアンヌのためならばフレッドはアルバート・ドックを移動させる時間でさえ作っただろう。シスター・ジュリアンヌは深く感謝して、彼の技術と専門的知識を称賛した。上の階のお風呂の窓はそれ以来永久に閉まったままになったという事実については、不便ではないので誰も何も言わなかった。

　フレッドのコックニーに特徴的な魅力を喜ばしく思っていない唯一の人は、ミセスB.だった。ミセスB.は自分もコックニーで、これまでずっとコックニーの人を見てきていたので、全く心が動かなかった。ミセスB.は台所の女王だった。彼女は毎日朝8時から昼の2時まで働いて、実に見事な料理を作ってくれた。ステーキとキドニーパイ、濃厚なシチュー、ミンチ料理、トード・イン・ザ・ホール*、糖蜜を使ったプディング、ジャム・ローリーポーリー**、マカ

---
*ヨークシャー・プディングの中にソーセージが入っている料理。
**ジャムをビスケット生地に巻いたお菓子。

ロニ・プディング等々の達人で、他では食べられないような美味しいパンやケーキも焼いてくれた。彼女は手ごわい顔つきの大柄な女性で、怒ると、「こら、私の台所を滅茶苦茶にするんじゃないよ。」と恐ろしい形相でにらみつけた。台所は私達が帰ってきた時に皆が集まる場所だった。たいてい疲れてお腹をすかせて帰ってきたので、この言葉は頻繁に聞かれた。私たち女子は、お世辞を言うとオーブンから出したばかりのタルトやケーキを1切れもらえることを学んでからは、非常に素直に礼儀正しくしていた。

しかし、フレッドは簡単には飼いならされなかった。1つには目の向きのこともあって、単純に自分が汚しているのが見えなかった。別の理由としては、誰かにペコペコする気はなかった。ミセスB.に向かって意地悪くニヤッと笑い、歯を舐め、ミセスB.の豊満なお尻をピシャッと叩くと、「この肉を剥がせよ、おばさん。」とほくそ笑んだ。ミセスB.のにらみは絶叫に変わり、「私の台所から出て行きなさい、この醜いうすのろが。両目でまっすぐ見なさいよ。」と叫んだ。残念ながらフレッドは外に出て行くことはできなかったし、そのことをミセスB.は知っていた。台所には石炭ストーブがあって、フレッドは燃料をくべたり、かき出したり、空気を送ったり、止めたりするのが仕事で、たいていきちんと仕事をしていた。ミセスB.は料理のほとんどとパン焼きの全てをストーブで行っていたので、自分にはフレッドが頼りであるという自覚があった。そのため2人の間には張り詰めた休戦状態が続いていた。時折、と言っても週に2回ほどだけれど、激しい口喧嘩が勃発した。私は、興味深いことに気付いた。口論の間に、2人とも神の名を汚すような罵り方をしないのだ。修道女に対する尊敬を失っていないのである。2人が他の環境に置かれていたならば、その様子は卑猥で下品なものになっていただろうと私は確信している。

フレッドの仕事は朝と夜はボイラーの火を焚くことで、取り決めにより他の時間はよろず仕事をしていた。ボイラーの維持管理のため、フレッドは週に7日間やって来ていたが、この仕事は彼にとても合っていた。ボイラーの仕事は安定した仕事だったが、何年もかけて築き上げた他の活動を続ける時間も十分にあった。

フレッドは未婚の娘のドリーと一緒に、ドックに隣接する小さな家の1階の2部屋に暮らしていた。戦争の間徴兵されていたけれど、目のことが理由で軍隊に入ることはできなかった。そこで、彼はパイオニア部隊に引き渡され、

フレッドの言うところによれば、国王と国に仕えて便所掃除に6年間従事した。

　1942年に妻と6人の子どもの内の3人が直撃を受けて死亡した時、フレッドには弔い休暇が許可された。ショックを受け、怪我を負って生き残った3人の子どもたちと一緒に、彼は少しの間、ノース・ロンドンの宿泊施設で過ごすことができた。その後、子どもたちはサマセット州へ避難し、フレッドには便所掃除に戻る命令がなされた。

　戦争の後、彼は安い2部屋を借りて、男手1つで残された子どもたちを育てた。定職を見つけることは、フレッドにとって決して容易なことではなかった。目は普通ではなかったし、彼は長時間自宅を離れることを良しとしなかった。フレッドには、子どもたちが自分を必要としていることがわかっていたのだ。そのため、お金を稼ぐための活動を広範囲に展開した。その中のいくつかは合法だった。

　私たち修道女でないスタッフが台所で朝食を摂っている時、フレッドはたいていボイラーの仕事をしていた。だから、私達には若さと興味本位で恥も外聞もなくフレッドに様々な話をせまる機会が十分あった。フレッドとしては、明らかに自分の話をするのが大好きだったので、まんざらでもない様子でいつも、「たぶん、皆はこの話は信じないと思うけど。」という前置きをして話を始めるのだった。4人の若い女の子の笑い声は、彼の耳には音楽のようだった。若い女の子は何に対しても笑うのだから！

　フレッドの定職の1つで、高い技術が必要だから最も儲かる、と自信をもって話してくれたのは、ウィットブレッドという醸造元のビール樽のお尻を叩く仕事だった。トリクシーは疑い深い人で「じゃぁ、私があなたのお尻を叩いてあげるわ。」と鋭く遮ったけれど、チャミーは全て鵜呑みにして大真面目に言った。「本当に、とても興味深いわ。私達にもっと話していただけるかしら。」フレッドはチャミーのことを気に入っていて、彼女を「ロフティ（高尚な人）」と呼んでいた。

　「そうだな、ビール樽がここにあって、こうやって音がするんだ。で、味見する唯一の方法が、お尻を叩いて音を聞く。もしある一定の調子だったら、完璧さ。もし違う調子だったら駄目だな。わかったかな？簡単だけど、君達には教えてあげられないな、何年もの経験が必要だからな。」

　私たちはフレッドが市場で玉ねぎを売っているのを見たことがあったけれど、

FRED（フレッド）

彼が玉ねぎを育てている事は知らなかった。小さな家の1階を所有することで、彼は小さな庭を手に入れ、玉ねぎ栽培に使う事ができたのだ。じゃがいもにも挑戦したけれど、「じゃがいもには金は眠っていなかった」。でも、玉ねぎは儲かることがわかった。鶏や小鳥も飼って卵を売った。しかし、肉屋には売らず、「利益を半分も持っていく奴には頼りたくない」と言って、市場で直接売っていた。露店も持たず、「俺は議会に1銭も家賃を払うつもりはない」と言って、どこか空いている地面があれば毛布を敷いて玉ねぎや卵、鶏肉を売っていた。

　鶏はウズラに発展し、彼はウェスト・エンドのレストランに卸していた。ウズラは繊細な鳥で、温かくしておく必要があったので、家の中で飼っていた。ウズラは小さく、広いスペースはいらないので、ベッドの下に箱を置いて育てていた。フレッドは台所で屠殺して羽をむしり取っていた。

　チャミーはいつも熱心で、「本当に、ものすごく賢いことだと思うわ。でも、少し嫌な臭いがするのではないかしら。」と言っていた。

　トリクシーは「もう、黙って。今は朝食中よ。」とチャミーの言葉を遮り、コーンフレークに手を伸ばした。

　フレッドの排水に対する熱意は、他人の朝食の手を止めさせるのに十分だった。排水管掃除は、明らかに彼の情熱だった。その悪臭について語る時、フレッドの北東に向いた目はキラキラ光っていた。トリクシーは「排水管が見えないのなら、私があなたを無理やり排水溝に押し込めてあげるわよ。」と言って、トーストを片手に扉へ向かった。しかし、棒と吸引管を持った詩人であるフレッドはめげなかった。「これまでにやった一番の仕事は、ハムステッド地区のやつだ。豪華な家の1軒さ。ご婦人は気取って、お高く留まっていた。俺がマンホールのカバーを持ち上げると、部屋中に溢れたんだ。フランス製のゴムのやつさ、わかるだろ。それが汚物と水で膨らんで、流れ込んできた。とても大きくて巨大なやつだ。」

　彼が腕を広げると、彼の目は違う角度に表情豊かに転がった。チャミーはフレッドの情熱に共感していたけれど、意味はわかっていなかった。

　「君達はそんなの見たこともないだろうけど、1ヤード（約91 cm）の長さで1フィート（約30 cm）の幅のが俺を襲ってきたんだ。華美なご婦人はそれを見て、『まぁ、何なのでしょう?』と言うから、『もしご存じないのなら、あなたは寝ていたのでしょう』と言ってやったら、『まぁ、おまえさんたら、な

んて生意気なこと。』って言っていたよ。だから、俺は全部取り出して、2倍請求したら、彼女、子羊のように払ってくれたさ。」

　彼は大胆ににやりと笑い、両手をもみ合わせて歯を舐めた。

　「まぁ、フレッド、本当によくやったわね。素晴らしいわ。2倍の料金をとるなんて、本当に、ものすごく賢いことだと思うわ。」

　フレッドのよく儲かる話の中で最高の話は、火薬の話だった。彼の所属していたパイオニア部隊は、一時的に北アフリカでロイヤル・エンジニアズに配属された。当時、爆薬は日常的に使われていた。ロイヤル・エンジニアズと仕事をする人は、どんなに控えめな人でも爆薬について学ぶことになる。フレッドは身につけたことに自信を持って、戦争が終わると自宅の小さな台所で火薬製造に乗り出した。

　「簡単さ。ただ正しい種類の肥料がひと山必要だ。これを少しとあれを少し混ぜると、ビンゴだ！これで火薬が手に入る。」

　チャミーは心配して目を大きく見開いた。「でもフレッド、実際、ものすごく危険なことではないかしら。」

　「そんなこと全くないさ。俺がやっているように自分のしていることがわかっていたら、危険じゃない。ポプラ中でどんどん売れたんだ。みんなが欲しがったんだ。奴らが勝手にさせてくれていたら、俺はひと儲けできていたさ。奴ら、いけすかないったら・・・おっと失礼、お嬢さん。」

　「誰？何かあったの？」

　「ポリ公さ。警察が俺の火薬を手に入れて検査して、俺の火薬は危険で、俺が人々の生活を危険にさらしてるって言ったんだ。聞くけどさ、俺がそんなことしそうに見えるか？この俺が？」フレッドは灰をまき散らし、立っている床から天を見上げて、手を組んで身の潔白をアピールした。

　「もちろん、そうは見えないわ、フレッド。」と私達は皆で口をそろえた。「で、どうなったの？」

　「それから、俺は捕まってしまったんだけど、治安判事が罰金で許してくれたんだ。まぁ、俺には3人子どもがいるからってな。彼はいいやつだった。でも治安判事のやつ、言ったんだ。子どもが居ようがいまいが、次にやったら刑務所入りだって。だから、それからは一度もしていないさ。」

　フレッドの最近の商売上の冒険はタフィーアップル*で、それも大当たり

*イギリスのリンゴ飴。

だった。ドリーは小さな台所でタフィー生地を作り、その間にフレッドはコヴェント・ガーデンで木箱いっぱいの安リンゴを購入した。あと必要なのはリンゴをタフィー生地の上に挿す棒で、またたく間に水切り台の上には何列ものタフィーアップルが並んだ。なぜこれまでに思いつかなかったのか、フレッドには想像もできなかった。勝ち馬に乗ったのだ。100％の利益率と、周囲に多くの子どもたちがいることで保証される売り上げ。フレッドは無限の売り上げと利益によるバラ色の未来を予見した。

　1、2週間後、何かよくないことが起こったことは明らかだった。フレッドは小さな体をストーブのわきに屈めて、黙ったまま排気管の作業をしていた。元気な挨拶はなくなり、おしゃべりもなくなり、調子はずれの口笛もなくなって、重い沈黙だけが立ち込めていた。私達の質問に応えようとさえしなかった。

　ついにチャミーはテーブルから離れ、フレッドに近づいた。

　「元気出して、フレッド。どうしたの？もしかしたら、私達が助けられるかもしれないわ。もし助けられなくても、話したら気が晴れるかもしれないわ。」彼女は大きな手をフレッドの肩に乗せた。

　フレッドは振り返り、見上げた。その北東方向に向いた目は下がり、南西方向を向いた目には少し涙が光っていた。話す声はしゃがれていた。

　「羽。ウズラの羽だよ。こんなことが起こったんだ。俺のタフィーアップルに羽が入っているって訴えた人がいたんだ。そしたら食品安全の科学者がやって来て、検査したら、羽と羽の破片が俺のタフィーアップル全部に入っていて、俺が公衆衛生を危険にさらしているって言ったんだ。」

　どうやら衛生検査官は会うなりすぐに、どこでタフィーアップルを作っているのか尋ねたようだった。ウズラを定期的に屠殺して羽をむしり取っている台所に案内されるやいなや、衛生検査官は違反したら告発すると言って、どちらの職業も廃業するよう命じた。フレッドの経済に対する突然の災難の影響は大きく、彼を慰める言葉は見つかりそうもなかった。チャミーは優しかったので、何か他のもっと良いことが起こると力づけたけれど、フレッドの自信は回復せず、その日は、ふさぎ込んだ朝食だった。彼は面目を失い、痛々しかった。

　しかし、いつかフレッドの大勝利は必ずや、やって来る。

A CHRISTMAS BABY（クリスマス・ベイビー）

　ベティ・スミスの赤ん坊は 2 月初旬に誕生予定だった。ベティは 12 月に入ってからずっと、夫と 6 人の子どもたち、両親と義理の父母、両方の祖父母、兄弟姉妹とその子どもたち、叔父や叔母達、そして非常に高齢の曾祖母のために、クリスマスの準備で幸せそうに走り回っていた。そのため、まさか赤ん坊がクリスマスの日に生まれようとは家族の誰もが夢にも思わなかった。

　デイヴはウェスト・インディア・ドックスにある波止場の管理者だった。彼は 30 代の賢く有能な男で、仕事については何事も熟知していた。ロンドン港湾当局はデイヴのことを高く評価していて稼ぎも良かった。その結果、家族はコマーシャル・ロードのすぐ近くにある大きなヴィクトリア建築の家々のうちの 1 軒に住むことができた。ベティは戦争直後にデイヴと結婚して、窮屈な住環境で最低限の下水設備しかないアパートを出ることができたという幸運な星回りに感謝しない日はなかった。彼女は大きく広々とした自分の家が大好きで、そのため家族がクリスマスに押しかけてくることがいつも嬉しかった。子どもたちも家族が集まることが大好きだった。ポプラ、ステップニー、ボウ、カニング・タウンといったあらゆる所からおよそ 25 人の小さな従兄弟達がやって来て、とても楽しいひと時を過ごすのだった。

　アルフ叔父さんがサンタクロースだった。家は坂の下にあり、アルフ叔父さんは手作りの車輪の付いたソリを持っていた。そのソリをプレゼントの袋と一緒に通りの一番上まで運んで、合図に合わせて押し出した。子どもたちには、その仕掛けは知らされなかった。子どもたちが見たのは、サンタクロースが見た目には、動力のないソリに乗って、ゆっくりと自分達の方に向かってきて、家の前で止まるところだけだった。子どもたちは大喜びで有頂天だった。

　今年は、いささか状況が違った。ソリに乗ったサンタクロースの代わりに助産婦が自転車でやって来た。プレゼントでいっぱいの袋の代わりに、裸で泣いている赤ん坊がやって来たのだ。

　私のクリスマスもまた全く違っていた。クリスマスは宗教的なお祭りであり、ただたくさん飲み食いする機会ではないと人生で初めて理解し始めた。クリス

マスの行事は11月下旬の待降節と呼ばれるものから始まる。それは私にとって何の意味もなかったけれど、修道女達にとってはクリスマスの準備をする期間だった。ほとんどの人はクリスマスに向けて、ベティがしていたように食べ物、飲み物、プレゼント、お菓子を買って準備する。修道女達は少し異なっていて、祈りと瞑想をもって準備をした。

　修道女の生活は秘密だったので、私は何が行われているのか見聞きしなかったけれど、4週間の待降節が進むにつれて、直感的に何か異なる雰囲気を感じ始めた。その何かは触れることができるようなものでは無かったけれど、子どもたちが両親の様子を見て気持ちの昂ぶりを感じるように、私はシスター達から本物の静けさ、平和、喜びに満ちた期待感を感じとっていた。けれども、私にはそれが奇妙なほど落ち着かなかったし、喜ばしいものではなかった。

　私が夜の訪問から遅く戻ったクリスマス・イヴの日だった。シスター・ジュリアンヌが近くにいて、「ジェニファー、一緒に礼拝堂に来なさい。今日はクリスマス・クリブ*を飾りますよ。」と言った。

　行きたくないと言うような失礼なことはしたくなかったので、私はシスター・ジュリアンヌについて行った。礼拝堂の照明は、クリスマス・クリブの近くに置かれている2本のロウソクだけだった。シスター・ジュリアンヌは、お祈りをするために祭壇前の手すりの所に跪いた。そして私に、「我々の聖なる救世主キリストはこの日に生まれたのです。」と言った。

　私は小さな石膏でできた像や麦、お供え物を見ながら、一体全体なぜ知性があって見聞の広い女性が、これら全てを真剣に受け止められるのだろうかと考えていたことを覚えている。シスター・ジュリアンヌは何か面白いことをしようとしているのだろうか？

　たぶん私は、とても穏やかにそのことについて何かを礼儀正しく呟いたと思う。そして私達は別れた。でも、私の心中は穏やかではなかった。すっきりとしない何かに悩まされて、私は抵抗していた。その時だったかその後だったか、ある考えが浮かんだ。もし神が本当に存在するならば、そしてそれがただの神話でなければ、人生すべてに影響を与えているに違いない。あまり気持ちの良い考え方ではなかった。

---

*キリストの誕生場面を再現した模形。

私は何年もの間、どこかでクリスマスの深夜ミサに出席していたけれども、それは宗教的な理由ではなく、式の演出と美しさを見るのが目的だった。宗派にこだわりはなかった。パリに住んでいた頃は、素晴らしい歌を聴きにダル通りにあるロシア正教会のミサに出席したものだ。午後11時から午前2時頃まで行われていたロシア正教会のクリスマス・ミサは、私の人生の中で最も素晴らしい音楽体験の1つに数えられる。ロシア人先唱者が低音で四分音上げて歌った礼拝式は、50年以上経った今でも私の耳に残っている。

　シスター達と他のスタッフは、イースト・インディア・ドック・ロードの諸聖徒教会の深夜ミサに出席した。私は教会の大変な混雑ぶりに驚いた。強くて頑丈な港湾労働者、鍛え抜かれた日雇い労働者、先の長く尖った靴を履いてくすくす笑っている10代の子どもたち、赤ん坊を連れた大家族、小さな子どもたち、皆がそこにいた。もの凄い群集の数だった。諸聖徒教会は大きなヴィクトリア建築の教会で、その夜は500人もの人々がいたに違いない。式の内容は私が期待していた通り荘厳で美しく印象的だった。ただ私に言わせれば、魂が揺さぶられるようなことはなかった。なぜだろうと考えた。なぜ、優しいシスター達にとって、これが生きる意味なのだろうか。私にとっては単に良くできた演出に過ぎないのに。

　クリスマスの日、私達が大きなテーブルを囲んで昼食を摂っていると電話が鳴った。皆が不満そうな声を出した。休日になることを望んでいたのだ。電話に出た看護婦が戻ってきて、デイヴ・スミス氏から奥さんに陣痛が来たようだと知らせる電話だったと伝えた。皆の不満の声は心配で息をのむ音に変わった。

　シスター・バーナデットが「私がデイヴ・スミスさんと話してきます。」と言って飛び上がった。数分後に戻ってきて彼女は言った。「どうやらお産になりそうです。34週なのに、これは不運だわ。ターナー医師にも連絡しましたので、必要であればすぐに来てくださるそうです。今日は誰が待機当番ですか？」

　私だった。

　私達は一緒に出かける準備をした。その当時私は学生で、常に経験のある助産婦に同行してもらっていた。シスター・バーナデットの仕事を初めて見た瞬間から、彼女は才能のある助産婦だとわかった。彼女の知識と技術は、洞察力と感性によって調和を保っていた。なんのためらいもなく、私は自分の人生を彼女の手に委ねることができただろう。

A CHRISTMAS BABY（クリスマス・ベイビー）

居心地が良く暖かくて素晴らしいクリスマスのご馳走から、私達は一緒に離れ、分娩セットと分娩鞄を滅菌室から取ってきた。分娩セットは大きな箱で、パッド、シート、防水紙などが入っていて、いつもは出産予定日の1週間前に家へ持ち帰ってもらうものだった。青い鞄の中には私達の使う道具や薬品が入っていた。私達は荷物を自転車に取り付け、風のない冷たい空気の中へ漕ぎ出した。

　あんなに静かなロンドンは初めてだった。閑散とした道を静かに自転車で走る2人の助産婦を除いては、動いている物が何もないかのようだった。いつもなら、イースト・インディア・ドック・ロードは重い荷物を積んだトラックがドックへ行き交っていて、混雑していた。しかしその日は孤高の静けさの中、広い大通りは荘厳で美しく見えた。川でも港でも、何も動いていなかった。音はなく、時々カモメの鳴き声がするだけだった。ロンドン中心部の静寂は忘れ難いものだった。

　私達が家に着くと、デイヴが中に入れてくれた。窓の向こうに大きなクリスマスツリー、暖炉の火、人で溢れている部屋が見えていた。私達が到着した時には、12人くらいの好奇心いっぱいの子どもたちが小さな顔を窓に押しつけていた。

　デイヴは言った。「ベティは2階です。子どもたちを家に帰す理由はないと思ったし、ベティも望んでいません。少し騒がしいくらいがいいみたいで、それが助けになるだろうと言っています。」

　元気いっぱいに「オールド・マクドナルド・ハド・ア・ファーム（ゆかいな牧場）」を歌っている声が、きちんと調律されていないピアノの伴奏にのって前の部屋から聞こえてきた。叔父さんたちは馬や豚、牛、アヒルになって動物の声を出すのに長けていて、裁判所にもその声の正当性が認められそうだった。子どもたちは大笑いして、さらに大きな声で叫んでいた。

　私達は2階のベティの部屋へ行った。そこは平和と静けさに包まれ、階下の騒音や喧噪とは対照的だった。火が焚かれ明るく燃えていた。ベティの母親には出産のために部屋を準備する時間がほとんどなかったはずなのに、奇跡を起こしていた。見たところ部屋はきれいになっていて、予備のリネンもあった。お湯も使えるようになっており、コットさえ準備されていた。ベティが最初に発した言葉は、「思いがけないことだわ。ねぇ、シスター？」だった。

ベティは明るく、全ての事に自分のペースで対処する現実的なタイプの女性だった。ベティが私と同じ様にシスター・バーナデットを信頼していることは疑いなかった。

　私は分娩セットをあけてベッドを褐色の防水紙で覆い、それからシート、産褥パッドを置いた。私達はガウンを着て入念に手を洗い、シスターが診察をした。1時間前に破水していた。シスターの表情は神経を張りつめ集中していて、一大事であることが見てとれた。シスターは少しの間何も言わずにゆっくりと手袋を脱ぎ、それから優しく言った。

　「ベティ、あなたの赤ちゃんは逆子のようです。つまり頭ではなくお尻が先に出てこようとしているのです。35週くらいまでの赤ちゃんにとっては、この向きでいるのは全く正常なことなのです。でも、その後たいていの赤ちゃんは自然に回って頭が下にきます。あなたの赤ちゃんはまだ回っていません。現在では、何千人もの赤ちゃんが逆子でも安全に生まれていますが、頭位の場合よりも危険性は高くなります。おそらく病院での出産を考えたほうがよいでしょう。」

　ベティの反応は素早く独断的だった。「いいえ、病院は駄目よ。私はあなたといれば大丈夫よ、シスター。私の子どもたちは皆ノンナートの助産婦さんに取り上げてもらって、この部屋で生まれたのよ。それ以外、私は何も望まないわ。母さん、どう思う？」

　ベティの母親も賛成し、自分の9人目の赤ん坊が逆子だったこと、近所のグラッドさんは4人以上逆子で出産したことを思い出して語った。

　シスターは言った。「よくわかりました。では、最善を尽くしますね。でも、ターナー医師に来てくれるよう頼みましょう。」それから私に「ターナー医師に電話をかけてきていただけますか？」と言った。

　デイヴは比較的裕福であるにも関わらず、電話を持っていなかった。もし持っていても、意味はなかっただろう。なぜなら、彼の友人や親戚のうち誰一人として電話のある人はおらず、デイヴにかけてくる人はいなかったからだ。公衆電話で十分事足りていた。階下に下りると、紙の帽子をかぶり興奮して顔を輝かせて叫んでいる子どもたちが、嵐のように私を走り抜けて行った。下から声が聞こえた。

　「みんな隠れて！20数えたら見つけに行くよ。1、2、3、4・・・」

子どもたちは2階へ走って、叫んだり押し合ったりしながら食器棚の中、カーテンの後ろ、あらゆる所に隠れていた。私が表玄関に着くまでには皆静まり返り、「17、18、19、行くよ!」という声しか聞こえなかった。

私は寒くて人気のない通りに出て、電話ボックスを探した。ターナー医師は家庭医で、イースト・エンドに診療所があるだけでなく、そこに妻と子どもたちと住んでいた。彼は仕事と診療に全身全霊を捧げていて、常に患者からの呼び出しに対応しているように見えた。彼は同年代のほとんどの家庭医と同様、最高レベルの助産婦のように、多岐に渡る実践経験から得た知識と技術を持ち合わせていた。

ターナー医師は私からの電話を待っていた。私は事の次第を伝えた。「ありがとう、看護婦さん。すぐに行きます。」と彼は言った。私には、ターナー医師の奥さんがため息をつきながら「クリスマスでさえ、あなたは行かなければならないのね。」と言っているところが目に浮かんだ。

家に戻ると、かくれんぼはまだ続いていた。子どもたちが見つかった時の喧噪は凄まじかった。扉を入ると、顔を赤くした男性がビールの空瓶の入った木箱を運びながら、私の前を通り過ぎた。

「看護婦さん、一緒に1杯いかがかい?」と彼は言った。「あなたもシスターも皆で!おっと、シスターは飲むかな、どう思う?」

シスターは確かにお酒を飲むけれど、勤務時間内には飲まず、同じ理由で私も飲まないと伝えた。紙テープが私の耳の横を飛んで行った。扉の後ろに姿を隠している誰かが投げたものだった。

「あぁ、すみません、看護婦さん。多分うちのポルの仕業です。」

私は白衣からピンクとオレンジの紙テープをはがし、2階へ上がった。

ベティの部屋は素晴らしく静かで平和だった。厚くて古い壁と重い木製の扉で音が遮られ、ベティは落ち着き満足しているようだ。シスター・バーナデットは記録を書き、ベティの母親アイヴィは、部屋の角に座り編み物をしていた。編み針の当たる音と火のパチパチいう音しか聞こえなかった。

シスターは私に、鎮静剤を使用すると赤ん坊に影響が出る可能性があるため、ベティには鎮静剤を使わないことを説明してくれた。分娩第1期があとどれくらい続くのか判断するのは難しいこと、また、現時点で胎児心音は正常であることも教えてくれた。

ターナー医師が到着した。まるで、骨盤位分娩に立ち会うこと以外にクリスマスにすることは何もない人かのように見えた。ターナー医師はシスターと話し合った後、ベティを入念に診察した。私はターナー医師も一度内診するだろうと考えていたけれども、彼はしなかった。シスターの診察所見を疑うことなく受け入れたのだ。ターナー医師は、ベティも赤ん坊もとても状態は良さそうであること、シスターからの呼び出しがない限り、午後5時に戻ってくることをベティに伝えた。

　私達は座って待った。助産婦の仕事の多くは激しく、そして時に劇的な内容だけれど、長い時間静かに待つこともあり、それでバランスを保っている。シスターは座り、日課のお祈りをするために祈祷書を取り出した。修道女達は修道院の規則に則って生活していて、1日に6回のお祈り、讃課、三時課、六時課、九時課、晩課、終課と、毎朝の聖餐式があった。このような宗教的な社会では、お祈りの時間を全て合わせると約5時間になる。現場では実践できないので、聖ライムンド・ノンナートの助産婦達は自らのために短縮した形のものを行っていた。このようにして修道女達は、自らに誓った宗教的な生活とフルタイムの看護婦または助産婦としての仕事とを両立できていたのだ。

　古いお祈りの本を読み、静かにうやうやしくページをめくり、読みながら唇を動かしている美しく若い顔が暖炉の明かりに照らされている光景は、深く感動的だった。私は座って彼女を見ながら、こんなにかわいらしい若い女性に、清貧、貞潔、従順の誓いに拘束される宗教的な生活のため、いろいろな楽しみや可能性のある生活を断ち切らせる使命感の強さがあることに驚いた。私は看護や助産に対する使命感は理解できた。私にとって、その勉強と実践の両方がとても魅力的だった。ただ、宗教的な生活に対する天命は私の理解を超えていた。

　ベティは陣痛のたびに唸っていた。シスターは微笑み、立ち上がって彼女のもとへ行った。その後また祈祷書に戻り、その部屋で聞こえるのは大きな時計の針とアイヴィの編み針の音だけだった。扉の向こうではパーティの喧噪が続いていた。けれども、部屋の中はとても静かで祈りたくなるような空間だった。

　私は暖炉の明かりのもとに座り、過去を思い返してみた。私は何度も病院でクリスマスを過ごした。他の人が想像するのとは反対に、それは幸せな時間だっ

た。50年前の病院は今日と比較してより人間的だった。看護の階級制度は厳しかったけれど、少なくとも皆が他の全員のことを知っているか顔見知りかだった。患者は今より長く病院に滞在し、看護婦は週に60時間働いていたため、私達は患者の人となりをよく理解できていた。クリスマスには皆髪を下ろし、1番厳しい年配の病棟婦長でさえ少しシェリー酒を飲んだあと、看護学生達とくすくす笑いあった。それは学生時代のような楽しさだったけれどユーモアがあり、その目的は辛い病気を抱えている多くの患者に幸せな時間を提供することだった。

　最も忘れられないクリスマスの思い出は、クリスマス・イヴに歌ったキャロルだ。ロウソクの灯りを持った看護部長に導かれ、全ての看護スタッフは歌いながら病棟をまわった。病院のベッドで寝ている人々にとって、それは素晴らしい光景だったに違いない。そこには100人以上の看護婦、20人かそれ以上の医師、50人以上の助手がいただろう。看護婦達は正式の制服を着て、深紅の裏地を見せるためマントを裏表に羽織った。私達は皆ロウソクを持っていた。私達は昔からあるクリスマスの歌を歌いながら、暗くなったそれぞれの病棟を歩いて回った。1つの病棟にはたいてい30床あった。この行事が病院から無くなってから長い年月が経ち、今残っているのは思い出だけになってしまったけれど、それは本当に美しく、多くの患者は感動で涙を流していた。

A BREECH DELIVERY（逆子のお産）―キャロルの誕生―

　時間は刻々と過ぎていった。「♪アイェ、アイェ、アイェ、コンガ♪」の掛け声が１階から聞こえてきた。子どもたちはリビングをぐるぐる回り、そして蛇のように列になって階段を上り始めたので、その声はだんだんと大きく聞こえてきた。彼らは声の限り叫び、一斉に足を踏み鳴らしていた。シスター・バーナデットはその音がベティの邪魔になるのではないかと心配したけれど、彼女は「ううん、いいの、シスター。私はあの音を聞くのが好きだから。私はこの家が静かになるのは嫌なの。だって今日はクリスマスなのよ。」と言った。

　シスターは微笑んだ。ここ数回の陣痛は強く、陣痛間隔が短くなってきたように思われた。シスターは立ち上がり、そしてベティを診察し私にこう言った。「看護婦さん、ターナー医師を呼んでいただけますか。」

　私がターナー医師を呼んだのは午後４時だった。15分かからずに彼は到着した。自分にとって初めての逆子のお産だったので、私は興奮していた。ベティはいきみたいと感じ始めていた。

　シスターはベティに「初めはいきまないようにしないといけません。いきまないように深呼吸してリラックスしてくださいね。」と言った。

　私達はガウンとマスクを着け、再び入念に手洗いをした。ターナー医師はシスターを見て、「シスター、このお産はあなたに任せますよ。手助けが必要なら言ってください。」と声をかけた。

　ターナー医師はシスターに全幅の信頼を置いていた。

　シスターは頷き、ベティに仰向けのままお尻をベッドの端にもってくるよう言い、私とアイヴィにはそれぞれベティの片足を支えるように頼んだ。勉強中である私のために、シスターは自分が行なったことの全てをわかりやすく丁寧に説明してくれた。

　会陰が伸展するにつれ何か下りてきているのが見えたけれど、それは赤ん坊のお尻のようではなかった。紫っぽい色だった。シスターは私のいぶかしそうな表情を見て言った。「臍帯脱出ですね。骨盤位分娩ではよく起こります。臀部は完全な球形ではないので、隙間ができて臍帯が赤ん坊の足の間から簡単に

滑り落ちるのです。正常に臍帯が拍動する限り、何ら心配することはありません。」

会陰は伸展を続け、そして今、赤ん坊のお尻がはっきりと見えた。シスターが立つにはベッドはあまりにも低かったため、彼女はベティの足の間に膝立ちをしていた。シスターは低い声で全てを私に説明してくれた。「これは左仙骨前方位です。つまり左臀部が初めに恥骨の下から娩出してくるということです。」

「今はいきまないでください。ベティ。」シスターは続けた。「私は赤ちゃんにゆっくり下りてきてほしいのです。ゆっくりであるほど良いですよ。」

「赤ん坊の脚はだんだん上に上がっていくでしょう。分娩にとって一番良い胎位となるよう赤ん坊を回旋させたいと思います。また、赤ん坊の重みが外陰部にかかる時の重力も、頭部の屈位を維持してくれます。これが重要です。」

お尻が娩出した。シスターは最大限の注意を払いながら手を挿入し、指を赤ん坊の曲がった脚にかけた。

「何があってもいきまないでくださいね、ベティ。」シスター・バーナデットは言った。

脚は簡単に滑り落ちた。小さな女の子だった。臍帯の大部分もまた、滑らかに出た。臍帯は力強く拍動していた。見てわかるほどで、触って確かめる必要はなかった。

「赤ん坊は、まだ完全に胎盤につながっています。」シスターは言った。「そして、命の基となる血液は臍帯を通してやって来ています。たとえ赤ん坊の身体が半分出ていても、頭が出てくるまで、正確には鼻と口でしっかりと呼吸をするまでは、胎盤とこの臍帯に命を預けているのです。」

私は、この曲がりくねってドクドクと拍動している臍帯が命にとって重要であるということを不気味に思い、「臍帯を押し戻すべきではありませんか？」と言った。

シスターは「必ずしも押し戻す必要はありません。そういう方法を選択する助産婦もいますが、私はそうするメリットは何もないと思っています。」と答えた。

次の陣痛が来て、赤ん坊の身体は肩のあたりまで娩出した。

暖炉の柵の上にはタオルが置かれ、温められていた。シスターは1枚取る

よう私に頼み、赤ん坊の体をタオルでしっかりと包んだ。「この目的は、2つあります。1つ目は赤ん坊が寒くならないようにすることです。今や身体のほとんどが空気にさらされています。もし、寒さのショックであえいで羊水を吸い込んだら、命取りになります。2つ目は、タオルで掴みやすくすることです。赤ん坊はつるつる滑って、つかみにくいでしょう。後頭部を恥骨の下にもってくるために、赤ん坊を4分の1周回旋させないといけません。肩を娩出させる時にそうするつもりです。」

次の陣痛で、左の前在肩甲が骨盤底に引っ掛かった。シスターは赤ん坊の腕の下に自分の指を引っ掛けて前在肩甲を娩出した。同時に、赤ん坊の身体を小さく右回りに回旋させた。右肩も同じようにして、赤ん坊の両腕は娩出した。頭だけがまだ娩出されずに残っていた。

「小さな女の子ですよ。」とシスターはベティに言った。「でも、赤ちゃんの手足の大きさからすると6週も早く生まれたとは思えません。あなたの予定日は間違っていたのではないかしら。今から赤ちゃんの頭を出すために、陣痛のたびに力の限りいきんでくださいね。ドクターに何度か恥骨の上を押してもらわなければいけないかもしれませんが、できるだけ自分の力で頭を押し出してくださいね。」

3分間ずっと陣痛は来なかった。そして、私は緊張と不安を感じ始めていた。けれどもシスターはリラックスしていた。赤ん坊はシスターの手で支えられていたけれど、次の瞬間、シスターが完全に手を放したので、全く支えられずにぶら下がった。私は恐怖で息をのんだ。

「これは正しいやり方なのですよ。」とシスターは説明した。「赤ん坊の体の重みで頭が徐々に下がってきます。それで屈位を保ちたいのです。30秒間この状態にしておけば十分でしょう。それくらいであれば、問題ないと思います。」

そしてシスターは再び赤ん坊を支えた。私は心からほっとした。次の陣痛が来た。

「今ですよ。できるだけ強くいきんでくださいね、ベティ。」

ベティはいきんだけれど、赤ん坊の頭はこれ以上、下がらなかった。シスターとターナー医師は、次の陣痛で恥骨上部を強く圧迫してみることにした。そして、もし恥骨圧迫が効果を示さなかった場合には、鉗子分娩をすることに決めた。

シスターは私に説明した。「今、臍帯は児頭と仙骨の間で圧迫されています。赤ん坊は今のところ大丈夫ですが、あまりにも長い間、数分以上続いたら高い確率で仮死になります。」

私は動揺と不安で自分の指をしっかりと握りしめた。しかし、シスターは依然として冷静さを保っていた。次の陣痛が来た。ターナー医師はベティの腹部のちょうど恥骨上に手を置き、しっかりと下に押した。ベティは痛みで呻いたが、確実に赤ん坊の頭は下がってきた。

「頭はファイトスメリー法で娩出させるつもりです。」とシスターは私に言った。彼女は再びぶら下がった赤ん坊の身体を支えずにいたので、私の心臓は口から飛び出しそうだった。

「次の陣痛でうまくいけば気道を確保します。そうすれば赤ん坊は呼吸ができるようになるでしょう。シム腟鏡が必要になるでしょうから、私が必要とするときに手渡せるよう準備をしておいてください。」

私は、分娩トレイのどこにシム腟鏡があるかを探した。ぶつけてトレイをひっくり返してしまうのではないか、または、シム腟鏡を手に取っても床に落としてしまうのではないかと想像すると、ぞっとして両手がひどく震えた。

次の陣痛が来て、ターナー医師は同じようにベティの腹部を圧迫した。シスターは右手で赤ん坊の肩を支えて、左手の指を腟に入れた。シスターはやさしく指を動かして、何かに触れていた。そして、前腕で赤ん坊を支えていた。

「人差し指を赤ん坊の口の中に引っかけて、屈位を保ちます。そうすると、口と鼻が最初に出てきて、空気が吸えます。この方法は引っ張り出すためではなく、屈位を保つためです。分娩時にこの方法を使用する場合は、このことを忘れないでください。引っ張ろうとすると顎が外れる危険があります。」

私は恐怖で吐き気を感じた。そして、将来逆子のお産を担当することがないよう神に祈った。シスターは右手で赤ん坊の頭部を巧みに操っていた。そして私に説明してくれた。「後頭結節を押し上げることで屈位を保っています。ドクター、お願いです。もう少し圧迫してください。気道を確保しようと思います。今です、看護婦さん。シム腟鏡を出してください。」

私は手の震えを止めるために、反対の手で自分の手首を握らなければならなかった。シム腟鏡を落としてはいけない、落としてはいけない、という思いで頭がいっぱいだった。シスターにシム腟鏡を手渡したとき、あまりの安堵感か

ら笑いそうになった。

けれども、見るべきことはまだあった。

赤ん坊の顎は今や会陰のところまできていた。シスターは、まるで靴べらを使うようにして腟後壁を後方に押しながら、注意深くシム腟鏡を挿入した。赤ん坊の口と鼻が娩出した。シスターが綿花を求めたので、私は手渡した。シスターは赤ん坊の鼻と口を粘液が残らないように拭いた。

「これで赤ん坊は呼吸ができます。もう胎盤からの血液の供給に頼ってはいません。」

小さな泣き声に続いて、啼泣が聞こえたのには驚いた。赤ん坊の顔は見えなかったけれど、声は聞こえた。

「この声を聞きたかったのです。」とシスターは言った。「ベティ、あなたも聞こえましたか？」

「確かに聞こえたわ。赤ちゃんは大丈夫？かわいそうに。私が大変なのと同じくらいに、赤ちゃんも苦しいと思うの。」

「えぇ。赤ちゃんはもう危険のない状態ですよ。次の陣痛で赤ちゃんは生まれるでしょう。会陰に傷ができたと思うけれど、腟鏡の後ろにあるので見ることはできません。腟鏡を外すと赤ちゃんの呼吸ができなくなってしまうから、今は何もできません。」

次の陣痛が来た。あぁ、来た、と私は少し安心した。児頭の娩出にはこれまで12分ほどしかかかっていなかったけれど、私には永遠の時間のように思えた。

その陣痛は強く、ターナー医師もかなりの力で圧迫をかけていた。シスターは赤ん坊の鼻が会陰の位置まで下りるように身体を引っ張った。そして、すばやく赤ん坊の身体をベティのお腹の上に持ち上げた。その動きには20秒もかからず、児頭が娩出された。私は安堵感で泣きそうだった。

赤ん坊は青かった。

シスターは赤ん坊の足首を持って、赤ん坊を逆さまに支えた。

「この青色は重症ではありません。」とシスターは言った。「予想どおりのことです。気道が確保されていることを確認しなければなりません。赤ん坊が強く規則的に呼吸し始めたら、皮膚色は改善します。私に羊水を吸うカテーテルを渡して頂けますか？」

私はもう震えてはいなかったので、カテーテルを落とす心配をせずに渡すこ

とができた。

　シスターは赤ん坊を逆さまから元に戻して、自分の左腕に抱えた。それから、気道から液体や粘液を取り除くために赤ん坊の口にカテーテルを入れて、反対側からとても優しく吸引した。液体がカテーテルに入るブクブクという音が聞こえてきた。シスターはその後、同じように鼻腔の吸引を行った。赤ん坊は2、3回大きくあえいで、咳をすると泣いた。すさまじい泣き声だった。赤ん坊の皮膚色は急速にピンク色に変わった。

　「まぁ、愛らしい声。」とシスターは言った。「もうちょっと泣いて欲しいですね。」

　赤ん坊はシスターの希望どおり、さらに元気いっぱい泣いた。

　臍帯は留められて切断された。赤ん坊は温かく乾いたタオルで包まれて、ベティに手渡された。

　「まぁ、なんてかわいいのかしら。」とベティは言った。「会えて嬉しいわ。この子のためならどんな痛みも我慢できるわ。」

　これは奇跡だ、と私は思った。ベティは腕の中に赤ん坊を抱いた瞬間、今までの激しい陣痛を全て忘れ去っていた。

　「今日はクリスマスだわ。」とベティは気付いて、「私達は、この子をキャロルと呼んであげなくっちゃね。」と言った。

　「それは、かわいい名前ですね。」とシスターは言った。「これから胎盤を出さなければなりません。そして、あなたの会陰は裂けてしまったので、そのまま横になっていてくださいね。この姿勢の方がドクターは縫合しやすいので。」

　ターナー医師は注射器を準備しながらシスターに言った。「今から胎盤の娩出を促すためにエルゴメトリンを投与しますよ。」

　シスターは頷いた。

　私は何故なのか聞かなかった。その当時、エルゴメトリンを投与するのは、分娩第3期の過度の遷延や出血多量、胎盤遺残でない限り、通常の慣習ではなかった。前に書いたように、今では赤ん坊が生まれた後すぐにオキシトシンを投与するのが一般的になっているかもしれない。

　2、3分のうちに子宮収縮が来て、胎盤はシスターが持っている膿盆の中に落ちた。

　「終わりました。後はお任せします、ドクター。」と彼女は言った。「場所を

代わりますね。」

　言うのは簡単だが、実行するのは難しかった。シスターは立ち上がろうとしたけれど立ち上がれなかった。彼女は痛みで息をのんだ。

「私の足！感覚がないようです。足が痺れてしまったみたいです。」

　なんてことだろう！でも、よく考えれば当然のことだった。彼女は床に30分以上同じ姿勢で跪いて、ベティのお産に集中していたのだから。

「動けません。助けてくださる？足が本当に動かないみたいです。」

　心優しいターナー医師は、シスターの身体に腕を回して引き上げた。シスターは完全に脱力した状態だったのだろう。ターナー医師はシスターの身体をピクリとも動かせなかった。アイヴィと私も加わって、シスターを押したり引いたりした。私達はみんな笑っていた。結局、彼女を吊るすように抱え床に立たせ、足を動かした。少しずつ足に感覚が戻り、シスターは助けなしで立てるようになった。

　ターナー医師は縫合セットを開けて、再び裂傷部を消毒した。彼は私に、裂傷部にライトが当たるよう懐中電灯で照らすことを指示した。局所麻酔をして、それから入念に診察をした。

「そんなに悪い状態ではないですよ、ベティ。今からすぐに傷を縫いますね。2、3週間で治るでしょう。ですが、頸管が切れていないか確認するために中のほうも診察します。逆子のお産では、頸管が切れることが時々起こるので。」

　ターナー医師は、腟に2本の指を入れると万遍なく指先で触診した。「臀部は頭部よりも直径が小さいので、臀部が通過するのに頸管が十分開いたとしても、頭部が通過するのに十分開いているとは限らないのですよ。これが、頸管裂傷が起こる原因の1つです。もし、頸管裂傷が起こっていたら、あなたを病院に搬送しなくてはならない。なぜなら、ここには頸管を修復する道具が揃っていないのでね。でも・・・運がよかったですね、ベティ。内側は全く切れていませんよ。外側を2、3針縫うだけで済みます。」ターナー医師は針と糸を選んだ。鑷子で筋層を引っ張り合わせ、手首を2、3回動かすだけで器用に縫合した。それはほんの数分だった。

「ほら、これで終わりましたよ。ベッドに戻ってゆっくり休んでくださいね。」

　その間、シスターは赤ん坊を検査していた。「ベティ、赤ちゃんの体重は5.5ポンド（2495ｇ）ですよ。あなたの小さなキャロルはきっと6週間も早く生

まれたわけではないですね。たぶん2週間くらいではないかしら。生理の記録を1か月間違えていたのではないかと思います。次のお産の時には、きちんと正確な記録をつけてくださいね。」

「次のお産ですって！」とベティは叫んだ。「冗談でしょう。次のお産なんてありえないわよ。逆子のお産は1回でもう十分だわ。」

赤ん坊は危険な状態を脱していて、母体も問題なかったので、シスターとターナー医師は帰る準備をした。私は、後片付けと赤ん坊の沐浴、そして記録をするために部屋に残った。シスターは1階へ下りていく途中、デイヴに小さな娘が生まれたことを伝えるために、彼の周囲を取り囲んだ人達に向かって叫ばなければならなかった。お産をした部屋にいた私達にも、閉めた扉越しに、出産を喜ぶ大きな声と「♪フォー・ヒイ・イズ・ア・ジョリー・グッド・フェロウ（彼は素敵な良いやつ）♪」を歌う声が聞こえてきた。

「素敵な良いやつって誰のことなんでしょうね？」とベティは言った。「デイヴのことかしら？あぁ、こういうのって嬉しいわね！」ベティは幸せそうに赤ん坊を抱きしめると笑った。

デイヴはすぐに2階に上がってきた。わずかに酔って顔を赤くしていたけれど、誇りと幸せに満ち溢れていた。デイヴは自分の腕にベティを抱き寄せた。私は多くのイースト・エンドの男達がほとんど感情を表現しないことを知っていたけれど、デイヴは違った。彼は伊達に波止場の管理者をしていなかった。

「君はなんてすばらしいんだ、ベティ。僕は君を誇りに思うよ。」とデイヴは言った。「クリスマス・ベイビーなんて、奇跡だね。僕達はこの子の誕生日を忘れようもないね。キャロルと名付けてよかったと思うよ。」

デイヴは赤ん坊を抱き、それから驚いて言った。「うわっ、小さいね！僕は赤ちゃんを潰しちゃいそうだよ。ベティ、君に赤ちゃんを戻した方が良さそうだ。」

その瞬間、キャロルが小さく泣いて顔にしわを寄せたので、誰もが笑った。

私は1階から聞こえてくる音が変わったことに気が付いた。パーティの音は静かになり、部屋の外の階段を歩く音やささやき声、くすくす笑っている声が全て聞こえていた。デイヴは私に言った。「子どもたちは皆そこにいます。赤ちゃんを見に入りたがっているのでしょう。いつになれば入ってもいいと思

いますか？」
　子どもたちが入ってこない方がよいという理由は見当たらなかった。何といっても、ここは病院ではない。そこで、「アイヴィと片付けを終えますね。そして沐浴をする時に、子どもたちに入ってもらいましょう。きっと、子どもたちは沐浴を気に入りますよ。それまでに、温かいお湯をもっと持って上がってきておいた方がいいですね。」と言った。
　温かいお湯の入った水差しが届いた。アイヴィと私は素早くベティを綺麗にして、子どもたちが入ってこられるようにベティの準備をした。それから、暖炉の横の椅子の上にブリキの沐浴槽を置いて、赤ん坊にちょうどよい温度のお湯を用意した。アイヴィは扉を開けて言った。「さぁ、入ってきていいわよ。でも、静かに。お利口にしなければならないわよ。言うことを聞かない子はすぐに出ていってもらいますよ。」
　明らかに祖母の言葉は、幼い子どもたちにとって絶対的なものであった。私は部屋に入ってきた子どもの数を数えていなかったけれど、おそらく20人ほどが目を大きく、まん丸くして、感嘆しているような眼差しで、列になって静かに部屋に入ってきた。寝室が広かったことは良かった。子どもたちは私の周りに立ったり、ベッドの上に座ったり、椅子や窓の敷居の上に立ったり、赤ん坊を見るために、そこら中にいた。私は子どもが好きなので、大喜びで周りを見ていた。魔法にかけられたような素敵な経験だった。アイヴィは、赤ちゃんの名前はキャロルよ、と子どもたちに教えた。
　赤ん坊はフランネルのシーツに包まれて、私の膝の上に敷いたタオルの上にいた。湿った綿花を取って、赤ん坊の顔、耳、目を拭いた。赤ん坊は体をくねらせ、唇を舐めた。「わぁ。小さな舌があるわ、見て。」と小さな声が聞こえた。
　赤ん坊の頭は血液と粘液で汚れていた。そこで、私は「これから、赤ちゃんの頭を洗おうと思うの。」と言った。
　窓の敷居の上にいた小さな男の子が言った。「僕は頭を洗ってもらうのは嫌いだな。」
　「だまって！」と小さな女の子が威張り散らして言った。
　「自分こそ、静かにしろよ。威張り屋！」
　「まぁ、私じゃない。待ちなさいよ・・・」
　「さぁ」とアイヴィは怖い声で「あなたたちのどちらかがもう一言でも話し

たら、2人とも出ていってもらいますよ。」と言った。

　完全に静まり返った！

　私は「石鹸は使わないつもりよ。目の中に入ると嫌でしょ。」と話した。

　左手で赤ん坊を仰向けに抱き、頭を沐浴槽の上に出して、優しく頭にお湯をかけ、そして綿花で頭を拭いた。その主な目的は血液を洗い流し、そして、本当は見栄えをよくするためだけだ。赤ん坊を保護するために胎脂や粘液の多くは肌に残しておくのが良い。私は赤ん坊をタオルで乾かし、窓の敷居の上にいる少年に「もう汚くないわよね？」と言った。

　彼は喋らなかった。ただ、まじめな様子で私を見て、首を振った。

　私はフランネルのシーツをゆるめて、裸にした赤ん坊を膝の上に寝かせた。すると、子どもたちはみな息をのみ、何人かが叫んだ。「あれは何？」

　「へその緒の一部よ。」と私は説明した。「キャロルがママのおなかの中にいたとき、キャロルはママとへその緒で繋がっていたのよ。今はもう生まれたから、私達がへその緒を切ったの。キャロルはもう、へその緒を必要としていないからね。おへその所に、みんなにもへその緒がついていたのよ。」

　何人かはスカートをめくり、何人かはズボンを下ろし、何人かはおへそを得意げに私に見せた。

　私は左手に赤ん坊を抱き、前腕に頭をのせて、赤ん坊の身体を全部お湯の中に入れた。赤ん坊は手足をじたばたさせて蹴ったり、お湯をはねたりした。子どもたちはみんな笑い、一緒にやりたがった。

　アイヴィはきつく言った。「さて、私の言うことを聞きなさい。静かにね。赤ちゃんを怖がらせたくないでしょ。」

　すぐさま静かになった。

　私はタオルで赤ん坊を押さえ拭きし、「さぁ、赤ちゃんに服を着せてあげましょうね。」と言った。

　もちろん小さな女の子達は皆お手伝いをしたがった。まさに人形に服を着せる感じだった。けれど、アイヴィはキャロルがもう少し大きくなったら着せてあげることができるからと言って、彼女達を抑えた。その瞬間、突然小さな女の子が甲高い叫び声をあげた。「パーシー！パーシーよ！赤ちゃんを見に来たのよ。パーシーにはわかっていたのよ。だから、こんにちは、と言いたいのよ。」

　子どもたちから甲高い声がわきあがり、もはやアイヴィの統制は効かなかっ

A BREECH DELIVERY（逆子のお産）

た。皆1カ所を向いて、床の上の丸い何かに騒いでいた。

　彼らの視線を追うと、驚いたことにとても大きな亀が見え、ゆっくりと堂々とした様子でベッドの下から進んできた。パーシーは100歳かそれ以上に見えた。

　デイヴは大笑いした。「もちろんさ。パーシーは赤ちゃんを見たいんだよ。彼はすべて知っているからね。僕達のパーシーは賢いからね。」デイヴが亀を持ち上げると、子どもたちは亀の年老いたしわだらけの肌を掴んだり、固い足の爪を触ったりした。

　「おそらくパーシーはクリスマスディナーとかをしたいんだよ。パーシーに何かあげようじゃないか。」とデイヴは言った。

　ほとんどの子どもたちは今や、赤ん坊より亀に興味があった。アイヴィは、「部屋から出て1階に下りて、パーシーにクリスマスディナーをあげてらっしゃい。」と抜け目なく言った。

　子どもたちが部屋から出ていき、私は亀の出現理由を教わった。パーシーは冬のあいだ冬眠のためにベッドの下の段ボール箱の中にいた。寝室はいつもは寒かった。暖炉の暖かさや、おそらく、この数時間の状況でパーシーは冬眠から目覚め、春のように思って現れたに違いない。舞台に登場する間合いとしては、パーシーのタイミングは完璧だった。

　私が荷物をまとめて帰る準備を終えると、7時だった。しかし、デイヴは私を行かせなかった。「こっちへ来て、看護婦さん。今日はクリスマスですよ。あなたにも誕生を祝ってもらわないと。」

　デイヴが私を奥の部屋に引っ張っていくと、そこにはバーがあった。

　「で、何を飲みます？」

　私はすばやく考えなくてはならなかった。クリスマスランチを半分食べただけで、それから何も食べていなかった。強いお酒を飲んだら倒れてしまうだろうから、私はギネスビールとミンスパイ*をいただいた。本当はみんなと飲みたい気分ではなかった。お産はクリスマスの素晴らしい出来事であったけれど、パーティにはあまり気分が乗らなかった。お産の背後から聞こえてくるパーティの音は楽しんでいたけれど、紙の帽子をかぶったしゃっくりのとまらない

---

*ドライフルーツから作ったミンスミートを詰めたパイ。クリスマスに食べるお菓子。

肉付きのよいおばさんたちや、真っ赤な顔の汗ばんだおじさんたちの中にいることは、その時の私の許容範囲を超えていた。ただ1人になりたかった。

　お産のための部屋があまりに暖かかったので、通りに出るとナイフで切り付けられるように寒かった。雲1つない夜で、星が明るく輝いていた。当時はほとんど街灯がなかったので、星の光が明かりだった。厚い霜が歩道の黒い石、壁、家々、私の自転車さえも美しく覆っていた。私は寒さで震えていたので、ペダルを一生懸命に漕いで暖まろうと思った。

　ノンナート・ハウスまで後わずか1マイル（約1.6 km）か2マイルまできたところで、私は突然ウェスト・フェリー・ロードに入りたくなって、右に曲がってアイル・オブ・ドックスに向かった。アイル・オブ・ドックスを全て回ってイースト・インディア・ドック・ロードに戻るには、7、8マイル（11.3〜12.9 km）自転車に乗ることになる。私には、自分をそう駆り立てるものが何だったのか、今でもわからない。

　辺りには誰一人いなかった。ドックは閉まっており、港の船は静まっていた。ウェスト・フェリー橋を自転車で渡ると、水しぶきの音だけが聞こえた。星明かりと多くの家の窓に映るクリスマスツリーの光の他には、アイル・オブ・ドックスには明かりはなかった。右側には、大きく堂々としたテムズ川が流れ、すべての神秘をしっかりと守っていた。魔法が解けるのを恐れるかのように、さらにゆっくりと自転車を漕いだ。西の方向に曲がった時、低いところから月が昇り始めた。すると、グリニッジから私の足元まで川を越える銀色の小道が輝いているかのように見えた。私は自転車を止めた。まるでテムズ川を北から南の土手まで、銀色の足で歩いて渡れるかのように見えた。

　私の考えは水上の月明かりのように儚く揺らいでいた。何が起こっているのだろう？なぜ、この仕事はこんなにも私を夢中にさせるのだろう？何よりも、なぜシスター達はこんなに深く私の心を動かすのだろう？私はわずか24時間前の礼拝堂のクリスマス・クリブに対する自分の横柄な態度と、優しく揺れる炎の側で日々の祈りを唱えるシスター・バーナデットの穏やかな美しい横顔を思い出した。私はその2つをつなぐことができなかった。私にはわからなかった。ただわかっていたことは、そこから離れることはできないということだけだった。

114　A BREECH DELIVERY（逆子のお産）

JIMMY（ジミー）

「ジェニー・リーかい？今まで一体どこに隠れていたんだい？何か月も連絡をくれなかったじゃないか。君がどこにいるか知るために、君のお母さんに連絡しなけりゃならなかったんだよ。お母さんは、君が女子修道会の助産婦をしていると言ったんだ。僕は優しく伝えなければならなかったよ。修道女はそんなことしないから、きっと誤解しているよって。でも彼女は聞く耳を持ってくれなかった。何だって？君が？君は気が狂ったのか！僕はいつも言っていただろう。君はどこかネジがゆるんでいるんだよ。なに？今話せないって？何で？その電話は未来の父親にとってあるって！それなら、おかしくないね。わかった、わかったよ！電話を切るよ。だけど、君が遅番でないときにプラステレアズ・アームズで僕達と会うことを約束してくれるまでは切らないよ。木曜日？わかった、その日にしよう。遅れないでくれよ。」

　親愛なるジミー！私は生まれてからずっと、彼のことを知っていた。昔の友情はいつも最高で、幼馴染というのはとても特別だ。一緒に成長し、お互いに良いところも悪いところも知っている。思い出せる限りではずっと一緒に遊び、そして家を出て別々の道を歩んでいたけれど、ロンドンで再会した。ジミーとその友達は、私が所属する様々な看護婦寮で行われるパーティやダンスの全てにやって来たし、私も可能な時には、ウェスト・エンドの雑多なパブでの彼らの集まりに参加した。それは素晴らしい取り合わせだった。なぜなら、彼らにはたくさんの新しい女の子と出会えることが保証されたし、私も何の義務もなく彼らとの付き合いを楽しむことができた。

　若い頃、私には恋人が全くいなかった。これは、（そうだと思いたいのだが、）私が冴えなかったり、退屈だったり、性的魅力がなかったからではない。私は叶わぬ相手に深く恋をして、ずっと心を痛めていたのだ。そのため、他のどの男性に対してもロマンティックな興味を少しも持たなかったのだ。男友達との集まりや会話、彼らの広範囲に渡る活発な意見はおもしろかった。けれども、私の愛していた人以外の男性と肉体的な関係をもつことを少しでも考えただけで、とても忌まわしい気持ちになった。結果として、私はたくさんの友達を得

ることになった。そして実際、私は男の子達にとても人気があった。私の経験上、なぜだかわからないけれども、自分のことを世紀の性的魅力の持ち主だと思ってくれそうにない可愛い女の子を落とすことほど、若い男の子の興味を掻き立てることはない！

木曜日の夕方がやってきた。気分転換にウェストへ向かうのは楽しかった。シスター達との生活やイースト・エンドでの仕事は思いのほか夢中になるもので、他のどこにも行きたくないほどだった。けれども、ドレスアップする機会には抵抗できなかった。1950年代、ドレスと言えばむしろフォーマルなものだった。裾が外に広がっている長いたっぷりとしたスカートが流行していた。快適さは関係なく、ウエストは細ければ細いほど、ウエストバンドはきつければきついほどおしゃれだった。ナイロンストッキングはかなり新しく、縫い目があった。礼式に従えば、縫い目は脚の後ろでまっすぐになっていなければならなかった。「縫い目はまっすぐになってる？」といつも女の子達は心配して友達に囁いた。靴は5、6インチ（約13〜15cm）で金属製のキャップがついたスチレットヒールで、極度にとがったつま先という殺人的なものだった。当時のトップファッションモデルであったバーバラ・ゴールデンは、足を靴に押し込むために足の小指を切断したと言われていた。当時のおしゃれな女の子達と同じように、私はこの狂った靴でロンドンの街をよろよろと歩いたものだ。他の靴を履くくらいなら死んだ方がましだった。

入念なお化粧、帽子、手袋、ハンドバッグ。私の準備は整った。

その頃、オールドゲイトより向こうには地下鉄がなかったので、地下鉄に乗るためにはイースト・インディア・ドック・ロードとコマーシャル・ロードを通るバスに乗らなければならなかった。私はロンドンバスの2階の一番前の席がずっと好きだ。今でも、どんなに高価で豪華な乗り物であっても、ロンドンバスのせいぜい半分しか、素晴らしい眺めとゆったりとした移動を提供できないと思っている。誰よりも何よりも高い位置から、過ぎ行く景色を永遠に見ていると悠久の時間が流れる。私の乗ったバスはゆっくりと走っていた。私は、ジミーとその友達のこと、そして見つかってしまっていたら、危うく看護の道を諦めなければならなかった出来事について思いを巡らせた。

当時、階級制度はとても厳しく、立ち居振る舞いは勤務時間外でも厳重に監視された。社会的な催し物がある時を除いては、男子は決して看護婦寮に入る

ことを許されなかった。私は、ある日曜日の夕方に1人の青年が恋人を迎えに来た時のことを未だに覚えている。彼が呼び鈴を鳴らすと、看護婦が扉を開けた。彼が女の子の名前を告げると、その看護婦は女の子を探すため玄関の扉を開けたままその場を離れた。雨が激しく降っていたので、青年は中に足を踏み入れ、ドアマットの上に立って待っていた。ちょうどその時、看護婦寮のシスターがたまたま通りかかった。彼女は動かなくなり、その場に立ちすくみ、彼をじろりと見つめた。彼女は4フィート11インチ（約150cm）の身の丈を目一杯引っ張り上げて、「そこのあなた、よくも看護婦寮に入りましたね！外に出なさい、今すぐに。」と言った。

保守的な学校の病院シスター達はとても威圧的で、彼女らの権威は絶対的だった。青年はおとなしく外に出て、雨の降る外に立った。すぐにシスターは扉を閉めた。

ジミーとマイクにまつわる私の行いは、間違いなく看護学校を即刻退学させられ、職業もろとも失うに値すべきものだっただろう。その頃、私はロンドン市立産科病院で働いていた。ある日の夕方早く、非番になった時に、病院内の唯一の電話に私宛の電話があった。

「素晴らしい脚の持ち主の、魅力的なジェニー・リーさんですか？」人当たりの良い嬉しそうな声がした。

「やめて、ジミー。どうしたの？何が目的なの？」

「なんでそんなに冷たいんだい？君は本当に僕を悲しませるね。夕方が休みになるのはいつ？今夜！なんて幸運なんだろう！プラステレアズ・アームズで会える？」

1杯目のビールを楽しく飲んでいると、すべてが明らかになった。ジミーとマイクは、ベイカー・ストリートの名ばかりのアパートをシェアしていた。けれども、女の子達、ビール、服、紙巻きタバコ、映画、時には馬、レディ・チャタレイ（共有の車）といったものや、その他もろもろの必需品など何やかやとお金を遣って、家賃を払うのに十分なお金があったことは一度もなかった。女家主は、もちろんドラゴンのように気性が激しかったけれど、2、3週間家賃を滞納しても大目に見てくれていた。ところが、6～8週間が経過してもお金が支払われないとなると火を吐きはじめた。ある晩2人が帰宅すると、洋服が全部なくなっていて、滞納している家賃が支払われれば返すと書いてあるメ

モを見つけた。

　2人は紙と鉛筆を持って座り、洋服の価値は未払いの8週間分の家賃に満たないと算出した。したがって、とるべき道は明らかだった。午前3時、玄関の机の上に鍵を置いてこっそりと家を忍び出し、夜が明けるまでリージェンツ・パークで過ごした。天気の良い9月の夜だった。ほどほどの睡眠をとった後、素晴らしい計画がうまく実行されたことをお互いに喜び合い、軽快に仕事へ出かけた。いつまでもそのような『暫定協定』の生活を続けられると考え、気性の激しい女家主に今まで家賃を払っていたなんて、なんと馬鹿だったのだろうと思っていた。

　ジミーは建築家になる見習いをしていて、マイクは構造設計者の見習いだった。2人ともロンドンで一番の会社に所属していた（当時の見習いは古い徒弟制度に基づいており、見習い生は学生ではなかった）。公衆トイレで体を洗ったり髭を剃ったりはできたけれども、服を着替えることはできなかった（全く服を持っていなかったのだ）。賢明なロンドンの会社では、職員が毎日毎日枯葉まみれで働きに来ることを許すことはないだろう！約2週間が過ぎ、2人は新たな計画を練る必要があると思い始めた。あいにく、2人は洋服ダンスに一式、服を揃えなければならなかったので、お金は非常に逼迫していた。

　3杯目のビールを注文して、私達はその問題について話し合った。ジミーは「看護婦寮の中に、もしかしたらボイラー室か何か、しばらく仮住まいできるところはないかい？」と聞いてきた。

　旧友は旧友だ。自分が取ることになるリスクを考えることさえせずに、私は言った。「ええ、あるわ。ボイラー室ではないけれど。建物の一番上にある乾燥室よ。貯水タンクが全部そこにあって、服を乾燥させるために使われているの。流し台もあると思うわ。」

　彼らの目は輝いた。流し台！快適に体を洗って、髭も剃れる！

　「私の知っている限りでは」私は続けた。「昼間にだけ使われていて、夜は使われていないはずよ。建物の裏に非常階段があって、多分乾燥室から非常階段に出る窓か扉があるわ。中から鍵がかかっていると思うけど、私が開けたら中に入れるわ。見に行きましょう。」

　さらに1、2杯のビールを飲んで、私達はシティ・ロードにある看護婦寮に向かった。2人は裏の非常階段に回り、私は正面入り口から入った。それから

まっすぐ乾燥室へ向かい、スライド窓が中から簡単に開けられることに気付いた。下にいる2人に合図を送ると、それぞれ順番に鉄の梯子を登ってきた。階段ではなく壁に固定されただけの梯子で、乾燥室は7階だった。通常であれば、このようなところをよじ登るのは身の毛もよだつが、ビールを数杯飲んで強くなった男の子達には全く何の問題もなかった。彼らは乾燥室に入ると、歓声を上げた。2人は私にハグとキスをし、私のことを「ブリック（頼れるやつ）」と呼んだ。

　私は言った。「ここにあなた達が居たらいけない理由はわからないけど、夜10時頃よりも前に来てはいけないし、毎朝6時前には出て行ったほうがいいわ。そうすれば誰にも会うことはないはずよ。もしも、あなた達が見つかったら、私に迷惑がかかるから、静かにしていてね。」

　誰にも見つかることはなく、2人は看護婦寮の乾燥室におよそ3か月間滞在した。彼らがどのように真冬の朝6時に身のすくむような非常階段を使っていたのか、私には知る由もない。けれども、若い時は生命力と活気にあふれているもので、何も問題はないのである。

　「オールドゲイト・イースト駅。皆さま、お乗り換えです。」という呼び声が私を現実に引き戻した。私はなじみのパブへ辿り着いた。日光がいつまでも続く、輝かしい6月の夕方だった。このような夕方は幸せな気持ちに満たされる。空気は暖かく、太陽は輝き、鳥達は唄っていた。生きている幸せを感じた。対照的に、パブの閉ざされた雰囲気は薄暗く、陰気だった。普段、そこは私達のお気に入りのパブだった。その夜のビールは申し分なく、時間帯も申し分なく、友達も申し分なかった。けれども、どういう訳かその場所は全く申し分ないとは言えなかった。少しおしゃべりをし、何杯か飲んだけれど、みんなささか落ち着かないように感じた。

　突然誰かが、「おい！皆でブライトンへ行って、真夜中に泳ごう！」と叫んだ。

　皆、声をそろえて賛成した。

　「レディ・チャタレイをとってくるよ。」

　これは共有の車につけられた名前だった。1920年代にD.H.ローレンスによって書かれた『チャタレイ夫人の恋人』という作品が出版されようとした時、「品位のない出版物」を広めようとしたとして出版社が提訴された騒動を今日

となっては誰が覚えているだろう？本の中で起こる出来事はすべて領主夫人が庭師と浮気をする話だが、裁判は高等法院まで行き、尊大な勅選弁護士が参考人に「このような類の本を使用人が読むことをあなたは許しますか？」と言ったという記録が残っている。

　それ以来、チャタレイ夫人は禁断の快楽と同義語になり、本はミリオンセラーとなって出版社に富をもたらした。

　レディ・チャタレイはファミリーカーではなく、1920年代の旧式のロンドンタクシーだった。豪華で大きく、時には時速40マイル（約64km）ものスピードを出した。エンジンをかけるには、上品なラジエーターの下にある始動用クランクハンドルをうまく使わなければならなかった。かなりの筋力が必要だったので、男の子達がいつも交替でクランクを操作していた。エンジンを見ないといけない時には、前のボンネットが大きなカブトムシの2枚の羽のように開き、溝の入ったラジエーターの両サイドには4つの荘厳なコーチランプが光っていた。また、前から後ろにかけて踏み板があって、車輪にはスポークが取り付けられていた。広々とした車内は、最高級の皮の内装と磨かれた真鍮と木の香りがした。その車は、彼らの誇りと喜びだった。男の子達はメリルボーンのどこかに車庫を借りて、暇さえあればその壊れやすく古いエンジンをかけ、威厳のある車を装飾した。

　レディ・チャタレイの装飾はまだまだある。チムニーポット*が装着され、フラワーボックスが取り付けられた。窓にはカーテンがかけられ、運転席から後ろの窓の外を見ることはできなかったけれど、そんな小さなことで困る者は誰もいなかった。車は自慢の真鍮のドアノッカーと郵便受けも備えていた。フロント全体に金色のペンキで車の名前が書かれ、後部には次のような警告があった。「奥さん、笑わないでください。あなたの娘が中にいるかもしれません。」

　レディ・チャタレイがパブにやって来ると、誰もがその車を見ようと店の外に出た。初めに泳ぎに行こうと熱心に言っていたうちの何人かは抜けたけれど、15人程の仲間がレディ・チャタレイに乗り込んだ。車は出発し、喝采のうちに時速25マイル（約40km）の安定した速度でメリルボーンの本通りを駆け抜けた。風のない暖かなこの上なく素晴らしい夜だった。すでに9時頃だっ

---

*煙突の先端に取り付けた通風管。

たけれど、西に傾いた太陽は完全には決して沈まないかのように見えた。私達の計画は、ウェスト・ピアの近くのブライトンで真夜中に泳ぎ、ダーティ・ディックというA23号線沿いの喫茶店でベーコンエッグを食べてロンドンに戻るというものだった。

1950年代の道路は現在のように発達していなかった。まず初めに、ロンドンの中心部から出るためには、ボクスホール、ワンズワース、エレファント、クラッパム、バラムなどの郊外を何マイルも縫うように進まなければならなかった。果てしない道のりという訳ではなかったけれど、2、3時間かかった。郊外を抜け出ると、運転手は「やっと公道に出たぞ。ブライトンに着くまで、俺達を止めるものは何もないさ。」と叫んだ。

そう、何もなかった。オーバーヒートしがちなレディ・チャタレイの気質を除いては。時速40マイル（約64km）が最高速度であり、そのスピードであまりに長く走り過ぎていた。私達はレッドヒルとホーリー（それともクローリーだったかしら?）、カックフィールド、ヘンフィールド、他にも多くの〇〇フィールドという場所で停車して車を休ませ、クールダウンさせなければならなかった。ロンドンタクシーのご機嫌は、その内装のようにぼろぼろに擦り切れ始めた。決して私達を見捨てることはないと思っていた太陽が、いつの間にか容赦なく地球の向こう側へ回り、薄っぺらなサマードレスを着た女の子達は寒さを感じた。前にいた男の子達が「あと2マイル（約3.2km）だ。地平線にサウス・ダウンズが見えるぞ。」と声を上げた。

結局のところ、ノロノロ運転でブライトンに着いたのは5時間後の午前3時頃だった。海は真っ黒で、とてもとても寒かった。

「よし。」男の子の1人が叫んだ。「誰が泳ぐんだ? 臆病がるなよ。飛び込んでしまえば天国さ。」

女の子達はそこまで楽観的ではなかった。真夜中の水泳を思いついたのは、暖かく安全なロンドンのパブに居るときで、現実の黒くて寒いイギリス海峡を真夜中の3時に泳ぐこととはずいぶん違っていた。その夜、泳ぐ女子は私だけだった。全員が泳いだとしても、私は誰にも負けるつもりはなかった!

ブライトンの浜の小石はもともと厄介だったけれど、6インチ（約15cm）のスチレットヒールを履いているとしたら、それは殺人的だ。私達は裸で泳ごうとしていたけれど、タオル代わりに何を使うか誰も考えていなかった。寒い

JIMMY（ジミー）

冬と早春は過ぎていたけれど、水温の事を考える者もいなかった。

　6人くらいが裸になり、偽りの陽気な声をあげてお互いを励まし合って、海へ飛び込んだ。いつも私は泳ぐことが大好きだったが、ナイフで刺されたような冷たさに息ができなくなり、喘息発作が起こって、その後一晩中続いた。2、3回ストロークをして泳ぐと、呼吸をするため喘ぎながら海から這いあがり、寒さに震えながら濡れた小石の上に座った。体を乾かす物や身体をまとう物を何も持っていなかった。なんて馬鹿だったのだろう！どうして自分を常軌を逸した状況に追い込んだのだろう？私は小さなレースのハンカチで震える肩を拭いてみた。何の助けにもならない。肺が燃えているみたいで、空気がちっとも入ってこないようだった。数人の男の子達はお互いに転げ回りながら、とても楽しんでいた。私は彼らの活力を羨ましく思った。私には浜辺を這って車に戻る力さえなかった。

　ジミーは笑って誰かに海藻を投げながら水から出て、私の方に歩いてきた。お互いが良く見えなかったけれど、私のそばの小石の上に寝転んだ時、ジミーはすぐに何かがおかしいと気付いた。もしかすると、私がゼーゼー言っているのが聞こえたのかもしれない。彼からふざけた様子はなくなり、優しく、心配して、思いやり深くなった。それは私が子どもの頃から知っている彼だった。

　「ジェニー！どうしたの？君は病気だよ。喘息になっている。あぁ、かわいそうに。君は凍えているじゃないか。僕のズボンで拭いてあげるよ。」

　何も答えられなかった。ただただ呼吸をしようと格闘していた。彼はズボンを私の背中にかけて、強くさすってくれた。私の顔と濡れた髪を拭くために自分のシャツを渡してくれ、靴下とパンツで私の足を拭いてくれた。私が自分のものを何も持っていなかったので、彼は自分のベストを濡らさないようにして私に着せてくれた。私が薄いコットンドレスを着るのも手伝ってくれて、私の足に彼の靴を履かせてくれると、浜辺を車まで歩くのを助けてくれた。彼の服はずぶ濡れになったけれど、彼は気にしていないようだった。

　みんなレディ・チャタレイの中で寝ていて、そこらじゅうに大の字でひっくりかえっており、座る場所さえなかった。ジミーはすぐに対応して、1人の男の子を揺さぶった。「起きて、場所を詰めてくれ。ジェニーが喘息発作を起こしているんだ。座る場所が必要だ。」

　そして他の人には、「起きて、上着を脱いでくれないか。ジェニーに必要な

んだ。」と言った。

　数分の内に、彼は私が快適に座れる場所を確保してくれ、肩に上着を掛けてくれた。彼は別の少年も起こし、上着をもらって私の足に掛けてくれた。彼は魅力的で、それらすべてを容易くやってくれた。みんな彼のことをとても好きだったので、誰一人として不満を言わなかった。ジミーを愛せないなんて、どんなに残念なのだろうと考えるのは初めてではなかった。私はずっと彼のことが好きだったけれども、それ以上の気持ちはなかった。私はたった一人の男性を愛していたので、他の人を愛する可能性を失ってしまっていた。

　やがて私達はロンドンへの帰途についた。水泳をした男の子達は上機嫌で生き生きとし、お互いに冗談を言い合っていた。女の子は全員、眠っていた。私は開いた窓の横に前かがみになって座り、両肘を膝の上に乗せて、再び肺がきちんと働くように努力していた。当時は吸入器が無く、唯一の治療法は私がやっていたような呼吸訓練だった。喘息発作は、たいてい最後には過ぎ去るものだ。喘息による死は、現代の生活に関連した新しい現象である。それどころか、私達は「喘息で死ぬ人はいない」と言っていたのだ。

　ブライトンを離れるとき、美しい夏至の夜明けが始まった。私達はレディ・チャタレイをクールダウンさせるために何度か休憩をとりながら、ゆっくりと堂々と北へ向かった。ノース・ダウンズの麓に着いたとき、レディ・チャタレイは動かなくなった。

　「皆、外に出て。車を押さないと。」と運転手が陽気に叫んだ。運転手にとっては、何でもないことだった。ハンドルを握って座っていればいい、とか考えていたのだろう。

　太陽が昇り、夏の朝が田園地帯に広がった。私達はみんな車から降りた。身体に無理をして車を押すとまた喘息発作が起こらないか心配だったので、私は言った。「私がハンドルを握るわ。あなたは押して。私よりも力が強いし、喘息も起こさないでしょう。」

　他の人がノース・ダウンズを登らせようとレディ・チャタレイを押している間、私は座ってハンドルを握っていた。私の心は、スチレットヒールを履いて車を押しているかわいそうな女の子達に同情した。けれども、それに関して私にできることはなかったので、ただ車に乗っていることを楽しんだ。

　休憩したことがレディ・チャタレイにとっては良かったようで、頂上を越え

て惰性で道を下っていると、車は満足そうに深く煙を吐き出し、エンジンを吹き返した。これ以上のトラブルはなく、ロンドンへの帰り道を走り続けた。その朝はみんな仕事で、ほとんどの人が9時からの仕事だった。私は何マイルも離れたイースト・エンドで、8時から仕事をすることになっていた。私がノンナート・ハウスに戻ったのはちょうど10時を過ぎた時で、重大な問題となることを予想していた。しかし改めて、修道女というのは、病院の融通の利かない階級制度よりずっと度量の広いことがわかった。シスター・ジュリアンヌに夜の冒険について話した時、彼女の笑いはもう止まらないのではないかと思う程だった。

「今日は、忙しくなくて良かったです。」彼女は言った。「温かいお風呂に入って、おいしい朝ごはんを食べなさい。風邪を引いて倒れて欲しくないのです。朝の訪問は11時から始めるといいですよ。そして午後は眠りなさい。それはそうと、私は好きですよ、あなたが発するジミーという言い方がね。」

1年後、ジミーは女の子を妊娠させて、結婚した。見習いの収入で妻と子どもを養うことはできなかったので、4年目で建築家の見習いを辞めて、製図工として郊外の地方議会の仕事に就いた。

およそ30年後、まったく偶然ながら、私はテスコ*の駐車場でジミーとばったり出会った。彼は大きな箱を持って足元をふらつかせながら歩いており、隣には鉢植えを持った大柄の、不機嫌そうな女性がいた。私が彼らに気付く前から、その女性は耳をつんざくような耳障りな声で絶え間なく話していた。ジミーは元々細かったけれど、今は痛々しいくらいやせていた。猫背になり、白髪交じりのはげ頭になっていた。

「ジミー！」すれ違う時、私は呼んだ。彼の明るい青色の瞳が私の目を見た瞬間に、若かった頃の無頓着で愉快な想い出の数々が私達の間に蘇った。彼の瞳は輝き、笑顔になった。

「ジェニー・リー！」彼は言った。「長らくだね！」

すると女性は親指で激しく彼の胸を突いて、言った。「ぐずぐずしないで、私についてきて。今夜はターナー達がうちに来るんだから。」

---

*イギリスのスーパーマーケットのチェーン店。

彼の青い瞳は全ての色を失ったように見えた。私を絶望的に見ると、「わかってるよ。」と言った。
　2人が去る時に、「ところで、誰、あの人？」と彼女が疑い深く言っているのが聞こえた。
　「あぁ、昔の知り合いだよ。僕達の間には何もなかったんだ。」
　彼は言い逃れをした。妻の尻に敷かれた夫の典型だった。

LEN & CONCHITA WARREN（ウォーレン夫妻）

　大家族は普通かもしれないけれど、これはおかしいだろう、とその日の予定表を眺めながら心の中で呟いた。24人目の子どもだなんて！どこか間違えているに違いない。きっと最初の数字を書き間違えたのだろう。間違えるなんて、シスター・ジュリアンヌらしくない。疑念はカルテを取り出した時に確信に変わった。妊婦はまだ42歳だった。これでは不可能である。他の人も私と同じような間違いをするのだと思って、嬉しくなった。

　母体の健康状態と住宅環境が自宅出産可能かどうかを判断するため、私は出産前訪問をしなければならなかった。この訪問が好きだと思ったことは一度もない。他人の寝室、洗面所、台所、給湯設備、赤ん坊のためのベッドやリネンを見せてくれるように頼むなんて、とても失礼な気がしたけれど、やらなければならなかった。スラムのような場所だったので、私達はかなり原始的な環境で何とかすることに慣れていた。けれども、もし住居が赤ん坊の生存には到底不可能な環境である場合、私達には自宅出産を拒否する権利があって、その場合、産婦は病院に行って出産しなければならなかった。

　コンチータ・ウォーレン夫人とは変わった名前だな、とライムハウスへ向かって自転車を漕ぎながら思った。この地域の女性で多いのは、ドリス、ウィニー、エフ、もしくはガーティなどだった。でもコンチータだなんて！この名前は、「暖かい南に溢れた1杯のワイン。玉のような泡がグラスの縁に煌いている」*というような感じがした。灰色をした煙のとばりとその向こうのどんよりした空の下、ライムハウスの薄暗い街でコンチータは何をしているのだろう？

　必需品である地図の助けを借りて、私は大通りからその家のある小さな通りに入った。家は3階建てで、地下室のある比較的大きい好条件のものだった。おそらく各階に2つの部屋があり、庭に続く地下室が1つある。全部で7部屋だろう。間違いない。扉をノックしたけれど、誰も出てこなかった。それはこの辺ではいつものことだったけれど、「どうぞ入って」といつもの大きな

---

*ジョン・キーツの詩「小夜鳥に捧げるオード」より

声も聞こえてこなかった。家の中では色々な物音がしているようだったので、もう一度強めにノックした。返事はなかった。仕方なくドアノブを回して中に入った。

　廊下は狭く、もう少しで通り抜けられないくらいだったけれど、全く通り抜けられないことはなかった。壁に沿って梯子が2つと大きな乳母車が3つ並んでいた。1つの乳母車には、7、8か月くらいの赤ん坊が穏やかに眠っていた。2つ目は洗濯物のようなものでいっぱいだった。3つ目には石炭が入っていた。当時の乳母車はとても大きく、巨大な車輪と高い安全柵がついていたので、体を横にして無理やり通り過ぎなければならなかった。頭上には洗濯物が翻っていたので、横に押しのけて進んだ。2階へ続く階段はまっすぐ前方にあり、そこも洗濯物で彩られていた。石鹸、湿った洗濯物、赤ん坊の排泄物、ミルクといった胸の悪くなるようなあらゆる匂いが料理の匂いと混ざって吐き気がした。できるだけ早くこの場所から出たほうが良いな、と私は思った。

　騒がしい物音は地下室からだとわかったけれど、まだ私は下に行く階段を見つけられていなかったので、廊下から最初の部屋に入った。その部屋は、いかにも祖母が「最高の応接間」と呼んでいたような部屋だった。部屋には一番良い家具や調度品、陶磁器、絵画、刺繍が溢れていて、もちろんピアノも鎮座していた。ピアノが使用されるのは、日曜日か特別な場合だけだった。

　けれど、もしこの立派な部屋がかつて誰かの最高の応接間であったなら、その誇り高い主婦は現状を見て嘆き悲しんだことだろう。美しい漆喰塗りの天井の角のすぐ下にある絵画掛けには、洗濯物用の物干し綱が半ダース程もくくり付けてあった。そして、それぞれの物干し綱に洗濯物が掛かっていた。1枚の色褪せたカーテンの向こうから日の光が射し込んでいた。カーテンは窓に釘づけされていて、通りからこの居間を遮っていた。このカーテンを開けることは明らかに不可能だった。木の床はがらくたがひっくり返っており、足の踏み場もなかった。壊れたラジオ、乳母車、家具、おもちゃに丸太の山、石炭の袋、オートバイの残骸、工務用の道具らしき物、エンジンオイル、ガソリンなどがあった。これらのがらくたの他には、たくさんの家庭用ペンキの缶が作業台に置かれ、はけ、ローラー、布、工業用アルコール、シンナー瓶、壁紙のロール、乾いた接着剤の容器や梯子があった。カーテンは窓の一角に18インチ（約45.7 cm）程安全ピンで留められていただけなので十分な光が差し込んで、長

机の上にある真新しいシンガーミシンの姿を目にすることができた。洋裁用の型紙、待ち針、はさみ、綿が机の上に散乱していて、信じられないことに非常に上質で高価なシルク生地も置かれていた。机の横には仕立て用のマネキンが立っていた。さらに信じがたいことに、祖母の応接間に唯一似ていた点は、壁際の一角にピアノがあったことだ。ピアノのふたは開いていて、黄色く薄汚れた鍵盤が見え、何か所か白鍵が欠けていた。けれど、私の目はピアノのメーカー名に釘付けになった。スタインウェイだったのだ。私には信じられなかった。スタインウェイがこのような部屋に、ましてやこのような家の中にあるなんて！駆け寄って弾いてみたい衝動に駆られたけれど、物音が聞こえてくる地下室へ下りる方法を探している途中だった。私は扉を閉めて、廊下から２つ目の部屋へ行ってみた。

　２つ目の部屋には地下室に下りる階段があった。私は木の階段をできるだけガタガタと音を立てながら下りていった。私がここに居ることを誰も知らなかったので、驚かせたくなかった。私は、「こんにちは。」と大きな声で呼びかけた。答えはなかった。「どなたかいませんか？」と間の抜けた問いを繰り返した。明らかに人のいる気配はするのに、未だに何の返事もなかった。階段の下の扉は少し開いていた。仕方がないので、扉を押して中に入った。

　部屋に入った途端、不気味に静まりかえり、約12対の目が私を見つめているのに気付いた。ほとんどは子どもたちの大きく見開いた無垢な目だったけれど、その真ん中に堂々とした女性の漆黒の瞳があった。その肩には大量の縮れた黒髪がかかっていた。その肌は美しく、白かったけれど、わずかに褐色がかっていた。彼女の形の良い腕は洗濯槽から出て濡れていて、指には石鹸の泡がついていた。明らかに際限なく続く洗濯の作業に追われていたけれど、ぞんざいな様子はなかった。彼女は大柄だったけれど、大きすぎることはなかった。胸は垂れておらず、お尻も大きいけれど締まりなく弛んでいるわけではなかった。質素な服に花柄のエプロンを付けていて、黒髪を後ろに流している深紅のヘアバンドが肌と髪の美しいコントラストを際立たせていた。彼女は背が高く、細い首の上にある均整のとれた頭のバランスにはスペインの伯爵夫人のような誇り高い美しさがあって、何世代も続く貴族の歴史が彼女の背景にあることを雄弁に物語っていた。

　彼女は一言も話さなかった。まだ子どもたちも黙っていた。私は居心地の悪

さを感じ、自分はこの地区の助産婦であること、ノックをしたけれど何の返事もなかったこと、自宅出産に使う部屋を見せて欲しいことをゴニョゴニョと話し始めた。彼女は何も答えなかった。だから私は何度も同じことを言った。それでもまだ返事はなかった。彼女はただ落ち着いた様子でじっと私を見つめるだけだった。もしかして彼女は耳が不自由なのではないかと、私は疑い始めた。その時、2、3人の子どもが口々に早口のスペイン語で彼女に話しかけ始めた。彼女は美しい微笑を顔に広げ、私の方に近づくと、「*Si. Bebe.*」と言った。私は寝室を見ても構わないだろうか、と尋ねた。返答はなかった。先程喋りかけていた子どもたちの中の15歳くらいの少女の方を見た。少女は母親に向かってスペイン語で話しかけた。母親は彫刻のような頭をわずかに傾けて優雅な口調で、「*Si.*」と言った。

　コンチータ・ウォーレン夫人が英語を全く話せないことは明らかだった。その後も彼女と接していた間に、子どもたちとの会話以外で彼女から聞いた言葉は、「*Si*」と「*Bebe*」だけだった。

　この女性が私に与えた衝撃は非常に大きかった。1950年代だというのに、その地下室は汚らしいという表現が適していた。そこには、石の流し台、洗濯物、吹きこぼれた鍋、水絞り機、そこら中に掛かっている服とオムツ、鉢や皿や食べこぼしでいっぱいの大きなテーブル、汚れたシチュー鍋やフライパンで溢れたガスストーブなどが無頓着に散乱していて、それらの嫌な臭いが混じり合っていた。しかし、この誇り高く美しい女性は完全に場を支配し、周囲の尊敬を集めていた。

　母親は少女に何か話し、私を2階へと案内してくれた。手前の寝室は完璧で、大きなダブルベッドがあった。私はベッドを触った。他のベッドと比べ柔らかすぎて沈んでしまうことはなく、ちょうど良いベッドだった。部屋の中には3つのベビーベッドがあった。2つは木製の柵のついたベビーベッドで、もう1つは小さなベビーベッドだった。そして、とても大きな引き出し付きのタンスが2つと小さな洋服ダンスが1つあった。照明は電気で、床はリノリウム床材が使われていた。少女は「ママは、ここに全部準備を済ませているのよ。」と言って、真っ白なベビー服がいっぱいに詰まった引き出しを開けてくれた。私は洗面所を見せてくれるように頼んだ。そこは今まで以上に完璧だった。浴室があったのだ。素晴らしい！これで私は見なければならない全てのことを確

認した。

　主寝室を出る時、扉の開いていた向い側の部屋の中をざっと見渡した。3つのダブルベッドが詰め込まれていたようで、他に家具は何もなかった。

　私達は木製の階段をガタガタと音を立てながら、2つの階段を下りて台所へ向かった。私はコンチータ・ウォーレン夫人に感謝の意を述べて、全て万全で申し分なかったことを告げた。彼女は微笑んでいた。娘が伝え、彼女は「Si.」と言った。私は彼女を診察して産科歴の問診を取る必要があったけれど、私達が互いの言うことを理解できない以上、明らかに無理だった。そして、子どもたちの誰かに通訳を頼むのも難しそうだと感じた。そこで、彼女の夫の在宅時に再度訪問することにした。小さな案内人にいつ頃になるのか尋ねると、「夕方よ。」と教えてくれた。6時過ぎに再度訪問することを母親に伝えてくれるように頼んで、私はその家を出た。

　その午前中には他の家庭訪問がいくつかあったけれど、私の心は絶えずウォーレン夫人のことを思い返していた。彼女は非常に珍しかった。私達の患者のほとんどは、先祖代々この地で生まれたロンドン住人だ。外国人は非常に少なく、ましてや女性は珍しかった。この地域に住む女性達は皆、まさに共同生活をしていて、互いのことに際限なく干渉し合った。けれど、もしウォーレン夫人が英語を話さないのであれば、女性達の共同生活に入ることは不可能だ。

　興味をひいた別の理由は、彼女の静かな風格だった。私がイースト・エンドで出会ったほとんどの女性はかなり騒々しかった。彼女にはラテン系の美しさも備わっていた。地中海沿岸の女性は年を取るのが早く、特に出産後は顕著だった。また、地中海女性には頭から足先まで黒い服を着る習慣があった。ところが、この女性はきれいな色の服を着ていたし、40歳を超えているようには見えなかった。おそらく強烈な日光が南方に住む女性の肌を老化させていて、じめじめした北方の天候が彼女の肌を守ったのだろう。私は彼女のことをもっと知りたかったので、昼食の時間にシスター達に尋ねてみようと思った。また、本当は14回目の妊娠と書こうとして「24回目の妊娠」と書いたことについても、シスター・ジュリアンヌをからかってみようと目論んでいた。

　ノンナート・ハウスの昼食は1日のメインとなる食事で、シスター達と一緒にシスター以外の職員も食事をしていた。料理は質素だが美味しかった。私は常にお腹が空いていたので、いつもこの昼食を楽しみにしていた。毎日、

12〜14人のスタッフが1つのテーブルに着く。食前のお祈りの後、私はコンチータ・ウォーレン夫人の話題を持ち出した。

　彼女は英語を話さないので、これまであまり多く接する機会がなかったにも関わらず、シスター達は彼女のことをよく知っていた。どうやらウォーレン夫人は人生の大部分をイースト・エンドで暮らしているようだった。それならば、どうして彼女は英語を話さないのだろう？シスター達はその理由を知らなかった。英語を学ぼうという気持ちや、その必要がなかったからかもしれないし、あるいは単純にあまり賢くなかったからかもしれない。この推測はあり得ることだった。というのも、単に全く言葉を発しないことで、基本的な知能が欠けていることを完璧に隠せる人がいることを私は知っていた。トロロープ*の作品に登場する教会の高官の娘のことが脳裏をかすめていた。実際の所は非常に愚鈍であったにも関わらず、バーチェスター社会とロンドン中が彼女を崇め、その美しさと魅力的な知性を称賛していた。彼女は無駄に金色に輝く椅子に座って美しく装い、一言も喋らないことで誰もが羨む名声を手に入れた。

　「ウォーレン夫人は一体どのような成り行きでロンドンに来られたのですか？」と私は尋ねた。シスター達はその答えについては知っていた。夫のウォーレン氏はイースト・エンドの人でドックに生まれ、父親や叔父の職業を継ぐ運命にあった。けれど、彼は若い頃反抗し、型に嵌められるつもりはなかった。そして他との関係を断ち、スペイン内戦へ身を投じた。1930年代には労働者階級の人々は国外の出来事をほとんど知らなかったので、彼が自分のしていることを少しでも理解していたかどうかは疑わしい。そこに政治的理念はなかったので、ウォーレン氏が共和制のために戦かったのか君主制のために戦かったのかは重要ではない。彼が求めたのは青春の大冒険だけであり、母国から遠く離れた非現実的な国での戦争は彼にぴったりだった。

　彼は運よく生き残った。生き延びたけれど、11、12歳くらいの小作農の美しいスペイン少女を連れてロンドンに帰ってきた。ウォーレン氏はその少女とともに母親の家に戻り、一緒に暮らしたようだ。親類や近所の人がこの衝撃的な出来事をどう思ったかについては推測することしかできない。けれど、ウォーレン氏の母親が彼を守ったので、ウォーレン氏は噂好きな近隣の人々の好奇の

---

*アンソニー・トロロープ（1815-1882）。イギリスの小説家。

目に脅かされることはなかった。どちらにしても少女を母国へ送り返すことはできなかった。なぜなら、ウォーレン氏は少女を連れて来た場所をよく覚えていなかったし、少女自身にもわからないようだった。こういった事情とは関係なく、ウォーレン氏は少女を愛した。

結婚が可能な時期が来ると、ウォーレン氏は少女と結婚した。彼女には出生証明書がなく、名字も誕生日も身元もはっきりしなかったため、結婚は簡単なことではなかった。けれども、そのときには既に3、4人の子どもがいたし、外見は16歳ぐらいには見え、おそらくローマカトリック教徒であると思われた。そのため、地元の司祭は説得されて、既に子どもがたくさんいる夫婦を祝福する手厚い式を執り行った。

私は魅了された。これは最高にロマンティックな物語だった。小作農の少女だなんて！彼女はどう見たって小作農には見えなかった。彼女はまるで共和国政府から財産を奪われたスペイン王室の王女様のようだった。勇敢なイギリス人青年が彼女を救出して、そのまま連れ去ったのではないかしら？あぁ、何て素敵な話なの！それにまつわる全てが珍しく、私は夕方ウォーレン氏に会うのが楽しみだった。

その時、私は子どもたちのことを思い出した。私はシスター・ジュリアンヌに生意気な口調で、「ついにあなたの間違いを見つけてしまいました。24回目の妊娠と予定表に書かれていましたよ。14回目の妊娠のつもりなのではないですか。」と言った。

シスター・ジュリアンヌは、瞳をきらりと輝かせて「あら、違いますよ。」と言った。「間違いではありませんよ。コンチータ・ウォーレン夫人には、本当に23人の子どもがいるのですよ。だから、妊娠している子どもは24人目なのです。」

私は唖然とした。こんな破茶目茶な話、誰にもでっちあげることなんてできないに違いなかった。

ウォーレン夫妻の家を再び訪問した時には扉が開かれていたので、私は家の中に入っていった。家の中は文字どおり若者と子どもたちでいっぱいだった。私が午前中に出会ったのは本当に小さい子どもたちと少女だけだった。今や、学校に行っていた子どもたちと、仕事から戻ったと思われる年長の10代の子どもたちが全員家にいた。まるでパーティのようで、みんな幸せそうだった。

年長の子どもたちは幼い弟や妹を連れて外の通りで遊んだり、宿題のようなものをしたりしていた。彼らは仲違いする気配などは全くなく、私はこの家族と接している間に喧嘩をしたり不機嫌になったりしている姿を一度も見なかった。

　私は廊下にある梯子と乳母車の横を小さくなって通り過ぎ、まっすぐ地下の台所へ下りて行った。レン・ウォーレン氏は気持ちよさそうに紙巻タバコを吸いながら、テーブルの傍の木製の椅子に座っていた。赤ん坊が1人彼の膝にいて、別の子はテーブル伝いにハイハイしていて、彼はその子が離れていかないようにズボンの後ろを引っ張っていた。数人のよちよち歩きの幼い子どもは父親の足の上に座っていて、彼は子どもたちを上下に揺り動かしながら、「お馬さん、お馬さん、どんどん進め〜」と歌っていた。子どもたちはキャッキャッと笑い声をあげていて、父親も同じ様に笑っていた。彼の目元と鼻には笑い皺が寄っていた。ウォーレン氏は妻よりも年上で50歳くらいだった。一般的な感覚ではハンサムではなかったけれど、とても気さくで隠し立てなく完全に陽気な感じがしたので、会うと楽しい気分になった。

　にっこりと互いに笑顔を交わし、私はウォーレン氏に彼の妻の診察と問診をしたい旨を話した。

　「良いですよ。コンチータは夕食を作っているところなんですけど、ウィンに代わってもらえると思います。」

　コンチータはにこやかな様子で穏やかに釜のそばに立っていた。その釜は午前中は洗濯に使用されていたもので、今は莫大な量のパスタを料理するために使われていた。銅製の釜は当時、一般的なものだった。たらいのようなもので大きく、約20ガロン（約91L）は十分に入り、脚があって、ガスの噴射口が下にあった。正面についている栓は、釜の中を空っぽにするためだった。釜は洗濯用であり、料理に使われているのを見たのは初めてだったけれど、これほどの大家族に料理を提供する唯一の方法なのだろうと思った。普通ではなくとも、賢明で実用的な方法だった。

　「さぁ、ウィン。夕食作りを代わってもらえないかい？看護婦さんが母さんの診察をしたいそうなんだ。ティム、こっちに来て、赤ちゃんを連れて行って。2人を釜から遠ざけておいて。この家の中で事故なんてごめんだろう？それとドリス、いい子だね。君はウィンを手伝ってあげてくれ。僕は母さんと看護婦

さんを上に連れていくからね。」

　少女達は早口のスペイン語で母親に話しかけた。するとコンチータは微笑みながら私の方へ向かって来た。

　私達は上の階へ上がった。レンはその間もずっと子どもたちの一人一人に話しかけていた。「さぁさぁ、シリル、わかるだろう。そのトラックのおもちゃを階段から片付けようか、いい子だね。看護婦さんが転んで首の骨を折っちゃうのは嫌だろう？」

　「えらいぞ、ピート。宿題をしているんだね。僕達のピートは学者なんです。見ていてください、近い将来大学の教授になりますよ。」

　「やぁ、僕の可愛いスー。年老いたパパにキスしてくれるかい？」

　彼はほとんど話すことをやめなかった。実際、私がレン・ウォーレン氏と会ったとき、彼はいつも喋り続けていたと言えるくらいだ。もし稀に話していないとすれば、口笛を吹いているか、歌っているかだった。それら全ては細い紙巻タバコを口に咥えたまま行われていた。今日では、保健医療に携わる者は赤ん坊や妊婦の周りでの喫煙を強く非難するだろうけれども、1950年代には喫煙と病気の関係は知られていなかったため、ほとんどの人が喫煙していた。

　私達は寝室に入った。

　「僕のコニー、看護婦さんは君のお腹を見たいだけだからね。」

　ウォーレン氏がベッドのしわを伸ばすと、コンチータは横になった。彼が妻のスカートを引き上げ始めると、彼女は残りのスカートを上まで上げた。

　彼女の腹部には妊娠線があったけれど、過度のものはなかった。見た目からすると、24回目ではなく4回目の妊娠といっても通用しそうだった。私は子宮を触診した。5、6か月くらいだった。

　「赤ちゃんは動きますか？」と私は尋ねた。

　「あぁ、もちろんですよ。小さいこの子が蹴ったり動いたりしているのが感じられます。この子はまるで小さなサッカー選手ですよ、特に僕達が寝かせて欲しい夜はね。」

　頭が一番上にあるように感じたけれど、それは予想どおりだった。私は胎児の心音を見つけられなかったけれど、胎児がよく蹴っているという話を聞く限り、大した問題ではなさそうだ。

　私はコンチータの残りの診察をした。彼女の胸は豊満だけれども引き締まっ

ていた。しこりや異常はなかった。彼女の足首はむくんではいなかった。いくつか表在性の静脈瘤があったけれど深刻なものはなかった。脈も血圧も正常だった。彼女の身体状態は完璧と言って良かった。

　私は彼女の予定日を決定しようとした。臨床所見だけでは当てにならない。同じ妊娠週数でも小さい赤ん坊と大きい赤ん坊の見た目はおよそ4週間から6週間異なって見えるので、観察を裏付けるために最終月経の確認が必要だった。ただ、階下に7、8か月くらいの赤ん坊がいたので、コンチータには月経が一度も来ていないのではないかと思われた。私は男性にこのようなデリケートな質問をすることには慣れていなかった。1950年代にはこのようなことは、いわゆる「男女が同席している場」で話すことではなかったため、私は自分の顔が真っ赤になるのを感じた。

　「あぁ、ありません。そういうことはなかったです。」とウォーレン氏は言った。

　「彼女に聞いてみてもらえませんか。あなたには話していなかったかもしれません。」

　「それについては僕が答えられますよ、看護婦さん。彼女にはもう何年も生理がきていません。」

　私はその辺りで終わらせるしかなかった。このことについて知っている人が居るとすれば、それはウォーレン氏だろう、と思った。

　毎週火曜日に妊婦健診を行っているので、妊婦さんには診療所に来てもらいたいと話した。彼は怪訝な様子を見せた。「えぇと、彼女は外へ出るのが好きじゃないんですよ。英語は話しませんし。僕は彼女を道に迷わせたり怖がらせたりしたくないのです。それに彼女は家で赤ちゃん達の世話をしないといけませんし。」

　強要できるとは思わなかったので、彼女を自宅での妊婦健診に登録した。

　この診察の間中、コンチータは一言も喋らなかった。彼女はただ微笑み、受け身のまま従い、体中を触られたり突かれたりして自分のことが外国語で話されるのを聞いていた。彼女はベッドから優雅に気品高く起き上がると、タンスの所まで移動しヘアブラシを探し出した。彼女の黒髪はブラシで整えるとより一層美しく、白髪は見当たらなかった。彼女は深紅のヘアバンドの位置を直すと誇らしげに夫の方を振り返った。彼は彼女を腕の中に抱いて、囁いた。「僕

の可愛いコンチータ。あぁ、君は美しいよ、僕の宝物だ。」
　彼女は満足げに小さく微笑むとウォーレン氏の腕に身を任せた。彼は彼女に繰り返しキスをした。
　このように夫と妻が恥ずかしげもなく人前で愛情を示すことは、ポプラでは珍しかった。私的な場面ではどのような関係であったとしても、男達は常に他人の目のある所では粗野で無関心な態度を貫いていた。卑猥な冗談はよく男達の間で飛び交っていて、私も面白がっていたけれど、彼らが公然と愛について語ることはなかった。優しく穏やかで、愛情のこもったレンとコンチータ・ウォーレン夫妻の様子に私はとても感動した。

　その後4か月にわたりウォーレン夫妻の家を何度も訪問して、私はコンチータの妊娠経過を確認した。コンチータの妊娠についてレンと話すため、私はいつも夕方に訪れた。何と言っても、私はレンとの交流、そして彼の話を聞くことが好きで、この幸せな家族の雰囲気を楽しみ、彼らについてもっと知りたいと思っていた。この希望をかなえることは難しくなかった。というのも、レンは飽くことを知らず話し続けたからだ。
　レンは塗装工であり内装工だった。仕事の90パーセントが「裕福なウェスト・エンド」であることから、腕の良い職人であることは間違いなかった。「お金持ちの家のすべて」とレンは自分の仕事について説明した。
　3、4人の年長の息子達は父親と一緒に働いていて、仕事にあぶれることはないようだった。経費を安く抑えていたため、家計にはかなりの収入が入ってきていたはずだ。レンは自宅から、というか手押し車をしまっている裏庭の物置から仕事に出かけた。
　当時の労働者は近くを回るのに使うトラックは持っていなかった。彼らが使っていたのは手押し車で、たいていは木製で、多くの場合手作りだった。レンの手押し車は覆いの部分を取り外した古い乳母車の台からできていて、細長い木製の構造物がよくはねる寝台に取り付けてあった。それは完璧だった。ベッドスプリングが軽快な動きを可能にし、よく油を差した巨大な車輪は簡単に押すことができた。新しい仕事に出かけて行くとき、レンと息子達は手押し車に道具を詰め込み目的の住所まで押して行った。彼らは10マイル（約16km）かそれ以上、手押し車を押さなければならなかったけれど、それも仕事の内だっ

た。この点に関しては塗装工と内装工は幸運だった。なぜなら仕事はたいてい1週間くらい続いたため、仕事場の家に荷物を残してオールドゲイト駅まで地下鉄で帰って来ることができた。

　配管工や左官のような職人は運が悪かった。彼らの仕事はたいていたった1日で終わったので、手押し車を押して仕事に出かけ、夕方に手押し車を押して帰宅しなければならなかった。当時は、やっとのことで手押し車を押している労働者をロンドンのいたる所で見かけた。彼らは道路を歩かなければならなかったため、大変な交通妨害になっていた。けれども、車に乗っている人達はこのことに慣れていたので、ロンドンの風景の一部として淡々と受け入れていた。

　私は一度、レンに戦争中は徴兵されていたか尋ねたことがあった。

　「いいえ、というのもスペイン内戦でこの通りフランコ*のやつにやられちゃったからね。」と言って、兵役不適格の理由となった足の傷を指差した。

　「戦争の間ずっとご家族はロンドンに居たんですか？」と私は尋ねた。

　「とんでもない。よしてくださいよ、看護婦さん。」と彼は言った。「コンチータと子どもたちをドイツの奴らの好きにさせるつもりはありませんでしたよ。」

　レンは洞察力があり見聞が広く、何よりも行動的だった。1940年に彼は、戦略的に重要な爆薬庫と空軍基地の爆撃の失敗に気付いていた。彼はバトル・オブ・ブリテンを見ていたのだ。

　「それでね、僕は思ったんです。油断ならないヒトラーの奴は、きっと攻撃の手を緩めないだろう。次はこのドッグを攻撃するだろう、とね。1940年にミルウォールに初めて爆弾が落ちた時、とても逃げられないことがわかったから、コンチータに言ったんです。『僕は君を連れてここから出るよ。僕のコンチータ、子どもたちも皆一緒だよ。』ってね。」

　レンは疎開計画が実行されるのを待たなかった。持ち前の行動力と積極性でベイカー・ストリートから電車に乗ってロンドンを出ると、西のバッキンガムシャー州へ向かった。十分に遠くへ来たと思うと、うまくやっていけそうな田舎の土地で電車を降りた。そこは今日ではロンドン郊外にあるメトロポリタン線のアマーシャム駅だったが、1940年にはロンドンから遠く離れた本当の田

---

*フランシスコ・フランコ（1892-1975）。スペイン内戦で活躍したスペインの軍人。

舎だった。それから彼はただ家々の戸を叩きながら、通りを歩き回った。出会った家主にロンドンから避難させたい家族がいることを話し、借りられるような部屋がないかを聞いた。

「僕は数多くの家を訪問したんですよ。僕の頭がおかしいと思ったのでしょうね。皆、『ノー』と言いました。話もせず、目の前で無言のまま扉を閉めた人もいました。でも僕は、誰に何と言われようと諦めるつもりはありませんでした。ただ、いつか誰かが『イエス』と言ってくれるだろうと思っていたのです。やり続けるんだ、レン、って自分に言い聞かせていました。」

「遅い時間になろうとしていました。僕は一日中歩き続けて、ずっと目の前で扉を閉められていました。僕はね、多分落ち込んでいたんです。駅へ戻るところでした。とても意気消沈しながらね。僕は店が並ぶ道を歩いていました。店の上にはアパートがありました。決して忘れることはないでしょう。僕はアパートの戸は叩いていませんでした。たくさん部屋がありそうな家だけを訪ねていたんです。」

「お店の横にある扉に入ろうとしている女性がいました。僕は彼女のことを決して忘れません。ただ彼女に言ったんです。『奥さん、僕が借りられる部屋はありませんか？切実に困っているんです。』と言うと、『イエス』と答えてくれました。」

「そのご婦人は天使でした。」と彼は思い出して言った。「彼女が居なければ、僕達は死んでいたと思います。」

その日は土曜日だった。レンは女性と打ち合わせをすると、日曜日には家財道具をまとめて、月曜日には移り住んでくることにした。彼らは本当にやってのけた。

「僕はコンチータと子どもたちに、みんな一緒に休暇を取って田舎に行くよ、と言いました。」

彼は大家には引っ越すことだけを伝えた。家具はすべて置いたまま、運べる物だけを持って行った。

その女性がウォーレン一家に与えてくれた寝場所は、流し場と呼ばれていた。かなり広い石の床の部屋で、1階にあって小さな裏庭につながっていた。裏庭は横の店と上のアパートの両方に通じていた。部屋には流しと冷たい水道、ボイラー、ガスストーブがあった。階段の下には大きな戸棚があったけれど暖房

設備はなく、電気暖房器を使うためのコンセントもなかった。けれども、電灯と屋外の洗面所があった。家具はなかった。コンチータがそれら全てに対してどう思ったのかはわからないけれど、彼女は若く適応力があった。コンチータには夫と子どもたちと一緒にいる事だけが重要だった。

　彼らはその部屋で3年間暮らした。レンは何度かロンドンまで往復して、手押し車に乗せられる家具や必要な寝具を取ってきた。すぐにレンの母親も呼び寄せた。

「ドイツの奴らに攻撃されるのに、年老いた母を残せませんよ。」

　レンの母親は日中のほとんどと毎夜を、部屋の片隅にある肘掛け椅子で過ごしたようだ。年長の子どもたちは学校へ行った。レンは牛乳配達の職を得た。彼は馬を扱ったことは一度もなかったけれど、馬は配達の巡路を知る従順な老馬だったので、生まれつきの素早さでレンはすぐに仕事を覚え口笛を吹きながら道を回った。可能な時は子どもたちはレンについてきて、馬の背中に座ってはお城の王様になったかのように感じていた。

　コンチータは子どもたちの世話をして、女性の仕事である洗濯や掃除をこなしていた。あらゆることが上手くいった。さらに2人の赤ん坊が生まれた。コンチータが9番目の子を妊娠している時、地域の疎開担当の当局がレンの家族にはさらに部屋が必要であると決定し、彼らに流し場と浴室の2部屋が割り当てられた。

　3人の大人と8人の子どもたちにたった2部屋だなんて今日ではずいぶん厳しいように聞こえるけれど、実際のところ、彼らは幸運だった。この時代は過酷だった。古いニュース映画には、小さな鞄を持ったイースト・エンドの子どもたちが名札を付けて電車に乗せられ、ロンドンから追いやられる悲惨な映像が残っている。ウォーレン家の子どもたちは父親のおかげで戦争の間中、両親と離ればなれにならずに済んだのだ。

★

　レンとコンチータの子どもたちは器量が良かった。多くは母親のように真っ黒な髪と大きな黒い瞳をしていた。年長の少女達は素晴らしく美しく、簡単にモデルになれそうなほどだった。子どもたちは、お互いの間ではコックニーとスペイン語の混ざった珍しい話し方をしていた。母親と一緒のときはスペイン

語だけで話し、父親や他のイギリス人と一緒のときは純粋なコックニーの言葉を使った。私はこの2か国語を話す能力に強く感銘を受けたけれど、子どもたちの誰のこともよく知ることができないでいた。その理由は主に、彼らの父親が際限なく喋り続け、私がそのお喋りを楽しんでいたからだ。私が唯一交流をもった少女は20歳前後のリズで、仕立て屋として抜群の腕を持っていた。私は洋服が大好きで、定期的に彼女の顧客になった。数年もの間、リズは私に美しい洋服を作ってくれた。

　家の中はいつも人でいっぱいだったけれど、私の見た限り一度も仲違いが起こったことはなかった。年少の子どもたちの間に口論が起こると、父親が上機嫌に「ほらほら、ほらほら。もう、よそうよ。」と言って終わった。特に大家族の環境では兄弟間の血生臭い喧嘩を見てきたけれど、ウォーレン家の子どもたちには喧嘩はなかった。

　どこで彼ら全員が寝ているのかということは、私には謎だった。3つのダブルベッドが置かれた寝室を見たことがあったので、思うに、上の階の2つの寝室も同様で、彼らはみんな一緒に寝ていたのだろう。

　コンチータは臨月に入り、私は毎週自宅を訪問していた。ある夕方、レンは私にちょっと夕食を食べていきませんかと提案した。嬉しかった。おいしそうな匂いがしていたし、いつものことながらお腹が空いていた。午前中に赤ん坊のおむつを洗濯するために使われた釜で調理された食事を食べることには全く抵抗がなかったので、喜んで夕食の誘いを受けた。レンは、「看護婦さんにはお皿があった方が良いでしょうね。リズ、看護婦さん用のお皿を持ってきてくれるかい？」と言った。

　リズは私のためにお皿にパスタを盛って、フォークを渡してくれた。それは、コンチータが小作農の出身であることを見た唯一の機会だった。残りの家族みんなは同じお皿から食べていたのだ。2つの大きな浅くて平たいお椀がテーブルの上に置かれていた。お椀は、かつてどの寝室でも見かけた旧式の便器で、パスタが山盛りに盛られていた。家族の一人一人はフォークを持って、共通のお椀から食べていた。私だけが自分用のお皿を持っていた。同様の光景をかつてパリに住んでいた時に見たことがあった。仕事を探しにパリに引っ越してきたイタリア人小作農の家族と週末を過ごした際、彼らはまさに同じようにテーブルの真ん中においた1つの大皿からみんなで食べていた。

コンチータの出産のときが来た。基準にする最終月経がなかったのでコンチータの正確な予定日は不明だったけれど、児頭はよく下がっていて正期産の終わりに近づいているようだった。

　「赤ん坊が生まれると嬉しいですね。コンチータも疲れてきていますからね。僕はもう仕事には行かないつもりです。息子達に仕事を任せて、僕はここにいてコンチータと子どもたちの世話をしますよ。」

　驚いたことに、彼は実行した。この時代、自尊心の高いイースト・エンドの男達は「女性の仕事」と呼ばれる仕事をして自らの品位を落とすことはなかった。ほとんどの男性は汚れた皿やコップをテーブルから下げることはしなかったし、自分の汚れた靴下さえも床から拾い上げようとはしなかった。けれども、レンは全てやった。コンチータは朝遅い時間までベッドに横になっていたり、台所の快適な椅子に座って過ごしていたりした。時々幼い子どもたちと遊ぶこともあったけれど、レンが常にその様子を見ていて、騒がしすぎるときは断固として子どもたちを引き離し他の場所で遊ばせた。15歳の少女サリーは学校を出ていたけれど、まだ働きには出ずに家で父親を手伝っていた。それでも、レンは全てを行った。オムツを替えて、子どもたちに食事をさせて、部屋を片付け、買い物に行き、料理をし、終わりのない洗濯とアイロンがけをしていた。歌ったり口笛を吹いたりしながら、ユーモアを忘れずに全ての家事をしていた。ついでながら、片手で紙巻タバコを巻きながら反対の手で子どもにご飯を食べさせられる人は、彼以外には出会ったことがない。

　コンチータの24番目の子どもは夜に生まれた。破水したという電話が夜の11時頃にかかってきた。早いお産になると考えていたので、できる限り速くライムハウスまで自転車を漕いだ。私の予測は間違っていなかった。

　家に着くと、すべて完璧に準備できていた。コンチータは褐色紙とゴムシートを下に敷いた清潔なシーツに横になっていた。室内は暑すぎない程度に温められていたし、赤ん坊のベビーベッドと服もすべて用意されていた。台所ではお湯が沸いていた。レンはコンチータの横に座って、彼女のお腹や太腿、背中、胸をさすっていた。彼は冷たいフランネルの布でコンチータの顔や首を拭いて、陣痛の発作の度に腕の中で彼女を強く抱きしめていた。彼は励ますように囁いていた。「いい子だね。僕の愛しいコンチータ。もうすぐだよ。僕がついているからね。僕にしっかり掴まっておいで。」

私はレンがそこにいるのを見て仰天した。てっきり近所の女性か、レンの母親か、年長の娘がついているのだと思っていた。私は、医師以外の男性が出産に立ち会う姿をそれまで見たことがなかった。ここでも他と同様にレンは例外だった。

　ちらっと見ると、コンチータはまさに分娩第2期に入ろうとしていた。私は素早くガウンを着て、道具を広げた。胎児の心音は安定していて、児頭は何とか触知できた。児頭は骨盤底内にすでに下りてきているようだった。破水していたため、内診はしなかった。感染の危険があるので、絶対に必要なとき以外は内診を避けるべきだ。陣痛は3分間隔で来ていた。

　コンチータは汗をかいてわずかに呻き声を漏らしていたけれど、それほど大きな声ではなかった。間歇期には夫の腕に抱かれて完全にリラックスし、夫に微笑みかけていた。彼女は鎮静剤を使っていなかった。

　私達はそれ程長く待たなかった。彼女の表情が変わり、強く集中し始めた。力強くウーッと呻いて、次にいきんだ時、赤ん坊の全部が一度に滑り出てきた。小さな赤ん坊でお産はあっという間に終わったので、私にはその子を受け止める以外の時間はなかった。私から何の手助けも受けることなく、赤ん坊はシーツの上にただ横になっていた。私が気道を確保すると、レンは私に臍帯クランプとはさみを渡してきた。彼は何をすべきか正確に知っていた。レンは自分で赤ん坊を取り上げることもできただろうと思った。胎盤も同じようにかなり短時間で出てきて、出血量も多くはなかった。

　レンは赤ん坊を優しく温かいタオルでくるみ、ベビーベッドに寝かせた。彼は1階にお湯を取りに行き、小さな女の子が生まれたことを伝えた。それから妻の身体を拭いて、器用にシーツを交換した。妻の黒髪にブラシをかけて、白い寝間着と合うように妻に白いヘアバンドをつけた。彼は妻を、僕のかわいい人、最高の恋人、僕の宝物と呼び、彼女は夢見るように彼を見て微笑んでいた。

　レンは階下にいる子どもの1人を呼んだ。「さぁ、リズ。血で汚れたシーツを持って行って、釜の中に入れてきてくれないか。頼むよ。そしたら、美味しいお茶を淹れよう。」

　それから妻の所に戻って、ベビーベッドから赤ん坊を抱いてコンチータに渡した。コンチータはその小さな頭を撫で、小さな顔にキスをして、満足そうに

笑った。彼女は何も言わなかったけれど、ただ満ち足りた笑顔を見せていた。

レンは有頂天になって、再び止めどなく喋り始めた。コンチータのお産の間、彼はほとんど話さなかった。彼がこんなに長い時間静かなのを見たのは、その時だけだった。そして、今や彼のお喋りを止められるものはなかった。

「あぁ、この子を見て下さい。看護婦さん、ほら見て。なんて綺麗な子なんだろう？小さな手を見て下さいよ。ほら、ちゃんと爪もある。うわっ、小さな口を開けている。あぁ、君は本当にかわいいなぁ。見て、この長い睫毛。母さんにそっくりだ。本当に完璧だな。」

初めての子どもが生まれた若い父親のように、彼は興奮していた。

レンが子どもたち全員を集めると、彼らは母親の周りに座り、英語とスペイン語を混ぜて話し始めた。幼い子どもたちだけは眠っていたけれど、それ以外は起きていて興奮しきっていた。

私がこの場にいない方が家族の絆と喜びをより一層深められるだろうと思って、私は自分の道具をまとめると静かに部屋から滑り出た。レンは私が外に出るのを見て、親切にも一緒に部屋の外に出た。私達がいなくなると室内の会話がスペイン語に移ったことに気付いた。

彼は、実際のところ何もしなかった私に感謝の言葉をかけてくれた。レンは私の鞄を階下に運びながら、「看護婦さん、一緒にお茶をしましょう。」と言った。

一緒にお茶を飲んでいる間、彼は終始幸せそうに喋っていた。私は彼に、彼の家族のことをどんなに好ましく思い、感心しているかということを伝えた。レンは本当に立派な父親だった。私は、子どもたちがみんな流暢にスペイン語を話すことに大いに感銘を受けたことを話した。

「僕の子どもは皆、とても利口なんですよ。年老いた父親なんかよりもずっと賢い。僕は外国語を身に着けることはできませんでしたからね。」

その瞬間、何も見えていなかった私に突然、彼らのこの上なく幸せな結婚生活に潜む秘密が明らかになった。コンチータは英語が一言も話せないし、レンはスペイン語が一言も話せなかったのだ。

SISTER MONICA JOAN（シスター・モニカ・ジョアン）

「光は高い次元にあり、生命はそれより低い次元にある。光は生命となりたもう。燃え盛る炎の煌めき、その一瞬の光景は、神が与えたもうた至高の瞬間なのです。」

　私は一日中、シスター・モニカ・ジョアンの話を聞くことができた。抑揚のある美しい声、動きのある手、まぶたの垂れた目、気高い眉の曲線、長い首を傾けた時にできるヴェールのたわみ。彼女は90歳を過ぎており知力は衰えつつあったけれど、私はすっかり魅了されていた。

「秀逸な命題に、尽きせぬ答え、天空に在る人の精神世界だわ。外の暗闇は、口に己の尾を咥えた巨大なドラゴンなのです。知っていましたか？」

　シスターの足元に座った私は魔法にかけられていた。そして、魔法が解けるといけないので、言葉を発せず頭を横に振った。

「これが宇宙の本体で、臨界点であり、誰も知らない消失点の中心へ向かう並行世界の転換なのです。あなたは、惑星がそうであるように、雲が通り過ぎ、漂い、回転するのを見たことがありますか？そうして、この世に神が降臨したことを知るのですよ。私は神の額に刺さった棘なのだわ。ねぇ、何かが焼けるにおいがしない？」

「いいえ。においますか？」

「ミセスB.の潜在意識が、彼女にケーキを作るよう促したんじゃないかしら。何事においても、神のご意志には従わなければいけないわ。確かめてみるべきよね？」

　私は、その後もむしろ喜んでシスター・モニカ・ジョアンの話を聞き続けていただろう。けれども、一度魔法が解けてしまえば、しばらくの間は元に戻ることはなく、ケーキの焼けるにおいに彼女は打ち勝てなかった。シスター・モニカ・ジョアンは嬉しそうに笑った。「このにおいは、ミセスB.のハニーケーキのようね。さぁ、急いで。そこに座ってないで。」

　彼女は飛び上がって、素早く軽やかな足取りで、頭を高く持ち上げ背筋をまっすぐに伸ばして、台所へと急いだ。

シスター・モニカ・ジョアンが台所に入っていくと、ミセスB.は振りかえった。「こんにちは、シスター・モニカ・ジョアン。ちょっと早かったですね。まだできていないのです。でも、もしよければ、シスターが舐められるようにボウルを残しておきましたよ。」

　シスター・モニカ・ジョアンは2週間も何も食べていなかったかのようにボウルに飛びつくと、嬉しそうにぶつぶつ言いながら大きな木のスプーンでこそぎ取って、スプーンの両側を舐めていた。

　ミセスB.は流し台に行って濡れた布巾を取ってきた。「あらまあ、シスター。服のあちこちにケーキが付いていますよ。ヴェールにも少し。そこらじゅうに付いていますよ。いい子だから、指を拭いてくださいね。これでは三時課に行けませんよ。もう鐘が鳴ります。」

　鐘が鳴った。シスター・モニカ・ジョアンは素早く周囲を見回して、ウインクした。

　「私は行かねばなりません。さぁ、ボウルを洗って下さいね。あぁ、天が鼓動するときの神の歓喜、小さな砂の粒が星たちに触れる。燃え盛る炎から不死鳥が飛び立ち、豊穣の女神ケレスが涙を流す・・・忘れずに、さくさくのケーキを私に残しておいて下さいね。」

　台所から出ていく時にシスター・モニカ・ジョアンがつまずいたので、ミセスB.は優しく扉を開けてあげた。

　「シスター・モニカ・ジョアンは本当にすごい人なのよ。2回の世界大戦とあの大恐慌の間、ずっとドックに居続けたなんて、あなたには考えもつかないでしょう？今までに私達の子どもを何千人も取り上げてくれて、ロンドン大空襲の時もここを離れようとしなかったのよ。防空壕や教会の地下聖堂の中で赤ちゃんを取り上げてくれて、一度なんて爆撃を受けた家の残骸の中で取り上げてくれたわ。彼女に神のご加護がありますように。だから、彼女がさくさくのケーキを欲しがるならば、与えられるべきなのですよ。」

　私は、このような話を何度も聞いた。本当に多くの人から、その長年にわたる利他的な働き、真摯な姿勢、献身的な活動について聞かされた。シスター・モニカ・ジョアンはポプラ中で知られていて、愛されていた。彼女はイギリスの由緒ある貴族の家柄の娘で、1890年代に看護婦になると宣言した時、家族に忌み嫌われたようだ。お姉さんは伯爵夫人だったのだろうか？それとも、母

親が生まれながらの侯爵だったのかしら？そうであれば、シスター・モニカ・ジョアンはどれほど家族の恥となったことだろう？10年後、国内で初めての助産婦の一人となって資格を取得した時も、家族は立腹したまま沈黙を続けた。その後、修道会に入りロンドンのイースト・エンドに働きに来た時、家族からは完全に勘当された。

　昼食は一日の中で私達全員が集まる機会の一つになっていた。ほとんどの修道会では、食事は黙って食べるけれど、ノンナート・ハウスでは会話が許されていた。私達は、シスター・ジュリアンヌが部屋に入って来て食前のお祈りを終えるまで立っていたけれど、お祈りが終わると皆、着席した。ミセスB.が台車で食事を運んできて、たいていシスター・ジュリアンヌが料理を取り分け、誰か1人が配膳した。その日の会話は普通の内容で、シスター・バーナデットの母親の健康のことや、お茶の時間に到着予定の2人の来客のことなどだった。

　シスター・モニカ・ジョアンはイライラしていた。歯が原因で肉の塊は食べられず、かといって挽肉は嫌いで、キャベツは耐えられないほど大嫌いだった。彼女はプディングを待っていた。

「オニオングレービーソースをつけて、少しはマッシュポテトを食べて下さい。ミセスB.のオニオングレービーソースはお好きですよね。蛋白質が必要ですよ。」

　まるでこの世のすべての理不尽を背負わされたかのように、シスター・モニカ・ジョアンはため息をついた。

「立ち止まって考えよ！人生は、1日のごとし。険しい道の上のはかない露のしずくに同じ。」*

「えぇ、そうですね。でも、多少のマッシュポテトくらいなら悪い事にはなりませんよ。」

　シスター・エヴァンジェリーナはフォークを握ったまま手を止め、「露のしずくって何のことです？」と鼻を鳴らして言った。

　シスター・モニカ・ジョアンは癇癪を収めると、辛辣な口調で言った。「キーツですよ、ジョン・キーツ。最も偉大なる詩人です。おそらくあなたは知らな

---

*ジョン・キーツ「sleep and poetry」という詩からの引用。

いでしょうけど。あぁ、私は露のしずくについて何も話すべきではなかったのよ。口が滑ってしまいました。」

　シスター・モニカ・ジョアンは上質な紗のハンカチを取り出すと、上品に鼻に当てた。シスター・エヴァンジェリーナの首のあたりが紅潮し始めた。

　「私に言わせてもらえば、あなたの口はあまりに頻繁に滑ります。」

　「誰もあなたに聞いていませんよ。」シスター・モニカ・ジョアンはとてもとても静かに、壁に向かって話しかけた。

　シスター・ジュリアンヌが仲裁に入った。「お皿に新鮮なニンジンも置いておきましたよ。ニンジンはお好きでしょう。牧師様が今年、堅信礼の御講義でユースクラブの72人もの若者を担当されるって知っていましたか？想像してみてくださいよ！他のどんな仕事よりも副牧師様達を忙しくさせそうですね。」

　みんなが堅信礼の講義の規模の重要性や、賛成の意見などをぶつぶつ言っているとき、私はシスター・モニカ・ジョアンが人差し指でお皿のあちこちにニンジンを押しやっているのを見ていた。思わず注目してしまうような手をしていて、すべての骨と血管は透き通った皮膚に覆われていた。爪を切られるのに我慢できなくて、誰にも切らせなかったため、爪はいつも長かった。両手の人差し指には目を見張った。彼女は、指の他の部分をピンと伸ばしたまま、第1関節を曲げることができた。私は静かに座ってそれを見ていて、真似してみようとしたけれどできなかった。シスター・モニカ・ジョアンはグレービーソースを指先に取り、舐めた。グレービーソースが好きなようで、少し機嫌が直ったように見えた。そしてまた、指先にソースに付けた。そうしている間に、周りの会話は今度のバザーに関する話に移っていった。

　シスター・モニカ・ジョアンはフォークを手に取ってポテトとグレービーソースを全部食べたけれど、ニンジンは食べずに重いため息をついてお皿を押しやった。彼女は明らかに何か考え事をしていた。シスター・エヴァンジェリーナの方を向いて、大きな、でも最高に優しい声音で言った。「キーツはお好みではないかもしれないけれど、リアはお好きでしょう？」

　シスター・エヴァンジェリーナは当然のことながら、疑いの目で彼女を見た。本能的にこれは罠だと感じたが、話術もとっさの機転も持ち合わせておらず、あるのは不器用で難儀な生真面目さだけだった。シスター・エヴァンジェリーナはまっすぐ罠に向かっていった。「誰ですか、それは？」

その言葉は、最悪の選択だった。
「偉大な喜劇詩人のひとりのエドワード・リアよ、『フクロウと子猫ちゃん』はご存じでしょう？あなたはたぶん『輝ける鼻のドング』が大好きなんじゃないかと思っているのだけれど。」
　その瞬間、テーブルについていた人達はこのあからさまな発言に息をのんだ。シスター・エヴァンジェリーナは顔じゅうをみるみる赤くして、額には汗が光り始めた。誰かが「塩を取って下さる？」と言い、シスター・ジュリアンヌはお肉のおかわりは要らないかと即座に尋ねた。シスター・モニカ・ジョアンは小ばかにするようにシスター・エヴァンジェリーナを見て、「あぁ、そうね。キーツと露のしずくの話に戻りましょうか。」とぶつぶつと独り言を言った。そしてハンカチを取り出すと、「♪カーン、カーンと鐘が鳴る、子猫ちゃんは井戸の中♪」*とまるで独り言のように歌いだした。
　シスター・エヴァンジェリーナはどうすることもできない怒りで爆発しそうだった。座っていた椅子を荒々しく後ろに引くと、「電話が鳴っているようです。取りに行ってきます。」と言って食堂を後にした。
　空気は張り詰めていた。私は、シスター・ジュリアンヌはどうするかしらと思いながら、彼女を横目でちらりと見た。シスター・ジュリアンヌはとても不機嫌そうだったけれど、私達が皆いる前ではシスター・モニカ・ジョアンに対して何も言えなかった。他のシスター達は落ち着きをなくし、自分のお皿を見ていた。シスター・モニカ・ジョアンは背筋を伸ばして不遜な態度で座り、まぶたの垂れた目を閉じていた。ピクリとも動かなかった。
　私はよくシスター・モニカ・ジョアンについて思いを巡らせた。彼女の知力は明らかに衰えつつあったけれど、どこまでが老いの影響で、どこまでが正真正銘の悪ふざけなのだろう？シスター・エヴァンジェリーナに対するいわれのない不当な攻撃は、計算された悪意だった。なぜそんなことをするのだろう？貧困層の中でも最も貧しい人々を看護してきた彼女の50年以上に及ぶ利他的な献身の歳月は、聖人の性質を示している。しかし今や、ちょうどプディングを運んできたミセスB.も含めたスタッフ全員の前で、神の僕たるシスターの彼女に故意に恥をかかせている。

---

*マザーグースの一節。

シスター・ジュリアンヌは立ち上がり、トレイを手に取った。プディングを取り分ける行為は、彼女の望み通り、場の空気を変えるのに役立った。シスター・モニカ・ジョアンは非難を向けられていることをわかっていた。プディングの時、通常であれば彼女は一番に取り分けてもらって、好きなものを選ぶことができるが、このときは最後だった。シスター・モニカ・ジョアンは気付かないふりをし、ツンとして座っていた。違う状況なら、激しく不満を言ってがつがつプディングを食べ、お代わりを要求していただろう。だが、今日は違った。シスター・ジュリアンヌは最後のボウルを手に取って、その中にライス・プディングを入れると、静かに言った。「よろしければ、シスター・モニカ・ジョアンに渡して下さい。」そして続けた。「皆さん方には申し訳ありませんが、シスター・エヴァンジェリーナのところへ行ってこようと思います。シスター・バーナデット、食後のお祈りをしておいて下さいますか？」
　シスター・ジュリアンヌは立ち上がり、胸の前で十字を切って個人的に祈りを捧げ、部屋を後にした。
　そのあとは、干したスモモが少し硬くなってきた話や夕方の訪問のときに雨が降るか降らないかなど、とりとめもない話をしていたけれど、私達は皆、多少の居心地の悪さを感じていたので、食事が終わった時には嬉しかった。シスター・モニカ・ジョアンは立ち上がって堂々とした態度で頭をつんと反らし、お祈りの時には入念に十字を切った。
　かわいそうなシスター・エヴァンジェリーナ！彼女は悪い人ではなかったし、シスター・モニカ・ジョアンからいじめを受けるいわれは間違いなくなかった。確かに鼻は少し赤かったけれども、どんなに想像をたくましくしても『輝ける』と言えるほどではなかった。シスター・エヴァンジェリーナは太っていて、心も身体も動きが鈍かった。彼女は大きな扁平足でドシンドシンと歩いた。テーブルの上に物を下ろすというよりドシンと置き、椅子に腰かけるというよりドカッと座り込んだ。シスター・モニカ・ジョアンは唇をすぼめ、ドシンドシンいう足が通り過ぎる時にはスカートを引き寄せながら、シスター・エヴァンジェリーナのこういった特徴の全てを観察していていた。とても身が軽く、非常に華奢で極めて優雅に動く彼女は、他人の身体的な欠点を大目に見ることができないようで、シスター・エヴァンジェリーナのことを洗濯女だの肉屋の妻だのと呼んだ。

シスター・エヴァンジェリーナは、シスター・モニカ・ジョアンの気まぐれな思考と相容れなかった。シスター・エヴァンジェリーナは難しい顔をしてゆっくりと、専ら現実的な問題について考えていた。慎重で勤勉な助産婦で、誠実で敬虔な修道女だった。それまでの人生で、彼女が独自の発想をしたことはあったのだろうか。シスター・モニカ・ジョアンの一瞬にして変わる頭の回転や博識、キリスト教から宇宙論、占星術に神話学と一気に飛躍する精神の動き、それらがすべて寄せ集められた詩や散文、崩壊寸前の混濁した精神。こういったものは、シスター・エヴァンジェリーナにはとても手に負えないものだった。彼女はただ口を開けて間抜け面をして立ち尽くすか、鼻を鳴らして理解できないことを意思表示し怒って部屋の外に出ていくほかなかった。

　シスター・エヴァンジェリーナが苦難に耐えていたことは間違いなかった。優位に立つのはいつもシスター・モニカ・ジョアンで、「雷が来るんじゃないかしら。あら、違ったわ、あなただったのね。天気は少し不安定なようね。」などと意地の悪いことを言っては、くすくす笑ってウインクしたり、喜んで踵を鳴らしたりした。

　シスター・エヴァンジェリーナは、歯ぎしりをしながらコツコツ働くしかなかった。いくら考えても、彼女はこういった口論で勝つことは決してなかった。もしシスター・エヴァンジェリーナがユーモアのセンスを持ち合わせていたならば、笑いで窮地を脱することもできただろう。けれども、どんなに面白い事がノンナート・ハウスで起こっても、彼女が自然に笑うのを私は見たことがなかった。彼女は他の人を見て、それが楽しい事だと確認してから、周りの人が笑っているときに自分も笑うのだった。シスター・モニカ・ジョアンはこのことも馬鹿にした。「チリンチリンと鐘が鳴り、星たちは喜び笑う。小さな天使は羽を羽ばたかせ、天上のハーモニーで笑う。シスター・エヴァンジェリーナは小さな天使で、チリンチリンという笑い声が変わりゆく宇宙を永久不変にしてしまう。そうじゃなくって？」

　かわいそうなシスター・エヴァンジェリーナはまじめくさった言い方で、こう言うしかなかった。「おっしゃっている意味がわかりません。」

　「あら、これまでは、今までのところはね。星は見えざる、幸福を手にし、絶望は抜け殻とならん。」

　シスター・ジュリアンヌは2人のシスターの間を平和に保つため最善を尽

くしたけれど、あまりうまくはいかなかった。どうすれば90歳を超えて知力の乱れた人を叱責できるだろうか？できたとしても、良い結果につながるだろうか？シスター・ジュリアンヌも私同様、シスター・モニカ・ジョアンの行動のどれくらいが老いによるものなのか、どれくらいが故意の悪意なのか、思案していたと思う。けれども、シスター・ジュリアンヌは一度も確信を持てなかった。シスター・モニカ・ジョアンの機転はいつも閃いては過ぎ去ってしまい、シスター・ジュリアンヌが何かできる暇はなかった。結果として、シスター・エヴァンジェリーナの苦悩は続いた。

　修道院の清貧と貞潔と従順の誓いは堅く、非常に厳しい。けれど、明けても暮れても神の僕たるシスター達と共に過ごす日常の勤めは、なお一層厳しいものである。

MARY（メアリー）

　彼女は初めから計画していたに違いない。私がブラックウォール・トンネルでバスを降りると、彼女は私を選んだ。午後 10 時 30 分頃のことで、私は新しくできたフェスティバル・ホールに行ってきたところだった。おそらく、その夜の私は他の乗客よりもお洒落に見えたので、彼女は私を裕福だと思い込んだのだ。彼女は私のすぐそばにやってきて、アイルランド訛りの軽快なリズムで静かに言った。「5 ポンド札を両替してもらえませんか？」

　私は呆然とした。5 ポンドを両替してくれって！ 今週の残りの日を過ごすのに、私は 3 シリング*持っているかさえ怪しいのに。それは今日、誰かに路上で呼び止められて、500 ポンド紙幣を両替してもらえないかと尋ねられるようなものだった。

　「いいえ、両替できないわ。」と私はぶっきらぼうに言った。私の頭は音楽でいっぱいで、心の中で今夜の演奏を何度も何度も再生していた。私は馬鹿げた質問をする見ず知らずの他人に煩わされたくはなかった。

　彼女の絶望のため息で、私は再び目を向けた。彼女はとても小さく細身で、理想的な卵型の顔立ちでラファエロ前派の絵画に少し似ていた。彼女は 14 〜 20 歳の間くらいのようだった。コートを羽織らず、この寒い夜には全く不十分な薄いジャケットだけを着ていた。ストッキングも手袋もつけず、寒さで手が震えていた。とても貧乏で栄養状態の悪い少女に見えた。それにも関わらず、間違いなく彼女は 5 ポンドを持っていた。

　「あのカフェに入って両替してもらったら？」

　彼女は人目を気にしているようだった。「勇気がないの。誰かが見て話してしまうかもしれないわ。そしたら、ぶちのめされるか殺されるわ。」

　恐らくお金を盗んだのだろう。使うことができない限り、盗んだものは無価値である。たいていポンドは難なく使えるが、明らかにこの少女は恐怖のあまり使おうと試みることもできないでいた。何かが私に、「お腹空いていない？」

---

*1 ポンド = 20 シリング。

と言わせた。

「昨日も今日も、何も食べていないわ。」

48時間も食べずにいて、ポケットには5ポンドがある。アリスがいも虫に言ったように、なんて奇妙きてれつなのだろう。

「ねぇ、あのカフェに入って食事をとりましょう。私が5ポンドで支払いをするわ。そうすれば、見た人は私のものだと思うでしょう。この計画はどうかしら？」

少女の顔は嬉しそうな笑顔で輝いた。「今、お金を受け取ってもらった方がいいわ。それなら、私がお金を渡しているところを誰にも見られないわ。」

彼女は辺りを見渡すと、大きくて白いパリパリと音を立てるお札を私の手に押し付けた。彼女は人を疑わなさすぎる。誰かを恐れているけれど、私が5ポンドを着服して逃げる心配はしていなかった。

カフェで私達は、彼女のためにステーキと卵を2つ、ポテトとエンドウ豆を頼んだ。彼女はジャケットを脱いで座った。その時になって、私は彼女が妊娠していることに気付いた。結婚指輪はしていなかった。当時の婚外妊娠は、ひどく不名誉だった。20～30年ほど前よりはひどくなかったけれど、それでも先々苦労するだろうと思った。

彼女が空腹で集中して食べている間、私はコーヒーをすすりながら彼女を見ていた。彼女の名前はメアリーで、黄褐色系の茶色い髪をした華奢な骨格の色白なアイルランド美人だった。ケルト族の王女であったかもしれないし、もしくはアイルランドの酔っ払い人夫の子どもだったかもしれない。見分けるのは難しい、つまり、たいした差はないということだと思った。

空腹の饗宴が落ち着くと、彼女は笑顔で私を見上げた。

「どこから来たの？」私は尋ねた。

「メイヨー州よ。」

「これまでにも家を出たことはあるの？」

彼女は首を横に振った。

「お母さんはあなたが妊娠していることを知っているの？」

彼女の可愛らしい両眼に恐怖や罪悪感、憤りが表れた。彼女は口を引き結んだ。

「ねぇ、私は助産婦よ。そういうことに気付くわ。そのように訓練されてい

るの。でも、まだ他の人は誰も気付いていないと思うわ。」

彼女の表情が和いだので、私は再び言った。「あなたのお母さんは知っているの？」

彼女は首を横に振った。

「どうするつもりなの？」私は尋ねた。

「わからないわ。」

「家に帰るべきよ。」私は言った。「ロンドンは大きくて恐ろしいところよ。ここであなた1人で子どもを育てることはできないわ。お母さんの助けが必要よ。お母さんに話すべきだわ。お母さんはわかってくれるわ。母親が娘を見捨てることはほとんどないもの。」

「家には帰れない。無理よ。」と彼女は言った。

その話題については、それ以上彼女はどんな質問にも答えようとしなかったので、私は言った。「とにかく、どうやってロンドンに来たの？なぜ来たの？」

その時には、彼女は気を緩めていて、話をしたくなってきたようだった。私は彼女のために、アップルパイとアイスクリームを注文した。ゆっくりと少しずつ彼女は身の上話をした。私は彼女の音楽のように軽快な声にうっとりしていたので、彼女が洗濯物のリストを読み上げていようが、人生が始まった時からの苦難について語っていようが関係なく、一晩中徹夜で話を聞くこともできただろう。

彼女は生きている5人兄弟の一番上だった。兄弟姉妹のうち、8人は死んでしまった。父親は農夫で、泥炭の裁断もしていた。彼らは、メアリーが羊飼い小屋と呼ぶところに住んでいた。母親は「刑務所」の洗濯をしていたと彼女は言った。彼女が14歳の時、西アイルランドの冬に父親は肺炎にかかり亡くなった。家族は庇護者をなくし、取り残された。住んでいた羊飼い小屋は父親が働いていた土地に属していて、息子達は年端もいかず父親の後を継ぐことができなかったため、家族は追い出された。家族はダブリンに引っ越した。母親は、自分が育った山や牧草地から歩いていける距離以上には移動したことがない田舎者で、未知の環境に全く耐えられなかった。彼らは借屋に住まいを見つけ、当初母親は洗濯物を引き受けた、いや、引き受けようとした。けれど、当時はとても貧しく、同じような境遇にある他の女性との競争もあって、母親はすぐに努力することをやめてしまった。家族は家賃を払うことができず、再び追い

出された。メアリーは工場に職を得て、わずかな手当のために1週間に60時間働いた。13歳の弟ミックは学校をやめ、年齢を偽り皮なめし工場の仕事に就いた。2人にとっては児童奴隷労働だった。

　もし母親がいなかったならば、この2人の子どもたちの力を合わせて、家族は破滅せずに済んだかもしれない。

　「かわいそうなママ！ママのしたことは憎んでいるけど、ママを心底憎むことはできないわ。ママは丘や広い空、シギやひばりの声、海と夜の静寂から離れることができなかったのよ。」

　彼女の声はオーケストラから聞こえてくる悲しく哀切を帯びたオーボエの音色のようだった。

　「ママは初め、ギネスビールを飲んでいたの。『これを飲むと元気になるから。』って言って。そして手に入る古いサワースタウト*にはまっていったわ。その後は刃物研ぎ職人が蒸留した密造ウイスキーになった。ママが今何を飲んでいるのかは知らないわ。たぶん変性アルコールとアイスティを混ぜているのだと思うわ。」

　女性教師が、3人の幼い子どもたちが学校をさぼっていることや、学校に来たときにはかなり飢えていて半裸であったことを報告した。3人は母親から離され、孤児院に入れられた。子どもたちが行ってしまったことに母親が気付いた様子はなかった。母親はすでに別の男と一緒になっていた。

　「3人が連れて行かれたことは、たぶん良かったことだわ。私には2人の妹がいるけれど、私に起こったことは妹達には起こってほしくないもの。」

　私はぞっとした。以前、児童保護の担当官から、母親が新しい男を家の中に入れるようになると、それはしばしば子どもへの死刑宣告になり得ると聞いたことがあった。

　「彼は大きな男だった。一度もしらふなのを見たことがないわ。私にできることは何もなかった。こんなにひどいことがあるなんて知らなかった。私が慣れるまで繰り返しそれをしたわ。彼が手あたり次第のもので私とママを殴り始めた時、家を出なければならないとわかったの。ママはその暴力に気付いていないようだった。飲み過ぎていて何も感じなかったのだと思う。でも私は違っ

---

*強い黒ビール。

た。彼に殺されてしまうと思ったわ。」

彼女は所持品を手提げ袋に入れ、ダブリンの道端で幾晩か過ごしたけれど、彼女の心はロンドンにあった。「ディック・ウィッティントンと黒ネコという物語を知ってる？昔、ママはよくその話をしてくれて、いつもロンドンは美しい場所に違いないって思ってたの。」と彼女は言った。

彼女はドックへ行き、イギリスまでの運賃を尋ねた。それは3週間分の賃金と同じだったので、工場で3週間仕事を続け、夜は物置で眠った。

「ねずみのように静かに、影のように人目につかないようにしていたから、誰も私がそこにいるなんて気付かなかったわ。管理人でさえ、夜の見回りのとき、私に気付かなかったわ。そうでないと放り出されていたでしょうね。」彼女はお茶目な笑顔で言った。

工場で働く他の少女達からもらえる物をもらって、食事にお金を使うことはなかった。3週目の終わりには賃金を受け取って、もう戻って来ないわと言って立ち去った。

当時、ダブリンからリヴァプールへは毎日多くの貨物船が運航していたけれど、それにも関わらず彼女は通行証を手に入れられる月曜日まで待たなければならなかった。

「日曜日は1日中ドックを歩き回ったわ。大きな船、水しぶき、カモメの鳴き声・・・、とても美しかった。そしてロンドンに行くことにとても興奮していたから、お腹が空いていることなんて気にならなかったわ。」

もう一晩野外で過ごし、数シリングを残してお金のすべてを払って片道切符を買い、船に乗り込んだ。

「人生で一番興奮した瞬間だった。アイルランドにさようならを言って、十字を切ってパパの魂に祈りを捧げたわ。そして聖母マリアにかわいそうなママや兄弟のことをお願いしたの。」

月曜日の午後7時頃に、メアリーはリヴァプールのドックに到着した。そこは彼女の予想に反して、あまり違わないようだった。もっとはっきり言えば、そこはまさしくダブリンのドックとそっくりで、ただ大きいだけだった。彼女は何をすべきなのか途方に暮れた。ロンドンがどこか尋ねると、300マイル（約483km）離れていると言われた。

「300マイルよ。」とメアリーは言った。「失神しそうになった。すぐそこだ

と思っていたのに。この間抜けさ、信じられる？」
　彼女は野外でもう一晩を過ごし、カモメに投げられたパンを少し見つけた。古くて汚かったけれど、ひどい空腹を満たした。朝になって太陽が昇ると、やる気と若者特有の楽観主義も高まり、彼女はお金を使わずにロンドンに行く方法を尋ねた。すると、その日に出る輸送トラックの95パーセントはロンドンに向かうだろうから、乗せてくれるか運転手に尋ねるだけで良いと言われた。
　「あなたみたいにかわいい女の子にとっては、いたって簡単なことだよ。」と情報をくれた人は言った。
　自分の経験から、私はそれが本当だと知っている。17歳頃から私はイングランドとウェールズのいたるところをヒッチハイクしていた。いつも長距離トラックに乗せてもらって、無事に目的地に着いていた。私は常に1人だった。ある目的のためだけにトラック運転手は女の子を乗せると言われているのを知っていたが、私の経験ではそのようなことは起きなかった。私が出会った運転手は皆、まじめで勤勉な男性で、道路に通じ、運ばなければならない荷物があり、守るべき運送予定があった。その上、彼らは会社名が書かれた大型トラックに乗っていた。いかなる苦情でも、彼らは直ちに特定されてしまう。社長だけでなく家にいる妻にさえわかってしまうだろう！
　メアリーは大型トラックの運転手を見つけた。そして、次のように私に言った。「彼はとても良い人だった。長い旅だったから、私達は道中ずっと話していたわ。小さかった頃にパパが教えてくれた歌を歌ってあげたら、彼は可愛い声だねと言ってくれたわ。彼にはパパみたいなところがあったわ。そうね、運転手用の食堂にも連れて行ってくれて、ごはんを買ってくれたのだけど、お金を受け取ろうとしなかったわ。『きっと必要になるだろうから、取っておきなさい、お嬢ちゃん。』と言っていたわ。もし、イングランドの人が皆こんな風だったら、イングランドの生活が好きになるだろうって心の中で思ったわ。」彼女は一息つき、お皿を見つめた。「彼は私がこの国で出会った最後の良い男性よ。」と言った時、彼女の声はかろうじて聞き取れるくらいだった。
　私達2人の間には、かなりの間、沈黙が流れた。私は彼女に無理やり打ち明け話をさせたくはなかった。いずれにせよ、元々私は他人の個人的な問題を詮索したがるタイプではない。そこで私は言った。「アイスクリームのおかわりはどう？もう1個ぐらい食べられるでしょ。あなたに余裕があるのなら、

私もコーヒーのおかわりをいただいていいかしら。」

　彼女は笑って言った。「コーヒーを100杯頼んでもいいわよ。」

　店主は私達が注文した品を持って来ると、11時15分でレジを閉める時間なので、今お支払いをしていただけませんか、と言った。けれども、私達は深夜12時まで席に着いていてよかった。

　請求書は、コーヒーを入れて2シリングと9ペンスだった。それは今日の12ペンス程に相当する。私は背筋をぴんと伸ばして、堂々とした仕草で5ポンド紙幣を出した。

　彼は跳び上がり、「おいおい、これ、もっと小さいのを持っていませんか？どうやって5ポンド札を両替しろと言うのですか？」と早口でしどろもどろに言った。

　私は冷静にきっぱりと言った。「申し訳ないけれど、小さいお金は持ち合わせていないの。持っていたら、お渡ししていたわ。友人はお金を全く持って来ていないの。もしおつりがないのなら、残念だけれど食事代をお支払いすることはできないわ。」

　私は紙幣を折り曲げ、ハンドバッグに戻した。それが功を奏したようだった。「わかりました、わかりましたよ、気取り屋さん。あなたの勝ちですよ。」と彼は言った。

　彼は行って、レジのお金をかき集めてから、奥の金庫を開けるために外に出なければならなかった。彼はぶつぶつ不平を言いながらテーブルに戻ってきて、4ポンド、17シリング、3ペンスとおつりを数えたので、すぐに私は5ポンド札を手渡した。

　そのやりとりにメアリーは女学生のようにくすくす笑った。私は彼女にウインクして、おつりをバッグにしまった。私が彼女のお金を持って立ち去ってしまう危険性もあったのに、彼女は相変わらず人を疑わないままだった。

　夜も更けてきた。夜は非番だったけれど、昼間の仕事はとても忙しかった。明日は朝8時から勤務で、明日も忙しくなる可能性が高かった。私は、「ねぇ、私はもう帰らないといけないわ。」と言いたかった。しかし、何かが私をこの孤独な少女へと引きつけ、「赤ちゃんについて何か計画はあるの？」と尋ねさせた。

　彼女は首を横に振った。

「予定日はいつ？」

「わからないわ。」

「お産の予約は誰にしているの？」

彼女が何も言わなかったので、私は質問を繰り返した。

「誰にも予約してないわ。」と彼女は言った。

私は心配になった。彼女は妊娠6か月程度に見えたけれど、もしひどく飢えた状態で過ごしてきたなら、赤ん坊は小さいかもしれない。その場合には、臨月に近い可能性もある。私は言った。「ねぇ、メアリー。出産の予約をしないといけないわ。主治医はどなた？」

「いないわ。」

「あなた、どこに住んでいるの？」

彼女は答えなかったので、私は再び尋ねたけれど、返事はなかった。彼女は怒っているようで、その声は険しく疑っているような口調になった。

「あなたには関係ないわ。」と彼女は言った。もし私のハンドバッグに彼女の4ポンド17シリング3ペンスが入っていなかったら、彼女は立ち去ってしまっていただろうと思う。

「メアリー、私に言った方がいいわ。赤ちゃんのためには医師や妊婦健診が必要よ。私は助産婦で、たぶん必要なものを手配することができるわ。」

彼女は唇を噛み、爪を噛んで、そして言った。「ケーブル・ストリートのフルムーン・カフェに住んでいたの。でも今さら戻れないわ。」

「なぜ？」私は言った。「金庫から5ポンド盗んだから？」

彼女は頷いた。

「あの人達は私を見つけたら殺すわ。なんとしてでも私を見つけ出すわ。これは本当よ。そして私を殺すのだわ。」

彼女は、運命に向き合って受け入れたかのように、淡々と抑揚のない声で最後の言葉を言った。

今度は私が沈黙する番だった。イースト・エンドは暴力的なところだと聞いていた。私たち助産婦は深く尊敬されていたし、概してまともな家族だけを扱うので、暴力は見ていない。けれども、この少女は、いとも簡単に暴力的素養のある人々と一緒に過ごしてきただろうし、もし彼女が彼らから盗んだのであれば、潜在していた暴力は現実のものとなるだろう。彼女の命は危険に曝され

かねなかった。私は、ケーブル・ストリートの悪名高いカフェの話をまだ聞いたことがなかった。

　私は言った。「今夜、眠る場所はあるの？」

　彼女は首を横に振った。

　私はため息をついた。私には責任感が芽生え始めていた。

　「YWCAがやっているか見に行きましょう。とても遅いし、何時に閉まるか知らないけど、行ってみる価値はあるわ。」

　私達は店主にお礼を言って、店を去った。通りでメアリーにお金を返し、私達はYWCAまで1マイル(約1.6 km)を歩いた。YWCAは午後10時に閉まっていた。

　私は疲れて、嫌になった。ピンヒールが痛くて仕方なかった。ノンナート・ハウスまで、また1マイルを歩いて戻らないといけないし、きつい日勤が待っていた。こんな事態に巻き込まれた自分を心から呪った。バス停で「いいえ、5ポンドは崩せないわ。」と簡単に言って、立ち去ることもできたのに。

　しかし、私は閉まった扉の外に立っているメアリーに目を向けた。彼女はとても小さく弱々しく、どういうわけか私の手中ですっかり大人しくなったようだった。ひょっとしたら男達が彼女を捜して殺そうとしているかもしれないのに、どうして彼女を路上に残していけるだろう？もし彼女がいなくなったら、誰がそのことに気付くだろう？そのような悲劇が起こらないのは神のご慈悲だろう。余人が考えるよりも神聖なるご意志のほうが真実なのだと私は考えた。

　メアリーは冷たい夜風に震え、薄いジャケットを首の周りに引き寄せた。私は自慢の美しい毛皮の襟がついた暖かいキャメルのコートを着ていた。その襟は取り外し可能だったので、私はそれを外して彼女の細く小さな首の周りに巻いた。彼女は喜びのため息をつき、暖かい毛皮に頬ずりした。

　「まぁ！とてもきれいだわ。」彼女は微笑みながら言った。

　「来なさい。」私は言った。「私と一緒に戻った方がいいわ。」

ZAKIR（ザキール）

　YWCAからノンナート・ハウスまでの1マイル（約1.6 km）は、果てしない道のりのように思えた。私は疲労のあまり、これ以上話したくなかったので黙って歩いた。初めは、自分の足と上品なデザインだけど歩くには適さない腹立たしい靴のことしか考えられなかった。突然、いまいましい靴は脱いでしまえばよいという名案が浮かんだ！私は靴を脱ぎ、ストッキングも脱いだ。冷たい歩道は心地良く、私は元気になった。
　メアリーをどうしたら良いだろう？ノンナート・ハウスには10室しか寝室はないし、すべて使用中だ。彼女はスタッフの居間に寝かせて、倉庫から毛布を何枚か見つけて持ってくることにしよう。5時半までには起きて、シスター・ジュリアンヌが礼拝堂から出てきた時に事情を説明しなくちゃいけない。まず最初にシスターの責任者に話せずに、メアリーが誰かに見つかるような危険は冒せない。修道女達は路上生活者がやって来る度に泊めることはしなかったし、できなかった。もし、そんなことをしたら人々が殺到して、10室の寝室はたちまちベッドに10人ずつ寝ていることになるだろう！修道女達には、「地域の看護と助産」という明確な仕事があり、彼女達の使命はこの目的のために捧げられていた。
　裸足でとぼとぼ歩きながら、メアリーの「彼は私がこの国で出会った最後の良い男性よ。」という大型トラックの運転手についての言葉をじっくり考えていた。なんて哀れなの。良い男性は何百万といる。実際のところ、圧倒的多数だわ。メアリーのような優しくて可愛らしい少女が、なぜ良い人に出会わなかったのだろう？どうしてこんな衣食にも事欠く状況に陥ってしまったのだろう？もしかして恋愛のため？それとも愛情が不足していたから？愛情が不足していたら、私もメアリーのような立場に置かれていただろうか？いつものように私は愛した男性のことに思いをめぐらせた。私達が出会ったのは、私がまだ15歳の時だった。彼は本当に簡単に私を利用し傷つけることができただろう。けれども、彼はそうせず私を尊重してくれた。彼は私を溺愛し、私の幸せだけを望んだ。彼は私を教育し、守り、私の10代の歳月を導いてくれた。私は思った。

もし、15歳の時に悪い男性と出会ってしまっていたら、おそらく私は今のメアリーと同じ立場にいただろう。

私達はもくもくと歩いた。その時、メアリーが何を考えていたのかはわからないけれど、私の心は、心から愛したあの人の姿、声、感触を懐かしんでいた。かわいそうなメアリー。その大型トラックの運転手が、彼女が出会った唯一の良い男性だったとしたら、メアリーが知っているのは、一体どういう感覚なのだろう？

私達はノンナート・ハウスに着いた。もうすぐ夜中の2時になろうとしていた。私は何枚かの毛布を持ってきてメアリーを居間に寝かせ、「トイレはこの廊下の突き当たりよ。よく休んで。また明日の朝ね。」と言った。

私は疲れてベッドに入り、午前5時15分に目覚ましをセットした。

礼拝堂から出てきたシスター達は私を見て驚いた。まだ、修道院の誓約における沈黙の時間であったため、誰も言葉を発しなかった。私はシスター・ジュリアンヌのところへ行き、起こったことを詳しく話した。彼女は何も言わなかったけれど、その眼は理解していることを物語っていた。修道女達は黙ったまま列をなして私の前を通り過ぎたので、私はベッドに戻り、目覚ましを午前7時30分にセットし直した。

8時に私はシスター・ジュリアンヌの部屋へ行った。

「ウェルクローズ・スクエアにある教会のジョー神父様に話をしました。」とシスター・ジュリアンヌは言った。「少女を引きとって、面倒をみてくれるそうです。居間をちょっと見てきたら、彼女はよく眠っているようでした。おそらくお昼まで寝ていることでしょう。彼女が起きたら朝食を持って行き、それから教会に連れて行きます。あなたはもう行って、朝食を食べてから朝の仕事を始めなさい。」

シスター・ジュリアンヌは私に微笑みかけ、「そうしなければ、仕事が終わりませんよ。」と付け加えた。

私は改めて、自分が働いていた病院の厳格で融通の利かないシステムと比べて、シスター達の優しさと柔軟さに心を打たれた。もし私が、許可なく誰かを病院の看護婦寮に一晩泊めたりしたら、規則に背いたという理由の為だけに、とんでもない事になっていただろう。

メアリーは午後4時まで起きなかった。メアリーが起きたのは、私達が夕

方の仕事を始める直前のお茶の時間だった。私は出かけなければならなかったので、メアリーと話す時間はあまりなかった。私が居間に入って行った時、メアリーはシスター・ジュリアンヌが用意した紅茶とバター付きのパンを食べていた。シスターはメアリーにノンナート・ハウスには居られないこと、けれども、滞在を受け入れてくれる教会に行くことができることを説明していた。妊婦健診を受けることができるし、お産の準備もしてくれる、と。メアリーが大きく真剣な眼差しで私を見たので、私は頷き、会いに行くからと言った。

　このようにして私は、ステップニーの周辺地域とケーブル・ストリートに沿って並ぶ終夜営業のカフェを装った汚い売春宿と売春婦、女衒の世界へと足を踏み入れた。そこは秘密に包まれた世界だ。同じことが世界中のあらゆる町や都市で続けられていて、常に行われてきたけれども、そのビジネスについて知っている人はほとんどいない。そして、それについて知りたいと思う人もいないのである。

　売春婦には2種類ある。高級売春婦、そしてそれ以外の売春婦である。フランスの高級売春婦はその市場の中でもおそらくトップクラスだった。私達は、彼女らのサロン、贅を凝らした歓待、彼女らの芸術的、政治的影響力について、驚きとともに知っている。

　ロンドンでは、今日、賢いウェスト・エンドの売春婦は一般に、高級な店舗で厳選した少数の顧客だけを相手にし、莫大な報酬を得ることができている。彼女達はたいてい仕事に全力を注ぎ、戦略を立て、知識を深め、本当のプロ意識を持って売春の世界に入った非常に賢い女性達である。そのような少女の1人が私に言った。「トップクラスの娼婦として始めないと駄目よ。底辺から始めて徐々に這い上がるような仕事じゃないの。もし底辺から始めたら、あとはただ落ちぶれていくだけなのよ。」

　圧倒的多数の売春婦は最底辺から始め、その生活は悲惨である。歴史的に見て、売春は、特に食べさせなければならない子どもを抱えている場合など、困窮した女性が生計を立てるための唯一の手段だ。母親という名にふさわしい女性であれば、子どもが風雨にさらされ飢えて死にかけている時に、高い道徳的立場に立って体を売らないという判断をするだろうか？　私にはできない。

　今日、そして1950年代にも、西洋社会にはこのような窮乏はみられない。けれども、売春業界を助長させる異なるタイプの飢えがある。それは愛情の飢

えである。無数の者が絶望した境遇から逃げ出し、そして、気付けば大都会の中で友人もなく一人ぼっちだ。彼女達は愛情を切望し、それを与えてくれるように見える人に惹きつけられる。ここが、女衒や売春宿の女将がつけこむ点である。彼らは食べ物と宿と見せかけの優しさを与え、幾ばくもなく売春を強要するのだ。21世紀と1950年代でただ1つ違うのは、その当時、売春を斡旋される子どもたちは14歳前後だった。今日では、その年齢は10歳くらいまで下がっている。

　メアリーのトラック運転手はロイヤル・アルバート・ドックスに向かっていたので、彼女をコマーシャル・ロードで降ろした。「本当に一人ぼっちで、今まで感じたことのないくらい孤独だった。アイルランドにいた時は、ロンドンに来る計画を立てていてずっとわくわくしていたし、旅はとてもスリルがあったわ。とてもきれいなロンドンの街に来るところだったし、夢がたくさんあって孤独を感じなかったの。でも、ここに着いた時、どうしたら良いかわからなくなったの。」

　「見ぬうちが花」とはよく言ったものだ。恐らく、私達はみんな何らかの形でこういう経験をしているのだろう。

　メアリーはお菓子屋兼たばこ屋に入って行き、チョコレートバーを1つ買い、交通量の多い道路を歩き回りながら、それを食べた。その当時、コマーシャル・ロードとイースト・インディア・ドック・ロードはヨーロッパで最も混雑する道路と言われていた。なぜならロンドンの港はヨーロッパで最も活気のある港だったからだ。絶え間ないトラックの流れにメアリーはおびえ、途方に暮れた。ここととは対照的に、ダブリンは田舎の村と同じくらいに静かだった。けたたましいサイレンの音がして、彼女は危うく心臓発作を起こすところだった。サイレンの音に続き、ドックの門から何千人もの男達が出てくるのが見えた。彼らが雑談したり、笑ったり、口喧嘩したり、叫んだり、お互い話したりして通り過ぎていく時、メアリーは出入り口にぴったり身を寄せていた。けれど、出入り口にいた内気で小柄なその人影に話しかける人は誰もいなかった。実際のところ、誰か1人でも彼女に気付いたかさえ疑問である。メアリーは「一人ぼっちで泣きそうだった。『私はここにいるのよ、あなたたちのすぐそばに。こっちへ来て、こんにちはと話しかけて。ここに来るためだけに、遠い所から

やってきたのよ。』と叫びたかったわ。」と言った。

　メアリーはコマーシャル・ロードをあまり好きにはならなかった。そこで、子どもたちが遊んでいるのを見かけた脇道に入った。メアリーはほとんど子どもだったけれど、子どもたちは彼女が遊びに入ってくるのを望んでいなかった。彼女は、カッツと呼ばれている場所にやって来るまで歩き続けた。カッツは、スティンクハウス・ブリッジの下を流れるドックへと続く運河だった。橋のそばに立ち、流れる水を見下ろしているのは楽しかった。だからメアリーはそこに長い時間立って、カワネズミが巣穴を出たり入ったりするのを見ていた。そうしているうちに、影が長く伸びてきた。

　「私はどうしたら良いかわからなかった。夏だったから寒くなかった。それに、お腹も空いていなかったわ。だって、あの優しいトラックの運転手さんがソーセージとポテトフライをくれたもの。だけど、心の中は空っぽだった。そして、誰かが話しかけてくれるのを待ち焦がれていたの。」

　夜が来たけれど、眠る場所も一夜の宿を確保するお金もなかった。メアリーはすでに多くの夜を屋外で過ごしていたので、その夜の寝床の見通しに関して苦に思うことはなかった。その当時、イースト・エンド一帯には空襲による被爆地区が点在し、彼女はその１つを眠れそうな場所として見つけた。しかしながら、それは最悪の選択だった。

　「夜中にひどい騒音で目が覚めたわ。男の人達が叫んで、喧嘩して悪態をついて、罵りあっていたの。月の光でナイフと光るものが見えたわ。私は這って自分がいた穴の深いところに入っていって、ひどい臭いがする袋の下に身を隠したわ。ひたすらじっと動かずにいて、息も止めていた。その後、警察の警笛と犬が吠える声が聞こえたわ。犬達が私の匂いを嗅ぎつけるんじゃないかと怯えていたのだけれど、大丈夫だった。多分、すごい臭いのずた袋の下に隠れていたから、犬はずた袋以外の匂いを嗅ぎつけることができなかったのだわ。」

　彼女はくすくす笑った。私は笑わなかった。胸がいっぱいで笑えなかった。

　どうやら、メアリーは変性アルコールを飲んでいる人々が日頃から利用している被爆地区に入ってしまったようだ。警察がその場所からアルコール中毒の人々を追い払った後、メアリーは這い出て、カッツのほとりで残りの夜を過ごした。

　翌日は１日目とほとんど同じように過ごし、することもなくステップニー

とコマーシャル・ロードをただ歩き回っていた。

「そのあたりにはたくさんのバスがあって、その１つに乗って、どこか他の場所に行こうか迷ったわ。だって、自分がいる場所があまり好きではなかったもの。だけど、どのバスにもワッピングやバーキング、マイル・エンド、キングス・クロスなんかの地名が正面に書いてあって、これらの場所がどこにあるのかわからなかった。私はロンドンに来たかったの。それにトラックの運転手さんがロンドンだよ、と私を降ろした時に言っていたもの。だから、バスには乗らなかったわ。だって、どこに行けば良いのかわからなかったんだもの。」

さらに２日間、このようにして過ごした。完全に孤独で、誰とも話さず、夜はカッツで眠った。３日目の夕方、メアリーはソーセージロールを買うために最後のペニーを使った。

もし、教会で高齢の女性がスズメにパンくずをあげているのを見かけなければ、ロンドンでの４日目は食べ物なしになっていただろう。

「お婆さんが行ってしまうのを待って、鳥を追い払ったわ。それから、這い回ってパンくずをかき集めて、スカートへ入れたの。太陽は輝き、木々は美しかった。小さなリスも見たの。芝生の上に座って、膝の上のパンくずを全部食べたわ。味は大丈夫だったわ。次の日、あのお婆さんが鳥に餌をあげに来ないかと思って、私はまた教会へ行ったの。だけど、来なかった。一日中待っていたけれど、ついに現れなかったわ。」

夕方になってメアリーはゴミ箱から少し残飯をあさった。

彼女が話すにつれ、ダブリンからの遠い旅を計画する積極性と冒険心を持っていた頭の良い少女が、なぜロンドンに着いた時、もっと機転を利かせて、先を見越した考え方をすることができなかったのだろうと思った。彼女が行くことができた場所は、警察、カトリック教会、救世軍、YWCAなど色々あった。そこの人々は彼女を助けて、保護し、おそらく仕事も見つけてくれただろう。けれど、そのような選択肢は彼女の心には浮かばなかったようだ。おそらく、もう少し時間があれば、そのような行動が取れただろう。けれども、その代わりにメアリーはザキールと出会ってしまった。

「私はパン屋の窓を覗いて、パンの匂いを嗅ぎながら、少しもらえたらどんなにいいだろうと考えていたわ。彼がやってきて、私の横に立って、『タバコは要るかい？』と言ったの。」

「トラックの運転手さん以来、初めて話しかけてくれた人だった。誰かが私に話しかけてくれるのを聞く、ただそれだけの事がとても嬉しかったわ。だけど、私はタバコを吸わなかったの。それしたら彼は『じゃあ、何か食べたい？』って言ったわ。私は『えぇ、とっても。』と答えたの。」

「彼は私を見下ろして、笑った。とても素敵な笑顔だったわ。彼の歯は白く光っていて、眼は優しかった。彼の瞳は美しくて、濃い黒茶色だった。彼の両眼を覗き込んだ瞬間、その瞳が大好きになったわ。彼は、『おいで、おいしいロールパンを調達しに行こう。僕もお腹が空いたよ。カッツのほとりに行って、座って食べよう。』と言ったの。」

「私達はお店に入って、彼は具材の違うたくさんのロールパンと、いくつかのフルーツパイ、そしてチョコレートケーキを買ったわ。彼の横にいると自分がとてもみすぼらしく感じたの。だって、何日も服を洗っていなかったし、着替えもしていなかったから。彼はこざっぱりしていて、きちんとした身なりをしているように見えたし、金の首飾りをつけていたわ。」

2人は引き船道の芝生の上に座り、壁にもたれかかって、行きかう船を見ていた。メアリーは、上手く喋れなかったと言った。自分のことを気に入ってくれているような親切でハンサムな青年に圧倒されて、4、5日もの間、誰かと話すことを切望していたのに、何と言ったらいいか考えることができなかった。

「彼は絶えず喋って笑っていて、パンのかけらをスズメやハトに投げて、『僕の友達』と呼びかけていたわ。私は、鳥と友達になれる人はとても良い人のはずだと思ったの。時々、彼が言っていることがほとんど理解できなかった。だって、イングランドのアクセントはアイルランドのアクセントと違うでしょ。彼は、ケーブル・ストリートにある叔父さんの素敵なカフェで仕入れ係をしていると言ったわ。ロンドンで一番の食事を出しているって。私達は太陽の光の下で、引き船道に座って、とても美味しい食事をしたわ。ロールパンはおいしくって、アップルパイも美味しかった。そしてチョコレートケーキはこの世の物とは思えないくらいだった。」

メアリーは石の壁にもたれ、満足してため息をついた。彼女が目覚めた時、太陽は倉庫の後ろに沈んでいて、彼のジャケットが彼女にかけられていた。メアリーは彼の肩にもたれていることに気付いた。

「彼のたくましい腕の中で目覚めたわ。彼の美しい茶色い瞳が私を見下ろし

ていた。彼は私の頬をなでて、『君はとてもよく眠っていたよ。おいで、もう遅くなってきた。家まで送って行ってあげた方がいいね。君のお母さんとお父さんが君の身に何か起こったのではないかと心配するよ。』と言ったの。」

「なんて言ったら良いのかわからなかったわ。そして、彼も何も言わなかった。少し経って彼は、『僕達はもう行かないとだめだよ。ずっと知らない人と一緒に出かけたりして、君のお母さんはどう思うかな？』と言ったの。」

「ママは遠く離れたアイルランドにいるわ。」

「そう。じゃあ、君のお父さんは？」

「パパは死んだわ。」

「かわいそうに。ロンドンのおばさんの所にでも身を寄せているのかな？」

「『かわいそうに。』と言った時、彼はもう一度私の頬をなでたの。私は幸せでとろけそうだと思ったわ。だから、彼の腕の中にすり寄って、事情をすべて話したの。だけど、私はママの男のことと、彼が私にしたことについては言わなかった。だって恥ずかしかったし、私の事を悪く思ってほしくなかったから。」

「彼は何も言わなかったわ。長い間、私の頬と髪の毛をなでていただけだった。そして彼は言ったの。『かわいそうなメアリー。僕達はどうしたらいいだろう？僕は、一晩中君をカッツのほとりに残して離れることはできない。僕はもう、君に対して責任があると感じているんだ。僕の叔父さんの所に一緒に戻るのがいいと思う。素敵なカフェだよ。僕の叔父さんはとても親切なんだ。僕達はおいしい食事を食べることができるし、君の将来についても考えることができるよ。』」

CABLE STREET（ケーブル・ストリート）

　戦前のステップニーはシティのすぐ東に位置し、北にコマーシャル・ロード、西にロンドン塔と英国王立造幣局、南にワッピングとドック、東にポプラがある地域で、きちんとしていて勤勉だが、その多くは貧しい何千ものイースト・エンドの家族が住んでいた。その地域のほとんどは満員のアパートが込み合い、狭く暗い路地や小道、多くの住人がいる古い家々で溢れていた。古い建物の多くには中庭にたった1つの水道とトイレしかなく、8～12家族が使用していた。時には10人以上の家族が、1部屋か2部屋に住んでいた。人々は何世代にも渡りこのように暮らしていて、1950年代にも同じように暮らしていた。

　これは彼らの伝統であり、受け入れられた生活様式だったが、戦後、状況は劇的に悪化した。その地域は取り壊しが計画されていたけれども、実際にはそれから20年間は実行されなかった。その間、地域はあらゆる悪の温床となった。使用禁止を申し渡された家々は個人が所有していたが、自由市場で信頼できる人に売ることができなかったため、あらゆる国籍の悪辣な利権屋達に買い占められ、荒廃した1人部屋が法外な低家賃で貸し出された。店舗も同様に買い占められ、「街頭ウエイトレス」のいる終夜営業カフェに姿を変えた。それらは実際には売春宿で、その地域に住まなければならなかったまともな人々の生活を地獄へと変え、その中で子どもたちは育っていった。

　人の過密は常にイースト・エンドの人々の生活の一部だったが、戦争で更に悪化した。多くの住居が爆撃によって破壊されても建て替えられなかったため、人々は見つけうる場所のどこにでも住んだ。そのうえ、1950年代には、イギリス連邦の他の国々から何千もの移民が住む場所のあてもなくこの国に流れ込んできた。10人以上の西インド諸島の人々が1軒1軒訪問し、部屋を貸してくれと頼み歩く光景は珍しくなかった。もし部屋が見つかれば、あっという間に20～25人の人々で溢れかえり、皆一緒に住んでいた。

　このような類のことはイースト・エンドの人々は過去にも経験しており、受け入れることができた。しかし、彼らの街路、路地や狭い道、店や家々が、露骨におおっぴらに売春宿として使用されるとなると、全く話は違った。生活は

まさに地獄と化し、女性達は扉の外に出ること、もしくは子どもたちを外に出すことを恐れた。2回の世界大戦を生き延びた打たれ強くてたくましいイースト・エンドの人々は、1930年代の大恐慌を切り抜け、1940年代のロンドン大空襲をも生き残り、屈せずに立ち直ってきたのだけれども、1950年代、60年代に突然自分達の生活の中心を襲ってきた悪と売春に押し潰された。

　想像してみて欲しい。荒れ果てた建物の3階にある2部屋を借りて、6人の子どもを育てなければならないことを。その後、新しい管理人がやってきて、脅しや脅威、恐怖、もしくは住み替えを理由に子どもの頃から知っている近所の家族すべてが一軒、また一軒と出て行ってしまうことを。住んでいる家のすべての部屋は分割され、それぞれの部屋に4、5人もの売春婦が詰め込まれた。かつて建物の1階にあった雑貨店は終夜営業のカフェに変わり、騒音、大音量の音楽、パーティー、罵倒、喧嘩が一晩中続いていた。売春業は昼夜を問わず行われ、男達が階段をドシンドシンと上り下りしたり、階段や踊り場をうろうろしたりしながら順番を待っていた。このような様子も想像して欲しい。貧しい女性がよちよち歩きの子どもを連れて買い物に行かなければならない様子、子どもたちを学校に送り出さなければいけない様子、あるいは洗濯のためバケツ2杯の水を汲みに地下室に1人で下りなければならない様子を。

　そのような多くの家庭は10年もの間、議会の住み替え待機リストに載っていたが、一番の大家族が他の住居に住めるようになる可能性は最も少なかった。というのも、彼らが住んでいた2部屋の状況は人が住むには不適格だとされていたにも関わらず、住宅法の規定により議会が10人家族を4部屋の住居に住まわせることは許されていなかったのだ。

　1950年代にドック・ストリートにあるセント・ポール大聖堂の教区司祭に任命されたジョー・ウィリアムソン神父は、この状況下にやってきた。彼は残りの人生、多大なエネルギー、強い精神、そして何より深い信仰心を捧げ、この地域を浄化すること、また、ここに住まなければならないイースト・エンドの家族を救うことに尽力した。後に彼は若い売春婦達を救い保護する活動を始めた。彼は売春婦達を心から愛し、哀れに思っていた。ウェルクローズ・スクエアにあるチャーチ・ハウスを売春婦達の家として開放したのは、彼だった。そしてそこが、私がバス停でメアリーと出会った翌日に、彼女が向かった場所だった。私はその場所に何度か彼女を訪ねて行き、その時に彼女はそれまでの

話をしてくれた。

　「肌寒くなってくると、ザキールはジャケットを私の肩にかけてくれて、鞄を持ってくれたわ。彼は私に腕を回して、ドックから帰っていく大勢の男達の間を通り抜けられるように導いてくれたの。道中、本物の紳士みたいに私をエスコートしてくれたわ。正直に言うと、こんなにハンサムな若い男の人の横にいる自分をロンドンで最高の女性のように感じたわ。」

　ザキールはメアリーをコマーシャル・ロードから離れた横道に連れて行った。その道はさらに別の横道に繋がり、どんどん狭く汚くなっていった。窓の多くは板で覆われたり、壊れていたり、中が見えない程に汚れていたりした。人通りはほとんどなく、通りで遊ぶ子どもは全くいなかった。メアリーは黒い建物を見上げた。鳩が壁の出っ張りから出っ張りへと飛んでいた。誰かが綺麗にしようとしたような窓も少数あり、カーテンが掛けられていた。小さなバルコニーに洗濯物を干してあるところも１、２か所あった。しかし、これらの狭い通りや路地には、太陽の光は決して届かないようだった。汚物やガラクタがあらゆる場所に散らかっていた。汚物は曲がり角や側溝、柵に積み上げられ、玄関を塞ぎ、小さな路地の半分を占領していた。ザキールはメアリーに、気を付けて、ここを跨いで、あそこを踏んで、と言いながら、この汚い通りを注意深く先導した。道で出会った数少ない人は皆男性で、行きかう時ザキールは彼女を守るように自分の近くに引き寄せた。そのうちの１人か２人は明らかに彼の知り合いで、外国語で話していた。

　メアリーは言った。「外国語を話せるなんて、とても賢くて教養のある人だと思ったわ。きっと語学を学ぶために、とても学費が高い学校に通ったはずだわってね。」

　２人は広くて長いケーブル・ストリートに出た。ザキールは言った。「僕の叔父さんのカフェはこの先にあるんだ。この通りで最高の店で、一番賑わっているんだ。僕と君の２人だけで、一緒に食事ができるよ。楽しそうじゃない？それに叔父さんはその建物全部を持っていて、部屋を貸しているんだ。だから、きっと君に１部屋用意してくれるよ。そしたら、君はもうカッツのほとりで寝なくて済むんだ。多分カフェで君にできる仕事も見つけてくれるよ。洗い物とか、野菜の皮むきとか。もしかしたら、コーヒーマシンの担当にしてくれるかもしれない。コーヒーマシンを動かしてみたくないかい？」

メアリーは魅了された。ロンドンの人気のカフェでコーヒーマシンを動かすなんて、メアリーにとっては夢の中の夢だった。彼女は感謝と崇拝の念に駆られてザキールにしがみつき、彼も彼女の手をぎゅっと握った。
　「これからは、全てがうまくいくよ。僕はそんな気がする。」と彼は言った。
　メアリーは感極まりすぎて話すことができなかった。彼女は心からザキールを愛していた。2人はカフェに入った。窓はひどく汚れ、半分下がっていたレースのカーテンは汚れでほぼ真っ黒だったので、中は暗かった。何人かの男がフォーマイカ材のテーブルでタバコを吸い、酒を飲んでいた。そのうち1人、2人は女性と一緒に座っていて、他の大きなテーブルでは女性や少女達がタバコを吸っていた。誰も話していなかった。その場所の静けさはかなり不気味で、なぜか剣呑だった。ザキールとメアリーが入っていくと全員が見上げたけれど、それでも誰も話さなかった。カフェの中にいた少女や女性は皆顔色が悪く、メアリーと対照的だった。不機嫌そうな者もいれば、陰気そうな者もいて、皆がやつれて見えた。反対に、メアリーの瞳は期待で輝いていた。船旅をし、4日間カッツのほとりで寝て新鮮な空気を吸っていたので、その肌は紅潮していた。そして何よりも、愛によって柔らかくうっとりとした感覚に満ち、メアリーのすべてが輝いていた。
　ザキールは、叔父さんと話している間座っておくよう言った。彼はメアリーの手提げ袋を持っていった。メアリーは窓のそばのテーブルに座った。カフェにいた数人が彼女をじろじろ見たが、誰も話しかけてこなかった。メアリーは気にせず、静かに1人微笑んだ。ザキールがいる今、特に誰かと話したいとは思わなかった。乱暴そうな男がやって来てテーブルの反対側に座ったが、彼女は傲慢に顔を背けた。男は立ち上がり、去っていった。角の席にいる少女達がくすくす笑っているのが聞こえたので、メアリーは彼女達の方を向いて笑いかけた。けれど、誰も笑い返してこなかった。
　10分ほど経って、ザキールは戻ってきた。「叔父さんに話してきたよ。彼はいい人だよ、君の面倒を見てくれるって。後で一緒に食事をしよう。今はまだ7時だね。お楽しみは9時頃に始まるよ。きっと今晩は楽しめると思うよ。このカフェはショーと食事で有名なんだ。叔父さんがロンドンで最高のシェフを雇っているんだ。何でも好きなものを食べていいよ。叔父さんはすごく気前がいいから、メニューとワインリストの中から何でも好きなものを選んでいいっ

て言っていたよ。これは特別なんだ。君が僕の特別な友達で、僕は叔父さんのお気に入りの甥っ子だからね。僕は肉の仕入れ人で、最高のものを見つけるためにいろんな所へ行かなくてはならない。いいカフェにはいい肉がなくちゃね。僕はロンドンで最高の肉の仕入れ人なんだよ。」

　確かに夕食の肉はとても美味しかった。彼女はミートパイと豆とフライドポテトを選んだ。ザキールも同じものを食べた。なぜなら、その夜、メニューには他に何もなかったからだ。けれども、貧しいアイルランドの田舎で主にジャガイモとルタバガ*を食べて育ち、その後ダブリンで極貧に苛まれて育ったメアリーにとっては、そのミートパイはそれまでに味わった中で最も素晴らしいものであり、彼女は満足して吐息をついた。

　2人は窓のそばの隅っこに座った。ザキールの席からはカフェ全体が見渡せ、メアリーに話している時でさえ、彼の視線は絶えずカフェの中をさまよっていた。メアリーの席からはカフェのおよそ半分が見渡せたが、彼女は周囲を見ることはなく、見たいとも思わなかった。メアリーはザキールだけを見ていた。

　「じゃあ、ワインを選ぼう。ワインを選ぶ時は気を付けないといけないよ。いい食事にいいワインは不可欠だからね。1948年のシャトー・マルセイユがいいかな。素晴らしいワインだよ。コクがあって、でも重すぎない。きりっとした美味しさが、口の中にいつまでも残るんだ。ぶどうの暖かさと煌めきを感じさせてくれるワインだよ。僕はワインのプロなんだ。」

　メアリーは感銘を受けた。事実、彼の洗練された上品な振る舞いに圧倒されていた。それまで一度もワインを飲んだことはなかったし、飲んでみても好きにならなかった。グラスに注がれた暗赤色の液体から美味しいものを想像していたが、苦くて酸っぱいものだと思った。けれど、ザキールは嬉しそうに飲んで、「素晴らしいヴィンテージもののワインだよ、全部飲んで。ロンドン中どこを探してもこれ以上のものは見つからないよ。」とか、「あぁ、何て素晴らしい香りだ。保証するよ、こんなワインはめったにあたらないよ。」とかつぶやいていたし、そんなに好きではないと言って彼の気持ちを傷つけたくなかったので、メアリーは一気に飲み干し「美味しい。」と言った。

　彼はもう一度メアリーのグラスにワインを注いだ。その間ずっと、ザキール

---

*食用の根菜。

の目はきょろきょろとカフェの中を見回していた。メアリーと話す時は微笑んでいたが、カフェを見回す時は目も口も笑っていなかった。メアリーの席からは少女と女性達が座っているテーブルは見えなかったが、彼女達はザキールのちょうど反対側にいた。彼は頻繁に彼女達の方向を瞬きもせず冷ややかに見つめ、わずかに頷き、頭を一瞬違う方向へ動かすと、またテーブルの方へ視線を向けた。そのたびに、メアリーには少女達のうち1人が椅子を引いて立ち上がる音が聞こえた。食事中6回ほどザキールは席を立ち、そのテーブルへ向かった。メアリーの視線は彼の姿を追った。怪しんでいたからではなく、ただ彼から目を離せなかったのだ。ザキールは彼女らに微笑みもしないばかりか、歯を噛みしめて冷たい目を見据えて話しているのが見えた。彼が少女達をあまり好きではなさそうな様子に気付いて、メアリーは満足した。一度は、ザキールが拳を固く握り、威圧的に少女の顔に向かって振り上げているのが見えた。その少女は立ち上がり、出て行ってしまった。

「彼は私のことが一番好きなのだわ。あの女の子達を好きではないのよ。どっちにしてもあの子達は嫌な感じだわ。でも、私は彼の特別な友達なのよ。」そう思うと、暖かい幸福感が体中に溢れてきた。

ザキールは席に戻ると毎回、綺麗な白い歯と黒茶色の瞳を輝かせながらメアリーに笑顔をたっぷり注いだ。

「全部飲んで。」ザキールは言った。「この素晴らしいワインは、そんなにたくさん飲めないんだ。フルーツかケーキはどう？叔父さんが、食べたい物を何でも食べていいって言っていたよ。ショーはもうすぐだ。ロンドンで一番なんだ。ロンドンとパリ、ニューヨークのナイトクラブは世界中で有名だけど、ここはロンドンで一番なんだよ。」

メアリーはワインを飲み干し、ベタベタした甘いケーキを1切れ食べた。ザキールがシャルトルーズ酒に漬け込んだクロサクランボのブラックフォレスト・ケーキだと教えてくれた。メアリーはサクランボを見つけることはできなかったが、ケーキは美味しかった。しかし残念なことに、今やワインはより一層不味く感じ、ワインの酸味のせいで舌が毛羽立ったような感じになり、唇と口はざらざらしてきた。

メアリーは靄がかかっているような感覚の中、カフェに人が溢れてきたことにぼんやりと気付いた。男達が絶え間なく店に入って来た。「今が忙しい時間

なんだ。ショーは楽しいと思うよ。」とザキールは言った。

　メアリーは楽しめるのか案じながらも微笑み、頷いた。実は、空気がどんどんタバコ臭くなってきたことで目が痛くなり、頭も痛くなってきていた。食事の後どっと疲れを感じ、むしろ眠ってしまいそうだったが、ザキールが親切にも連れてきてくれたのでショーを楽しむために起きていなければならないと思った。更にワインをもう少し飲み、なんとか目を開けていようとがんばった。窓の雨戸が閉じられ、扉に鍵がかけられ、照明が薄暗くなったことには気付かなかった。

　突然、耳をつんざくような音が鳴り響き、朦朧としていたメアリーははっと我に返った。ぎょっとして椅子から落ちそうになり、体を起こしておくためにテーブルの端を掴まなければならなかった。それは彼女がこれまでの人生で聞いた中で最大の音量で、コマーシャル・ロードでメアリーを怯えさせたドックのサイレンよりもずっと大きな音だった。音はずっと鳴り続いた。それはジュークボックスで、その音はリズム音楽だった。

　ザキールが叫んだ。「ショーが始まったよ！椅子を動かして見てごらん！ロンドンで一番だよ！」

　カフェにいる男達は皆椅子を動かし、静かに中央のテーブルに顔を向けた。

　1人の少女がテーブルに飛び乗り、踊り始めた。テーブルは1メートル弱の幅しかなかったため、落ちてしまうかもしれない恐怖から実はあまり踊れていなかったけれど、それでも彼女は音楽のリズムに合わせ、体、お尻、肩、腕、首を動かしていた。髪も振り乱していた。男達は歓声をあげた。その時、彼女は肩に掛けていたショールを投げ捨てた。男達はもう一度歓声をあげ、それを奪い合った。ゆっくりと思わせぶりにブラウスのボタンを外して脱ぎ捨てると、深紅のブラジャーが露わになった。ベルトも外すと、スカートが足下に落ちた。その下には、腰回りと脚の間に深紅の紐を付けているだけだった。彼女のお尻は大きかった。くるりと回って壁を向き、お尻と太ももを揺さ振った。そして、腰を曲げて脚を開いた。

　メアリーは唖然とした。眠気が吹っ飛び、自分の目を疑った。実際に目の前で起きていることだと信じられなかった。

　ザキールは綺麗な歯を光らせ、叫んだ。「いいだろう？どう？ロンドンで一番のショーだと言っただろう！」

少女は身体を起こし、聴衆の方を向いた。不遜な態度で周囲を見回し、ゆっくりとブラジャーの金具を外し始めた。乳首に深紅の飾り房をつけた大きな乳房がこぼれ落ちた時、男達は喝采を上げて叫び、足を踏みならした。きっと多くの練習を積んだに違いない腕前をもって、彼女は乳房をどんどん速く旋回させた。乳首の飾り房も更に速度を増しながら、ぐるぐると飛び回った。メアリーの目は、この飾り房のせいで催眠術をかけられたようになった。旋回がだんだんゆっくりになって、飾り房がわずかにぶらぶらと揺れながら床に向かって垂れ下がるまで、メアリーは驚愕のあまり硬直していた。少女は腰回りの紐を外して観衆に向かって投げ、男達はそれを奪い合った。
　次に踊りの重大な場面が始まった。彼女は腰をゆっくりと前後に振り動かした。彼女の目は聴衆を見つめ、舌を出し入れした。時には腰同様に上半身も前後に動かし、また時には胸を左右に揺らしながら、この動きをかなり長時間続けた。ジュークボックスの音量が少し下げられ、ドラムのビートだけが聞こえていた。彼女はその間中ずっと、腰をリズムに合わせて前後させていた。
　メアリーはすっかり幻惑されていた。始まった時と同様に、唐突に少女は叫び声を上げて動きを止め、テーブルに横になった。スペースはそんなになかったけれど、背中と頭をテーブルにのせて横になり、踵どうしをくっつけて脚を空中に高く上げた。彼女がゆっくりと脚を広げていくにつれ、ジュークボックスの音量がもう一度だんだんと大きくなっていった。ほぼ水平になるまで脚を広げると、大きくて肉厚の毛深い外陰部が露わになった。そして、さらに高度な技をもって、ピンポン玉を腟から出し、驚喜で叫んでいる観衆に向かって投げ始めた。目まぐるしい速さと数だった。メアリーは、何か魔法を使っているに違いない、誰もこんなに大量のピンポン玉を体の中に入れておけるわけがないと思った。男達は興奮のあまり熱狂して、ピンポン玉をお互いに投げ合ったり、少女達や壁に向かって投げたりしていたので、ピンポン玉が部屋中を飛び交っていた。
　他の少女達はテーブルを離れ、男達に加わっていた。男の膝に座り愛撫したりされたりしている者や、男と２人で店を出る者もいれば、ただ座ってタバコを吸いながら酒を飲んでいる少女もいた。テーブルに横になっている少女のもとに年長の女性が２人現れ、それぞれが彼女の脚をとり、男達に手招きした。少女のもとに男達が殺到したが、メリケンサックを身に付けている中年のずん

ぐりした男が2人、道を阻んだ。2人は進んでくる男達に向かって怒鳴り、何か言った。ジュークボックスの音でメアリーには何を言っているのか聞こえなかったけれど、数人の男は踵を返して席に戻った。しかし、その場に立ち止まったままの男達もいて、たくさんのお金がメリケンサックを付けた男に手渡されるのが見えた。それから男達は1人ずつズボンを緩め、テーブルの上の少女に性器を挿入した。順番を待っている男達は彼女のそばへ近寄り、手で胸を揉んでいた。更にお金がメリケンサックを付けた男の手に押し付けられると、1人の男が少女の頭側にまわってズボンを脱ぎ、ペニスを彼女の口に押しつけた。少女は満足そうに性器をしゃぶった。その後も数人の男が1人ずつ同じことをした。

　メアリーは吐き気を催した。自分のアイルランド人との経験から、何が起きているのか十分にわかったし、お金が手渡される光景を見て彼女はすべてを理解した。疑問の余地もなかった。彼女は震えながら十字を切り、「聖母マリア、神の御母よ、私のためにお祈り下さい。」と囁いた。

　ウェルクローズ・スクエアにあるチャーチ・ハウスの台所に座ってコーヒーとビスケットを食べている時に、メアリーはこのことを全て話してくれた。私は頻繁に彼女を訪ねて行った。ソーシャルワーカーでも教会のボランティアでもなく、ただ彼女が好きだったからだ。出会いの顛末が、私達の絆を生んでいた。彼女は私を信頼していたし、私になら話すことができるのは確かだった。私も売春婦と彼女らの生活についてもっと知りたかったので、彼女に話してくれるよう促した。

　私は尋ねた。「そんなことがあって、なぜその場を去らなかったの？あなたにはそれができたし、誰にもあなたを止められなかったはずよ。どうして離れなかったの？」

　彼女は黙ったまま、ビスケットの端をかじった。

　「そうすべきだったとわかっているわ。でも、私はザキールのもとを去ることができなかった。彼は私の手を取って、ぎゅっと握って言ったの。『凄いショーじゃない？ロンドンでこれ以上のものは見られないよ。ロンドン中のナイトクラブがあのダンサーを欲しがっているんだ。でも僕があの子を見つけて叔父さんのもとに連れて来たし、叔父さんはいい給料をあげている。だからあの子は他のカフェに行かないんだ。彼女は毎晩パフォーマンスをして、このカフェを

有名にした。でも、可愛いメアリー、君は疲れていそうだね。寝ないと。おいで。叔父さんが君のために部屋を用意してくれているよ。』」

　ザキールは優しくメアリーの手をとり、守るように腕を回して群集をかきわけながら連れて行った。

　メアリーは私に言った。「あの時、彼は私のことが好きだってわかったわ。だって他の女の子とは違う扱いをしてくれたもの。彼はあそこにいた柄の悪い男達全員から私を守ってくれて、大切にしてくれたのよ。そうでしょう？」

　私はため息をついた。23年生きてきた分別から、14か15歳の少女が口のうまい悪人にそんなにも簡単に騙され得るものだろうかと思った。私だったらありえないだろうと思った。でも今となってはわからない。

　ザキールはメアリーをカフェの奥にあるキッチンの方へ連れ出して、言った。「ここが上の部屋に上がる階段だよ。それは素晴らしくて綺麗な部屋さ。すぐに見られるよ。トイレを使いたければ、あっちの庭にあるよ。」

　ザキールは木とアスベストでできた小屋を指さした。

　メアリーはどうしてもトイレに行っておきたかったので、「どこかに行かないでね。」とささやいた後、小屋へ向かった。不快極まる酷い匂いだったけれど、暗闇の中だったので、濡れてぬるぬる滑る床を覆っていたものすごい量の汚物は見えなかった。

　ザキールのもとに戻ると、彼はキッチンを通って2階に案内した。鍵を取り出して扉を開けると、電気を点けた。

　その部屋は、メアリーがそれまで見たことのない、想像すらしたことのなかったような部屋だった。照明は天井ではなく壁から照らされ、カーテンからも射す光があった。壁には鏡があり、光を反射していた。実際には、ただのクロムメッキだったのだが、部屋中に散りばめられた金や銀にメアリーは息をのんだ。部屋の中央に大きな真鍮製のベッドが置かれ、メアリーにはシルクに見えるカバーが掛けられていた。暗く薄汚れた内装の1階のカフェにいた後では、そこは楽園のようだった。

　彼女はささやいた。「あぁ、美しいわ、ザキール。本当に綺麗だわ。ここは本当に叔父さんが私に使わせてくれる部屋なの？」

　彼は笑って答えた。「ここはロンドンで一番綺麗な部屋だよ。これより素晴らしい部屋はどこにも見つけられない。メアリー、君は運が良いよ。そのこと

をわかってくれていたらいいけど。」

「えぇ、もちろん。もちろんよ、ザキール。心から感謝しているわ。」彼女は吐息をついた。

　ザキールは手慣れた方法で簡単にメアリーをものにした。彼女はその話をしたがらなかったし、私もそれを強いたくなかった。その一晩の思い出はメアリーにとって神聖なものなのだと感じた。けれども、彼女は言った。「彼は私を愛していたんだわ。だって、彼がしてくれたように私に触れる人は他には誰もいなかったのよ。他の男達はみんな乱暴で恐ろしかった。でもザキールは優しくて綺麗だったの。私はあの夜、幸せで死んじゃうと思ったわ。あの時死ねたら、一番よかったのよ。」彼女は静かに言い足した。

　お互いの腕の中に横になり、太陽の光が静かな暗闇を消し去っていくのを見ながら、彼は囁いた。「さぁ、可愛いメアリー、どうだった？こんなことがあるなんて、思っていた？他にもたくさん、君に見せてあげられるものがあるよ。」

　「その時、私はとんでもない間違いを犯したの。」メアリーは私に言った。「もし間違いを犯さなかったら、きっと彼はまだ私を愛していたわ。でも、すべてを彼に話すべきだって思ったの。そうすれば私達の間に秘密がなくなるから。私は彼に、ダブリンの時のママが連れてきた男のことと、その男が私にしたことを話したの。」

　「そしたらザキールは私を押しのけて、飛び上がったわ。そして叫んだの。『なんで俺はお前のために時間を無駄にしたんだ、この淫売め！俺は忙しいんだ。他にもするべきことはあるのに！起きろ、服を着ろ！』って。」

　「彼は私の顔を叩いて、服を投げつけたわ。私は泣いていたの。そしたらまた私を叩いて言ったわ。『めそめそするな。服を着ろ。早くしろ！』って。」

　「できる限り早く服を着たら、彼は私を扉の外の踊り場に押し出したわ。その時、彼の気分がまた変わって、私に微笑みかけたの。彼はハンカチで私の目元を拭って言ったわ。『さぁ、さぁ、僕の可愛いメアリー。泣かないで。大丈夫だよ。僕はすぐにかっとなるけど、すぐ収まるんだ。君がいい子にしていたら、僕はいつでも君を大切にするよ。』」

　「彼が私に腕を回してくれたから、私はまた幸せな気持ちになったの。彼にアイルランド人の話をした私が悪かったんだとわかったわ。だって、彼の気持ちを傷つけてしまったの。彼は最初の人になりたかったんだわ。」

私はメアリーの騙されやすさに驚いた。自分が経験したことや目撃したことを受けてもなお、彼女は本当にその夢に縋りついていたのだろうか？ザキールが彼女を愛していたという夢に。そして、酔ったアイルランド人にレイプされたことを知った時にその愛が冷める程、彼女が処女であることを重んじていたという夢に。

　「彼は私を下のカフェに連れて行って、前の晩、テーブルの上の少女の脚を持っていた女性のうちの1人を呼んだわ。彼は彼女に言ったの。『メアリーだよ。この子は大丈夫だ。叔父さんが起きたら伝えてくれ。』って。」

　「そして私に言ったの。『僕はもう出かけなきゃいけない。忙しいんだ。君はグロリアと一緒に残って。彼女が君の面倒をみてくれる。叔父さんの言うことを聞くんだよ。叔父さんに言われた通りにして、いい子にしてくれていたら、僕は嬉しいよ。もしそうでなかったら、僕は腹を立てるからね。』」

　メアリーはささやいた。「いつ帰ってくるの？」

　彼は答えた。「心配しないで、帰ってくるから。いい子で、ここにいて。叔父さんの言うことを聞くんだよ。」

CAFÉ LIFE（カフェ・ライフ）

　ノンナート・ハウスにいた頃、ステップニーがどんなところか知るために、私はよく歩いて回った。そこは本当にぞっとするような所だった。それまで想像していた以上に、スラムはひどいものだった。ポプラからたった3マイル（約4.8 km）しか離れていないということが、とても信じられなかった。ポプラは貧しくてひどい家も多く、人が詰め込まれすぎていたけれど、住民は明るく人懐っこかった。ポプラでは皆が「こんにちは。」「調子はどうだい？」「何してるの？」などと看護婦に大きな声で呼びかけてくれた。ステップニーでは誰もが一切話しかけてくることはなかった。ケーブル・ストリート、グレイス・アレイ、ドック・ストリート、サンダース・ストリート、バックハウス・レーン、リーマン・ストリートと進むにつれて、雰囲気は恐ろしくなっていった。少女達が戸口に寄りかかり、男達はたいてい群れて通りを行き来していた。あるいは、タバコを吸ったり噛んだり、唾を吐いたりしながらカフェの扉のあたりをうろついていた。私は誘われたくなかったので、いつも完璧に看護婦の制服を着ていた。自分が見張られていて、ひどく嫌われている存在であることは知っていた。

　取り壊しが決められてから20年近くにもなる使用禁止の建物が未だに建っていて、そこには人がまだ住んでいた。出て行くことができない数家族と老人達がまだ留まっていたけれど、多くの場合、住んでいたのは売春婦や家のない移民、酔っ払いや変性アルコール中毒者、薬物中毒者達だった。店は終夜営業のカフェに変わってしまったため、食料や日用品を販売しているような雑貨店はなかった。そして実際、カフェというのは売春宿だった。唯一あったのは、タバコ店だけだった。

　建物の多くは見たところ屋根が無いようだった。知り合いの12人家族は最上階の3部屋に住んでいて、タール塗りのシートで覆っている、とセント・ポール大聖堂の教区司祭であるジョー神父は教えてくれた。最上階のほとんどは放置されていたが、下層階はまだ崩壊していない上階の床に守られており、人が溢れていた。

ウェルクローズ・スクエア（今では取り壊されている）には、ケーブル・ストリートが裏にある小学校があった。あらゆる汚物が柵をこえて投げ込まれると聞いたので、私は管理人に話しかけた。彼は生まれも育ちもステップニーで、明るいイースト・エンドの人だったけれど、私が話しかけた時は険しい表情をしていた。子どもたちの登校前に掃除をするため、毎朝早くやって来るのだと教えてくれた。汚れた血液やワインでびしょ濡れになったマットレスが学校の運動場に投げ込まれ、生理用ナプキンや下着、血液で汚れたシーツ、コンドーム、ビン、注射器といったありとあらゆるものも投げ込まれた。管理人は毎朝それらのゴミを焼却しているとのことだった。
　グレイス・アレイにある学校の向かい側は被爆地区で、毎晩カフェのオーナー達が同じような汚物を投げ込んでいた。こちらは今まで掃除も焼却もされたことがなかったので、汚物が蓄積するまま、空高く悪臭を放っていた。そこを通り過ぎることは耐え難かった。50ヤード（約45.7ｍ）離れていても十分臭かった。ステップニーの何家族かがまだそこに住んでいると聞いたけれど、あまりの臭いのため、私はグレイス・アレイを訪ねなかった。
　売春宿や売春婦のヒモ、そして売春婦達がその地域を占拠し、不潔で荒廃した建物が、その下劣な商売や邪悪で冷酷な行いを満足げに眺めながら立っているようだった。ケーブル・ストリートのカフェが有名になればなるほど顧客は群がり、商売は大きくなった。地元の人は何もできなかった。彼らの声はジュークボックスの騒音にかき消されてしまった。いずれにせよ、彼らは苦情を言うことに大きな恐怖を抱いて暮らし、問題の大きさに押し潰されてしまったのだ。
　イースト・エンドには常に売春宿があった。当然だ。ドック地域だったのだから。他に何があるというのだろう？けれども、売春宿はいつも受け入れられ、大目に見てもらえていた。この小さな地区に何百もの売春宿が現れた時に初めて、地元住民の生活は耐え難いものとなった。
　私は地元住民が感じる恐怖をよく理解できた。苦情を言ったり、どんな方法であれカフェオーナー達の利益を妨げたりすると、復讐のために目をつけられるだろうという恐怖を。勇気を出したところで、ナイフで刺されるか殴られるかだろう。サンダー・ストリートを歩いているのが、太陽の光にあふれた時間で良かった。汚れた窓越しに、化粧をしてやつれた少女が窓枠にもたれかかり、外を見ながら男達をあからさまに誘っているのが見えた。サンダー・ストリー

トはコマーシャル・ロードに直接つながっていたので、男達が定期的に覗き込んではサンダー・ストリートに入ってきた。これらの家は、たった10年か15年前までは小綺麗で小さな集合住宅で家族が住み、子どもたちが遊んでいる場所だった。けれど、私が行った日はホラー映画のような光景だった。もちろん、窓のところにいる少女達は私にうるさくせがむことはなかったけれど、大きくて邪悪な風貌の男達が周りにたくさんいて、まるで「出ていけ。」と言うかのように私を睨んだ。ステップニーの家族は、本当にこんな中で暮らしているのだろうか？明らかに、そのようだった。きれいな窓にレースのカーテンをかけ、戸口がよく磨かれている小さな家が2、3軒あった。1人の年老いた女性が目線を落とし、足を引きずりながら壁際を歩き、戸口まで来るのも見た。彼女はこっそり周囲を見渡すと、鍵を開け、後ろ手で素早く扉を閉めた。2つのスライド錠がバタンと閉まるのが聞こえた。

　牧羊犬や番犬、警察犬、ハスキー犬などの作業犬の飼い主の間に、「犬に優しくしてはいけない、さもないと犬は働かなくなってしまう。」という言い習わしがある。

　売春を斡旋する人や売春婦でも同じだ。少女達は犬のように扱われる。たいていは、もっともっとひどい扱いだ。犬というのは、売ったり繁殖させたりしないといけないので、結果的として普通はよく世話をされる。犬は高価な財産であり、価値ある犬を失うことは重大な問題である。しかし売春をする少女達は、完全に使い捨てだ。彼女達は奴隷のような生活を送っているが、犬や奴隷のようにお金で買われる必要はなく、雇い主の意思や気まぐれの支配下にあった。ほとんどの少女は自分が何をしているのかよくわからないまま、自らこの商売に手を染める。そしてごく短時間で、自分がそこから抜け出せないことに気付くのだ。彼女達は罠に嵌められるのである。

　ザキールはメアリーに「いい子でいて。言うことを聞いてくれていたら、僕は嬉しいよ。」という言葉を残した。メアリーはこの言葉を糧に何か月も過ごした。ザキールの笑顔のためなら、彼女は何でもしただろうし、実際何でもやってのけた。

　彼は午前8時頃にメアリーをグロリアのもとに残し行ってしまった。グロリアは冷淡な50歳くらいの年老いた売春婦であり、時折客をとっていたが、

主な仕事は少女達に稼がせることだった。にこりともせずメアリーを見つめ、「彼の言ったことを聞いていたね。言われたとおりにするんだよ。叔父さんが下りて来る前に、カフェとキッチンの掃除をしておくんだよ。」と言った。

　メアリーは何をすればよいのかわからなかった。とても広そうに見え、あまりにも散らかっていたので、どこから始めてよいかわからなかった。アイルランドの羊飼い小屋にいた頃は、掃除は簡単な事だった。ベッド、テーブル、マット、長椅子、それだけだった。けれども、カフェは巨大だった。メアリーは戸惑いながら見渡した。その時、重い足の一撃が彼女の小さな背中を直撃し、メアリーは1、2ヤード（約0.9～1.8 m）前になぎ倒された。

　「早くするんだよ、のろまな子だね。じっと突っ立って見てないで。」

　メアリーは飛び上がった。ザキールがカフェでの仕事は洗い物と言ったのを思い出し、汚れたグラスやマグカップ、たんつぼ、汚れた皿を走り回って集めた。急いでそれらを不潔なキッチンに運ぶと、ヌルヌルするシンクの向こうに置いた。蛇口からは冷たい水しか出なかったけれど、全てをできる限りきれいに洗い、古い不潔なシーツの切れ端の上で乾かした。その合間に、グロリアはテーブルの上に椅子を上げていた。

　「終わったら床をきれいにするんだよ。」とグロリアが叫んだ。

　ホウキはなかったが、湿ったモップがあったので、メアリーはそれで床中を拭いた。実際は、汚れが周りに広がっていた。

　「まぁ、ましだね。」グロリアは言った。「次はカジを掃除してくるんだよ。」

　メアリーはぽかんとした。

　「馬鹿だね。ゲリー、雪隠、厠。」

　メアリーは庭に出た。ひどい悪臭がした。トイレはおそらく、これまで毎夜、100人以上の男達が使い、何年もきちんと掃除されたことはなかったのだろう。ほとんどの男達は小屋の周りの地面に小便をしていたので、丸石はいつも濡れていて滑りやすかった。トイレットペーパーはなく、ちぎられた新聞紙が辺りに散らかっていた。中には嘔吐した男もいた。暑い夏の朝だったので、悪臭が立ち込めていた。少女達にとっても、そこは唯一使えるトイレだったけれど、ゴミ入れはなく、使用済みの生理用ナプキンが庭中に散乱していた。

　メアリーはぞっとして庭を見つめたが、また背中を蹴られる恐怖から、すぐに動き始めた。庭にはホウキがあったので、固形っぽい汚物のほとんどは掃い

て隅に集めた。それから、バケツに水を汲んで、庭中を洗い流した。効果的なようだったので、何回もバケツに水を汲んできて、同じように流した。

グロリアが出てきて、静かに辺りを見渡した。彼女は紙巻きタバコを口からはずし、「よく働いてくれたね、メアリー。ザキールも喜ぶよ。叔父さんも、皆もね。」と言った。

メアリーは喜びで目を輝かせた。彼女の最大の望みはザキールを喜ばせることだった。彼女は隅に集めた汚物の山を指さしながら、おずおずと「これはどうすればよいでしょうか？」と言った。

「グレイス・アレイの被爆地区に持って行くんだよ。場所は教えるから。」

自分の手で汚物を拾い上げるしか方法はなかった。メアリーは嬉しくはなかったけれど、それでもそうするしかなかった。汚物をすべて捨てるために被爆地区へ4往復もしなければならなかった。

メアリーは不快だった。最後に洗濯をしたのはカッツで、それから何日も服を着替えていなかった。キッチンに行き、冷たい水で顔と腕を洗い、脚も洗った。おかげで少し気分が良くなった。メアリーは自分の清潔なブラウスが入った手提げ袋がどうなったか思い出そうとした。ザキールが前の晩、袋を持っていったことは思い出したが、それ以来見ていなかった。メアリーはグロリアにザキールが手提げ袋を置きそうなところを尋ねた。

グロリアは「もう二度とお目にかかることはないよ。」と笑った。そして、本当に二度と見かけることはなかった。

その時、1人の男がカフェに入ってきた。メアリーが前の晩にも見たその男は、メリケンサックを付けて男達からお金を受け取っていた2人組のうちの1人だった。男はずんぐりしていて、お腹は大きく、ズボンのベルトの上にお腹の肉が乗っていた。汚れたスリッパで床をこするように歩き、腕いっぱいに刺青があった。恐るべき形相で、メアリーは声を出すことができずに、そっと庭に出て行った。この男が例の叔父さんだった。

「戻ってこい。」彼は叫んだ。

メアリーに反抗する力はなかった。震えながら彼の前に立った。彼はメアリーを冷酷な黒い目で見つめただけで、紙巻きタバコの端を吸っていた。彼はずんぐりした手を出すと、メアリーの肩を掴み、メアリーの頭を横に向かせると、「良い子だ、私に従うんだ。面倒は見てやる。悪い子だったら・・・」と最後まで

言わずに口をゆがめ、脅すように握り拳をメアリーの顔に振りかざした。

　それからグロリアに「この娘を連れていけ。」と言って出て行った。

★

　その古い建物には店と裏庭があり、地下に2部屋、上の階にはおよそ8部屋あった。すべての部屋は、薄い板で3つか4つの小さな小部屋に仕切られていた。それぞれの小部屋には狭いベッドが置かれ、小部屋の中には4台から6台もの2段ベッドが置かれている部屋もあった。ベッドはすべて不潔で薄汚れており、軍隊落ちの毛布だけが掛けられていた。

　メアリーは上の階に連れて行かれた。ザキールと夜を過ごした金と銀の部屋を通り過ぎて、その建物の一番上まで来た。屋根裏部屋には20人ほどの少女がいて、床や二段ベッドに横になっていた。ほとんどの少女は眠っていた。

　グロリアは「ここにいるんだよ。後であんたにしてほしいことがあるから。」と言った。

　メアリーは部屋の隅の床に座った。生まれてから今まで貧乏しか知らなかったし、ダブリンでの日々以来、その場しのぎの汚い所か屋外でしか寝たことがなかったので、驚きもうろたえもしなかった。屋根裏部屋は暑かったけれど、メアリーはすぐに眠りに落ちた。

　午後2時頃に、ゆすって起こされた。ほとんどの少女は出かけていた。メアリーは立ち上がったが、そこにいるよう言われた。テーブルの上で踊っていた少女の大きないびきを聞きながら、暑い屋根裏で午後の時間をずっと過ごした。食べ物も飲み物もなく、ザキールのことを夢見て午後を過ごした。

　夕方早く、踊っていた少女は目を覚ました。彼女はドロレスと呼ばれていて、20歳くらいだった。明るくて豊満な少女で、幼いころから売春婦をしていた。ドロレスは他の人生を知らなかったし、他に生計を立てる方法を想像すらできなかった。眠そうに座ると、メアリーを見て、「新しい人？」と尋ねた。

　メアリーはうなずいた。

　「かわいそうに。」とドロレスは言った。「大丈夫よ、ゲームにはすぐに慣れるわ。慣れたら平気よ。私のように、何か工夫が必要よ。私はストリッパーなの。でも普通のストリッパーじゃないわ。私はアーティストなのよ。」彼女はとても誇らしげに、アーティストという言葉を使った。

　「来て。グロリアが上がってくる前にカフェに下りたほうがいいわ。清潔な

ブラウスがいるわね。これ、私のを着て。少しお化粧もしないと。してあげるわ。」
　ドロレスは服を着て自分の髪を整え、メアリーの髪も整え、自分とメアリーの化粧をしている間、ずっとおしゃべりしていた。メアリーはドロレスが好きになった。彼女の楽天的な明るさは周囲も明るくした。
「さぁ、とても可愛いわ。」
　実際にはグロテスクに見えたけれど、メアリーはそうは思わなかった。化粧をした自分の顔が鏡に映っているのを見て、わくわくした。
「ザキールは今晩来る？」とメアリーは言った。
「えぇ、彼に会えるわ。心配しないで。」
　メアリーは大喜びし、夜のショーのためドロレスについてカフェに行った。
　2人は何人もの少女が座っている大きなテーブルに向かった。ザキールが角のテーブルのところにいたので、メアリーの胸は高鳴った。彼女はザキールのほうへ足を運んだが、手を振って何も言わずに遠ざけられたので、悲しくなって他の少女達と一緒に座った。彼女達はあまり話しておらず、全員がメアリーをじっと見つめた。1人、2人はうっすら微笑んでくれたけれど、他の少女達はあからさまに嫌そうな顔をしていた。下品で汚らしい少女が、「あの子を見て。ザキールの新しい子よ。自分を誰だと思っているのかしら。すぐに蹴落としてやるわ。今にわかるわ。へそ曲がりのメアリー。」と言った。
　メアリーは私に、その場があまり好きではなかったので立ち去りたかったと言った。
「じゃあ、なぜそうしなかったの？」と私は尋ねた。
「ザキールが角に座っていたし、世界中のどんなものだって私を彼から引き離すことはできなかったわ。」
　ザキールはそうやって少女達を手に入れ、つなぎとめていたのだろう。
「もしザキールが引きずり込もうとしていた人生はどんなものだか知っていたら、彼から離れていた？」と私は聞いた。
　メアリーは考えて、こう言った。「最初はね、そうは思わないわ。ザキールが他の少女達を何人か連れてきて、その子達と角のテーブルに座っているところを見てやっと、彼が自分のことを『肉の仕入れ人』だと言った意味を理解し始めたわ。ザキールの連れてきた子達のところに走って行って忠告したかったけど、できなかった。どちらにしても、何の役にも立たなかっただろうけど。」

その夜、メアリーは初めて客をとった。彼女は処女として競売にかけられ、最も高い入札者が初めに彼女を手に入れた。他の8人が後に続いた。次の日、ザキールはメアリーに腕を回し、とても嬉しいよと告げた。笑顔を投げかけられると、メアリーの心は溶けた。

　この笑顔を心のよりどころにしてメアリーは生きていた。その後何か月も、彼は恩着せがましく笑顔を見せた。

　最初の週、客はカフェにやってきた男達から選ばれて手配され、彼らは叔父さんにお金を支払った。メアリーはそれが嫌いで、男達に嫌悪感を抱いた。しかし、ドロレスや他の多くの子が言ったようにメアリーも慣れていった。

　通りに連れてこられ、自分で顧客を見つけるように言われてから、本当の恐怖が始まった。

　「毎日1ポンド*入れないといけなかったの。」メアリーは言った。「もしそうしなかったら、叔父さんに顔をぶたれるか、殴り倒されて蹴られたわ。最初は2シリング（10ペンス）を要求したのよ。でも6ペンスとか1シリングで売春をする子がたくさんいたから、私も値下げしないといけなかったの。男をカフェに連れて来ることもあったし、路地や扉の入り口でしたり、壁に手をついてしたこともあったわ。どんなところでも・・・被爆地区でさえもしたのよ。自分が嫌いだった。女の子達の間で、どこが誰の縄張りかという恐ろしい争いがあったわ。そして男達の間にも争いがあった。もし女の子が他の庇護者のところへ行こうとしたら、喉を切られてしまうのよ。知らないだけで、恐ろしいことが起こっているの。」

　「私はずっと外に出ていたわ。朝にいくらか眠っても、毎日午後から翌朝の5時か6時頃まで外に出ないといけなかった。ほとんど食事はとれなかったわ。運がいい時に、カフェでフライドポテトを少し食べるくらい。嫌だったけど、やめられそうになかった。私は汚れていて、悪い子で、私は・・・」

　自分を非難し続けて欲しくなかったので、私はすぐに彼女の言葉を遮った。「えっと、最終的には逃げたわね。何があったの？」

　「赤ちゃん。」メアリーは静かに言い、「そして、ネリーも。私、ネリーが好きだったわ。」と続けた。「いつも他の女の子達みんなに優しいのはネリーだけ

---

*1ポンド = 20シリング = 100ペンス。

だった。口喧嘩はしたことなかったし、意地の悪いことも絶対しなかったの。グラスゴーの孤児院出身で、父親も母親もわからなかったし、兄弟や姉妹がいるかどうかもわからなかった。いつも一人ぼっちだったと思うわ。だって、心の中の奥深くで、いつも自分とつながりのある人を求めていたから。私より2つ年上だったわ。」

　それからメアリーは恐ろしい事実を語った。

　「グロリアはネリーが妊娠していることに気付いたの。前にも他の女の子達が妊娠したことはあったけど、その子達と友達じゃなかったから、私は巻き込まれたことはなかったの。グロリアが手配して、1人の女がやってきたわ。誰かわからないけど、皆は、その女がいつもすると言っていた。ある朝、夜に出かけた後に眠っていたの。恐ろしい叫び声が聞こえてきて、すぐにネリーの声だとわかったわ。下に駆け下りると、彼女は小さな部屋にいたの。叫びながらベッドに横になっていたわ。グロリアと2人の少女がネリーの脚を開いて抑えていて、その女が鉄の編み棒のようなものをネリーの体の中に突き刺していたの。私はそこに飛び込んでいって、ネリーを腕に抱いて、彼女達に止めるよう頼んだの。でも、もちろん止めてくれなかった。私も、ネリーの痛みを止めてあげられなかった。だから、ただ強く腕の中に抱きしめたの。」

　私はメアリーに、ネリーのことをもっと教えてと頼んだ。

　「恐ろしかったわ。その女は、突き刺したり掻き出したりし続けていたわ。そのとき突然辺り一面が血の海になったの。ベッドも床も、その女もよ。女は『必要なことは終わったわ。2、3日ベッドに寝かせておいて。それで良くなるわ。』と言ったわ。みんなは掃除をして、汚物を被爆地区に捨てに行ったけれど、私はその間ネリーのそばにいた。死んだように白くて、ひどい痛みが続いていた。どうしたらいいかわからなかったから、ただネリーのそばにいて、水をあげたり、少しでも楽になれるようにしたりしたわ。グロリアは時々見に来て、その夜はそばにいてあげて、外に出なくていいって私に言ったわ。」

　メアリーは泣き出した。

　「ネリーは私のことがわかる時もあったけど、わからない時もあった。ひどい熱が出たわ。彼女の肌は燃えるように熱くなった。私は冷たいタオルで体を拭いてあげたけど、役には立たなかった。ずっと出血し続けていて、マットレスが血でずぶ濡れになったの。私は一日中、一晩中そばにいたのよ。ネリーの

痛みはちっともなくならなかった。朝早く、ネリーは私の腕の中で死んだわ。」

彼女は黙った。そして苦々しそうに言った。

「あの人達がネリーの体をどうしたのかわからないわ。お葬式もなかったし、警察も来なかった。たぶん処分して、誰にもこのことを話さなかったんだと思うわ。」

本当に死体を処分することは可能なのかと私は思案した。少女には自分がいなくなった時に問い合わせてくれるような親戚や友人はいなかったのだろうか？カフェで働く他の少女達は彼女のことを知っていたが、どうやら皆が叔父さんに大きな恐怖を抱いて生活していたようだから、何も言わなかったのだろう。もしグロリアや堕胎させた者が捕まったら、おそらく殺人罪か、少なくとも過失致死罪に問われるだろうから、彼らの周りには、保護の網が蜘蛛の巣のように張られていたのだ。他にも多くの売春婦が姿を消したことにほとんど疑いはなかった。彼女達にはたいてい家庭もなく、望まれない子だったので全く誰にも惜しまれなかったのだろう。

2か月後、メアリーは自分も妊娠していることに気付いた。しかし、恐怖からその事を隠していた。彼女はほとんどの時間具合が悪かったにも関わらず、客引きに出かけ続けた。メアリーは私に、逃げたかったけれど、恐ろしすぎて逃げようとしなかったと言った。赤ん坊は彼女にとって、胎動を感じるまでは何の意味も持たなかった。赤ん坊が動くのを感じた時、彼女は瞬く間に母性愛で満たされた。それからしばらくしたある日、屋根裏部屋で服を着ていると、ある少女が大声で言った。

「メアリーを見て！妊娠しているわ。」

そして皆が知ることとなった。

メアリーは気も狂わんばかりになり、逃げなければならないと思った。彼女は言った。「あいつらが私を殺そうとしても構わなかった。でも私の赤ちゃんを殺させる訳にはいかなかったわ。」

その夜、顧客と戻ってきて上の階に上がると、金と銀の部屋の扉が開いているのが見えた。男に小部屋で服を脱ぐように言うと、メアリーは金と銀の部屋に潜り込んだ。テーブルには大金が置いてあった。彼女は5ポンドをつかむと、死に物狂いで走り、通りに出て逃げた。

FLIGHT（逃走）

　メアリーは自分と赤ん坊の命を守るため走った。行くあてもなく、恐怖に突き動かされて、ただ走り続けていた。夜の暗闇の中、メアリーの妄想は膨らみ、1歩ごとに誰かに追跡されているように感じていた。たいていは明かりの点いていない小さな通りを走り続けた。なぜなら、表通りの明かりの下では見つかってしまうと考えたからだ。

　「ずっと大通りの明かりを避けながら、何度も何度も角を曲がって、戸口に隠れて、それからまた引き返して、別の暗い通りを走ったの。ほとんど一晩中走り続けていたわ。」

　事実、メアリーはぐるぐると走り回っていたようだ。というのも、川とドックと船、そして玄関で身体を休めたという教会のことを話していた。それは、有名なボウの鐘教会のように思われた。彼女はそんなに遠くに来たわけではなかった。教会の玄関で眠ると、夜の恐怖はなくなったので、バスに乗って自分のことを探す人が誰一人いない遠く離れた所へ移動しようと考えた。実際にバスの乗降口に乗り込んで、車掌が数ペニー*の運賃を受け取りながら切符を切っているのを見て、初めてメアリーは自分が5ポンド札しか持っていないという苦境に気付いた。大きすぎるので、とうていそのお札を使うことはできなかった。彼女は、バスがちょうど動き始めた時に飛び降り、溝に落ちてしまった。数人が彼女を助けに寄って来たけれど、メアリーは非常に怯えていたので助けに来てくれた人達を払いのけ、両手で顔を隠しながら走って行った。

　メアリーは一日中ずっと隠れて過ごした。それは、理性がある行動にはとても思えなかった。私は、「なぜ、警察署に行って保護を要請しなかったの？」と尋ねた。

　彼女の返事は興味深いものだった。

　「できなかったの。泥棒だもの。警察は私を刑務所に閉じ込めるか、カフェに連れ戻すか、叔父さんにお金を返させるでしょう。」

---

*ペニーはペンスの単数形。1ポンド＝100ペンス。

彼女の叔父さんへの恐怖は明白だった。メアリーは人々から隠れ、一日中さまよっていた。再びボウから川のほうへ南に向かっていたようだが、イースト・インディア・ドック・ロードに来た時、ついに売春と関係あるようには一切見えない女性に5ポンドを両替してもらおうと思い立ったのだ。そしてあの晩、私がバスを降りた時、メアリーは私に近付いてきて、私はノンナート・ハウスへ彼女を連れて帰った。彼女はそこでメイヨー州の羊飼い小屋を離れて以来、初めておいしい食事を食べ、初めて安全で暖かい環境で眠った。

　メアリーがウェルクローズ・スクエアにあるチャーチ・ハウスへ行く手配をしたのは、シスター・ジュリアンヌだった。このチャーチ・ハウスは、ジョー・ウィリアムソン神父によって売春婦のための避難所として設立され、ボランティアが配置されていた。
　ジョー神父は聖人ともいうべき人であった。聖人は、さまざまな姿かたちで現れる。頭に光の輪を携えている必要はないのだ。ジョー神父は、1890年にポプラのスラムで生まれ育った。寒さや飢え、ネグレクトに耐え、第一次世界大戦の4年間も戦場でなんとか生き延びた。彼は粗野で大声を出すような乱暴で頑丈なイースト・エンドのストリートチルドレンだったけれど、まだ子どもだった頃、神から聖職者となるようお告げを受けた。彼は、ちゃんとした教育を受けていないことや、他の誰も理解することができないひどいコックニーのアクセント、自己表現がうまくできないこと、そして階級差別をも克服した。1920年、彼は司祭に任命された。何年も後、ノーフォークにある教区司祭を務めたのちに、イースト・エンド、ステップニーの赤線地区の中心にあるセント・ポール教区に戻ってきた。ジョー神父は、少女達のぞっとするような生活を目の当たりにした。その時以来、彼は売春から足を洗おうとしている売春婦達の支援に残りの人生を捧げた。ウェルクローズ・トラストは21世紀になった今でも存在し、同じ問題に取組み続けている。
　チャーチ・ハウスでメアリーには、お風呂と清潔で暖かい服と美味しい食事が与えられた。どれくらい成功するかはそれぞれであったけれど、売春の習慣から抜け出そうとする6人ほどの少女達と一緒に暮した。メアリーは外出することにとても怯えていたけれど、見つけ出されて殺されるという不安は徐々に消えていき、その青白い頬には赤みが差し、アイルランド人の瞳はきらめき

始めた。

　私は、この平穏な時期に何度かメアリーを訪ねた。彼女はいつも私に訪ねてきて欲しそうだったし、私自身も売春婦達についてもっと知りたかったからだ。そしてこの訪問の間に、ロンドンでの彼女の悲惨な生活の詳細について聞いた。彼女はこのわずかな期間は比較的幸せだったように思うけれど、長くは続かなかった。1つの理由として、メアリーは妊娠経過にあわせてチャーチ・ハウスで妊婦健診を受けることはできたけれど、そこは母子に対応できなかった。さらに重要な理由として、チャーチ・ハウスが危険なほどにケーブル・ストリートとフルムーン・カフェに近かったことだ。そこから外へ出ない間は危険はなかったけれど、ある段階からメアリーは外に出たがった。チャーチ・ハウスは監獄ではなかった。ジョー神父が推測するに、メアリーが外に出てしまったら見つかってしまう可能性はかなり現実的なことであり、誘拐されて殺されてしまうというメアリーの恐怖はただの想像ではなかった。

　妊娠8か月の時、メアリーはまだほんの15歳だったが、ローマカトリック教会が運営する母子寮に移された。それはケント州にあり、赤ん坊が生まれる2週間くらい前に私は一度だけそこを訪れた。メアリーは期待と幸せでいっぱいだった。メアリーは他の女性や少女達との交流や友情を楽しんでいた。女性達は売春婦ではなかったけれど、社会の中で最も貧しく、最も弱い階級に属していた。女性達の多くには赤ん坊がいたので、メアリーは本能の赴くまま最も穏やかで幸せな女性的な活動に浸りきっていた。修道女達は育児教室を開いていたので、メアリーは赤ん坊が生まれてくる日を指折り数えながら、嬉しそうに人形で沐浴と着替えの練習をしたり、夜泣きやおむつかぶれ、母乳の話に耳を傾けたりした。

　同じ日の朝に、チャーチ・ハウスの職員と私は、キャサリンという小さな女の子が生まれたという葉書を受け取った。私は、メアリーがほんの少し読むことはできるけれど、ほとんど文字を書けないことを知っていたので、修道女の1人に葉書を書いてもらったにちがいないと思った。けれども、葉書の下の方には、たくさんのキスマークと並んでメアリーの名前が大きな文字で書かれていた。バラバラに並んだ25個ものキスを表すＸの文字に私は深く心を痛め、そんなにたくさんのキスマークを使う素晴らしい知らせを他には誰に伝えたのだろうと思った。母親？兄弟姉妹？大酒飲みの母親の居場所は知っていただろ

うか？または、姉妹のいるダブリンの孤児院を知っていたのだろうか？もし、メアリーが思い出して、昔の住所に葉書を送ったならば、それは受け取られたのだろうか？もしくは家族は引っ越してしまっただろうか？誰か他に知っている人はいるのだろうか？誰か他に心配してくれる人は？並んだＸの文字を見ると涙が溢れた。キスは、メアリーが単にバス停で知り合っただけの人間に気前よく与えられていた。

　数日後、休みの日に、誰かがこの素晴らしい出来事を彼女と一緒に喜んでくれているはずだと思いながら、ケント州にいるメアリーに会いに行った。道中、私は出産したことで彼女は大人になったかもしれないと考えた。多くの女性は母親になることで真価を発揮する。気まぐれで落ち着きのない少女達は、たいてい赤ん坊が生まれるとすぐに、責任感のある頼もしい母親となる。メアリーはあまりにも信じすぎるところがあるが、優しくて愛らしい少女であることには少しの疑いもなかった。優しくて信じやすい生まれ持った性質が、人生における貧困と物理的苦難と相まって、すぐに彼女を売春へと導いてしまったのだろう。彼女が売春を嫌っていることには疑いはなかったし、実質的には奴隷と同じだった。やっと彼女は解放されたのだ。

　列車は、ゴトゴト揺れながら田舎を進んでいった。そして私は、満足と喜びの気持ちが静かに押し寄せてくるのを感じていた。彼女が自分と赤ん坊の生計をどうやって立てていくつもりなのかは考えていなかった。

　メアリーは幸せできらきら輝いていた。彼女からは初期の母性のやわらかな光が放たれ、扉の中に入った私を暖かく包み込んでくれるようだった。2か月の休息、適切な食事、そして良い妊娠中のケアが、彼女に奇跡をもたらしていた。青白くやつれた姿はなくなり、神経質そうな手の動きもなくなった。何よりも、彼女の目から恐怖が消え去っていた。メアリーは自分の美しさに全く気付いていなかったので、それがなおいっそう彼女を魅力的にみせていた。そして、赤ん坊はって？ええ、もちろん、どんな赤ん坊も世界で一番美しい。メアリーの赤ん坊は、比べるまでもなく他の誰よりも美しかった！キャサリンは生後10日目で、メアリーはキャサリンの優秀さをすべて話してくれた。よく寝て、よく飲んで、喉をぐっと鳴らしたり、笑ったり、蹴ったりすると。メアリーは大喜びで子どものように話し続けた。惜しみない愛情を与えることにすっかり夢中になっていた。これは彼女に起こり得たなかで最高の事であり、メアリー

には新しい人生の扉が開かれたのだと思って、私はその場を後にした。

★

　2週間ほど過ぎた頃、1枚の葉書が届いた。

　ジェニかんごふさんへ　のなとん　ほうす　ぽぷれ　るんどん

　こんな葉書が本当に届いたのだから、我々の郵便配達は素晴らしい。この住所だけで、切手もなかった。葉書の裏は殴り書きだった。

　あかちゃん　いった。　あいにきて。メアリー　xxxxxx。

　私は、シスター・ジュリアンヌに葉書を見せた。心配だった。
　「『いった』の意味はいなくなってしまったということでしょうか？そうならば、どこにいったのでしょう？まさか赤ちゃんが死んだという意味ではないですよね？」と私は尋ねた。
　シスターは発言する前に、数回自分の手の中で葉書を表裏に返した。「えぇ。もし赤ん坊が亡くなったなら、彼女は『しんだ』と書いたでしょう。あなたは休みの日に会いに行ったほうが良いでしょう。明らかに彼女はあなたを必要としています。」
　ケント州に向かう列車の旅は、前の時よりも長く疲れるものだった。時間が過ぎ去ってしまうような楽しい考えは全く浮かばなかった。思考は混乱し、不吉な予感が消えることはなかった。
　母子寮は以前と変わらない様子で、気持ちのよい開放的な空間、庭のあちちにある乳母車、笑っている若い女性達、せっせと仕事をしている修道女達の姿が見られた。中に入ると、応接室に案内された。
　私はメアリーを見て動転した。彼女は死人のように青ざめていた。顔は腫れ、赤くしみだらけで、目の下にはひどいクマがあった。メアリーはじっと私を見つめたが、焦点は合っていなかった。髪はボサボサで、服は引きちぎられていた。私はメアリーを見ながら戸口に立ったけれど、彼女には私が見えていなかった。その代わりに、飛び上がって窓のほうに駆け寄り、握りこぶしでガラスを

ドンドン叩き始めた。その間ずっと呻き声をあげていた。そして部屋の反対側に走り出し、壁に額を打ちつけた。私は、自分の見ている光景が信じられなかった。

　私は彼女に駆け寄り、大きな声で「メアリー！」と言った。何度か彼女の名前を繰り返した。彼女は我に返り、やっと私のことがわかると声をあげて泣きだした。メアリーは私をつかみ、話そうとしたけれど、言葉が出てこなかった。

　私は彼女をソファーに連れていって、座らせた。
　「どうしたの？」、「何が起きたの？」と尋ねた。
　「あいつらが私の赤ちゃんを連れていってしまったの。」
　「どこへ？」
　「わからない。私には教えてくれないわ。」
　「いつのこと？」
　「わからない。でも、いなくなったの。朝にはいなかったの。」

　何と声をかけてよいのかわからなかった。そんなひどい知らせに何と言うことができるだろう？無言の恐怖の中で、私達はお互いを見つめた。そのとき、メアリーが痛みに身を縮めた。全身が痛みに覆われたようだった。メアリーは腕を外に投げ出すと、背中からクッションに倒れこんだ。私は、すぐにトラブルに思い当たった。彼女は母乳をあげていたので、こうなった今、母乳は1滴も排出されず、乳房は恐ろしくうっ滞していた。私は前かがみになり、メアリーのブラウスを開けた。両方の乳房が、岩のように巨大に緊満していた。そして左側は真っ赤になり、触ると熱かった。ひどい乳腺炎を起こしているのかもしれない、それどころか、おそらく大分前からできていたのだろうと私は思った。

　メアリーは「痛い。」と呻き、叫んでしまわないように歯を食いしばった。
　私の考えは混乱していた。いったい何が起こったのだろう？メアリーの赤ん坊が連れて行かれたなんて信じられなかった。ひどい痛みの発作が過ぎると、私は言った。「女子修道院長に会いに行ってくるわ。」
　メアリーは私の手を握って、「えぇ、あなたならきっと赤ちゃんを連れ戻してくれると思っていたわ。」と言った。
　彼女は微笑んだ。そうしていると彼女の目に涙が溢れてきた。そしてクッションに頭をうずめ、哀れなほど泣きじゃくった。

私はその場を離れ、女子修道院長の部屋への行き方を尋ねた。
　部屋はがらんとしていて、わずかばかりの家具が置かれていた。机が1つ、木の椅子が2脚、そして1台の戸棚があっただけだった。壁は白く、唯一の装飾は飾り気のない十字架だけだった。修道院長の衣装は真っ黒で、白いヴェールを被っていた。熟年世代のようで、とても堂々としていた。彼女の表情は、穏やかで率直な感じだった。私はすぐに、彼女に話しかけてもよいように感じた。
　「メアリーの赤ちゃんはどこにいますか？」と攻撃的な口調で尋ねた。
　答える前に、修道院長は私をじっと見つめた。「赤ん坊は養子に出しました。」
　「母親の同意もなしに、ですか？」
　「同意は必要ありません。たった14歳の子どもですから。」
　「15歳です。」と私は言った。
　「14でも15でも違いはありません。法律的にはまだ子どもです。だから、同意は妥当性が有るとも無いとも言えないのです。」
　「でも、あなたは、彼女が知らないうちに赤ちゃんを連れ去ってしまいました。それはメアリーを殺すも同然です。」
　修道院長はため息をついた。椅子の背にもたれることなく、背中をまっすぐ伸ばして座り、肩衣の中で手を組んでいた。時代を超越していて、永久に不変で無慈悲に見えた。彼女の胸の十字架だけが呼吸のリズムに合わせて動いていた。全く動じずに、彼女は言った。「赤ん坊は、子どもが1人いる善良なローマカトリックの家庭に引き取られました。その母親は病気のため、もうこれ以上子どもを産むことができません。メアリーの赤ん坊はきちんとした養育や良い教育を受けることになるでしょう。子どもは善良なクリスチャンの家庭の恵みを享受できるのです。」
　「善良なクリスチャンの家庭だなんて。」私は怒りが湧いてきた。「何物も母の愛に代わるものはありません。何よりメアリーは赤ちゃんを愛しています。深い悲しみで死んでしまうか、気がおかしくなってしまうでしょう。」
　修道院長はしばらくの間座って、窓の外で揺れ動く木の枝を静かにじっと見つめていた。そして、ゆっくりと頭をこちらへ向けて、私の目をまっすぐに見つめた。まず窓を見てから私の方を見るという慎重でゆっくりとした頭の動きの間に、私の怒りは抑えられた。彼女の顔は悲しげだった。おそらく、彼女は

無慈悲ではないのだと思った。

「メアリーの家族の足取りを掴むために、私達にできることは全てしました。3か月かけてアイルランドの教区と住民票の記録を調べましたが、何も見つけられませんでした。メアリーの母親は酒におぼれていて、捜し出せませんでした。生きている伯父も伯母も1人もいません。父親は亡くなっています。年下の兄弟は保護下にあります。もしメアリーと赤ん坊を引き取って責任を果たしてくれる親戚か保護者を見つけることができたなら、彼女は間違いなく赤ん坊と一緒にいられたでしょう。でも、そのような人は誰も見つかりませんでした。広く赤ん坊のことを考えて、養子へ出すことが決められたのです。」

「でも、それではメアリーを殺してしまうことになります。」と私は言った。

修道院長はこれには答えず、「字も読めない、家もない、売春以外の仕事もない15歳の少女が、どうやって成長していく子どもを養って世話をしてゆくことができますか？」と言った。

次に、質問に答えられないのは私だった。

「メアリーは売春をやめました。」と私は言った。

修道院長は再びため息をつくと、かなり長い時間をおいて、こう話した。「愛する姉妹よ、あなたは若く、義憤でいっぱいになっています。義憤を抱くことは神が喜ばれることです。ですが、売春婦が仕事から足を洗うことは、とても、とても稀だということを理解しなければなりません。あまりにたやすくお金を稼げるのです。貧しければ、いつも周りに売春をする機会が溢れています。30分で10か15シリング稼ぐことができるのに、どうして5シリングのために一日中工場で奴隷のように働くでしょう？母親が路上で身を売っているのを見ることほど、育ち盛りの子どもが傷つくものはないと私達は経験上知っています。」

「でも、まだしてもいないことで、メアリーを責めることはできません。」

「ええ、私達は彼女を責めても咎めてもいません。教会は、許しを与える所です。いずれにせよ、彼女が犯した罪以上にひどい扱いを受けてきたことは明白です。私達が一番懸念するのは、子どもの保護と養育なのです。メアリーがこの教会を出ていけば、身を寄せるあてはどこにもないのです。誰が彼女を泊めてくれるでしょう？私達は、メアリーが行けるような住込みの勤め口を見つけようと努めました。けれど、赤ん坊がいては、そのような職は全く見つかり

ませんでした。」

　私は黙っていた。修道院長の道理には反論できなかった。私は最初の主張を繰り返した。「でも、それではメアリーを殺してしまうことになります。彼女はすでに半狂乱になっています。」

　修道院長は、まだ背中をまっすぐ伸ばして座っており、窓の外では木の葉がひらひらと舞っていた。彼女は30秒ほど黙っていた。それから、こう言った。「私達は、苦難や予測のできない事、そして死のただ中に生を受けました。私の母は15人の子どもを産みました。その中で大人になったのは4人だけです。メアリーが耐えている苦しみを11回経験しました。歴史上、何百万人という数えきれないほどの女性は出産した子どもの多くを亡くし、子どもに先立たれる悲しみに耐えてきました。それでも彼女達は、これからメアリーもそうするでしょうが、悲しみを乗り越え生きてきたのです。そして、さらに多くの子どもを産んだのです。メアリーもそうなることを望みます。」

　私は何も言うことができなかった。たぶん私は、メアリーに聞くこともせず決定した横柄さや厚かましさに喚き、罵ったらよかったのかもしれない。ローマカトリック教会の富をあざ笑うこともできたかもしれない。教会がメアリーと赤ん坊を数年にわたって保護できないのは何故かと尋ねることもできただろう。私は多くの事を言うことができたし、おそらく言うべきだったかもしれない。けれど、私自身が知っていた子どもの死亡統計の知識や、彼女の言葉への深い理解、彼女の眼の中の悲しみにより、黙っているほかなかった。

　「メアリーは、赤ちゃんが誰の養子になったのか知ることができるでしょうか？」とかろうじて言った。

　修道院長は首を横に振った。

　「いいえ。私でさえ、実際の名前を知りません。シスターも誰も知らされていません。養子縁組は完全に匿名です。ですが、あなたは、赤ん坊が善良なカトリックの家庭に養子に行き、良き家庭を持つようになることをメアリーに伝えてあげることができます。」

　言うべきことは何も残っていなかった。修道院長は椅子から立ち上がった。これは面接終了の合図だった。彼女は肩衣の後ろから右手を取り出すと、私の前に差し出した。細長い、繊細な指だった。そのような美しい手を目にすることはめったにないだろう。私がその手を取ると、彼女は堅く、暖かい握手をし

た。私達は目を合わせた。悲しみと、そして互いへの尊敬の念も抱いていたように思う。

　私は応接室に戻った。入っていくと、メアリーは期待に顔を輝かせて、ソファーから飛び上がった。しかし、私の様子を瞬時に読み取ると、絶望で泣き、ソファーに倒れこんで再びクッションに顔をうずめた。メアリーを慰めようと傍に座ったが、慰めることは不可能だった。私は、赤ん坊は善良な家庭に連れていかれ、よく世話をされることになると言った。働いて生活をし、子どもを養うことがどんなに難しいことか伝えようとした。メアリーが私の話を聞き、理解したとは思えない。彼女は、顔をクッションに隠したままだった。もう帰らなければならないことを伝えても、何の反応もなかった。私はメアリーの髪をなでようとしたが、彼女は怒って私の手を押しのけた。私はゆっくりと部屋を出て、静かに扉を閉めた。あまりの悲しみに、さよならさえも言えなかった。

　私は二度とメアリーに会いに行かなかった。一度だけ手紙を書いたが、返事が送られてくることはなかった。1か月後、私は女子修道院長に問い合わせの手紙を書いた。そして、メアリーが、バーミンガムにある病院の病棟女中として住込みの職に就いたことを知らされた。メアリーに再度手紙を出してみたけれど、またもや返事はなかった。

　事情というものは、人々に出会いと別離をもたらす。人は生涯にわたって全員と交流を続けることはできない。いずれにしても、私とメアリーの間に真の友情はあったのだろうか？たぶん、なかった。2人の友情は主に、彼女からすれば私に依存していて、私からすれば憐れみと（これを言うのは全く恥ずかしいのだけれども）好奇心を感じていた。売春の隠された世界について知ることに興味をそそられていたのだ。心の交流や真の愛情をもとにしたものではなかったので、私は連絡をやめてしまった。

　数年後、私はとても幸せな結婚をし、2人の子どもを授かっていた。全ての新聞の一面の見出しが、マンチェスターの郊外で赤ん坊が乳母車から誘拐された事件を報じていた。絶望で涙を流している両親がテレビでインタビューされ、子どもを返してくれるよう嘆願していた。全国的な警察の捜査が開始され、誘拐犯かもしれないという目撃情報が国中から寄せられた。それらの情報のすべてがインチキだと判明した。12日が過ぎ、世間はこの事件に注目しなくなっ

ていった。

　14日目に、リヴァプールで1人の女性がアイルランド行きの船に乗り込むところを捕まえられたと新聞で読んだ。彼女は生後6週間の赤ん坊を連れていて、取り調べが予定されているとのことだった。数日後、取り調べを受けていた女性が、赤ん坊を2週間前に不法に誘拐したことで告発されたという話が大きく報じられた。写真はメアリーだった。

　メアリーは5か月間勾留され、裁判を待った。その間ずっと、私はメアリーに会いに行くべきだろうかと思いながら、そうはしなかった。私が躊躇した理由には、一体どんなことを話せばよいのかわからないということもあったが、3歳にならない2人の子どもがいる家庭と非常勤の当直勤務を抱えたなかで、リヴァプールへ行って帰って来るためだけの旅行には怖気づいてしまった。

　私は、新聞で裁判の行方を追った。彼女自身が自分の子どもを失った事が、情状酌量の余地として持ち上がった。弁護士は、赤ん坊は大切に世話されていたことを強調し、危害を加えるつもりは全くなかったことを力説した。けれど検察側は、両親の苦悩とメアリーが普段行っていた気ままで不安定な生活を引き合いに出した。売春の客引きや些細な窃盗など他に26の罪が検討された。

　陪審員は、減刑を嘆願したうえでメアリーを有罪とした。それにも関わらず、囚人は女王陛下の保護下にある間に精神的な治療を施されるべきであるとの勧告とともに、裁判官は彼女を3年間刑務所に送った。

　メアリーは21歳の時、マンチェスター女子刑務所で判決を聞いた。

SISTER EVANGELINA（シスター・エヴァンジェリーナ）

　私は肩を壊したので助産婦の最終試験を受けられず、次の機会まで数か月待たなければならなかった。シスター・ジュリアンヌからは、さらなる経験を積むために地区保健活動に参加してみることを提案された。こうして私は、19世紀に生まれた高齢の人々と一緒に働くという特権を得た。

　シスター・エヴァンジェリーナは、地区保健婦の責任者だった。私は看護の実践を積むことを熱望していたけれど、重苦しくユーモアに欠けるシスター・エヴァンジェリーナと一緒に働く気は全く起きなかった。なんとなくだけれど、間違いなく彼女に全く認められていないように感じていた。彼女には、いつも私の落ち度を指摘されていた。扉をバタンと鳴らすこと、窓を開けっ放しにすること、片付けられないこと、ぼんやりしていること（「夢見ごこち」と彼女は言った）、騒がしいこと、診察室で歌うこと、忘れっぽいこと。このリストには際限がなかった。シスター・エヴァンジェリーナに認められるようなことを、私は何一つできなかった。シスター・ジュリアンヌが、私が一緒に働くことになったと告げたとき、彼女は気難しさをたたえながら厳しい表情で私をじろりと一瞥し、「ふんっ！」と行って踵を返し、乱暴な足音を鳴らして出て行った。他には一言もなかった！

　私達は数か月間一緒に働いた。決して親しくなることはなかったけれど、私は確実に彼女のことを深く理解していった。また修道女は皆、聖職に就いているという事実によって、類まれな人間だということもわかった。普通の女性ならば、あんな生活は送れないだろう。修道女達には必ず何か一つ、もしくは多くの傑出したものがあるようだ。

　私にはシスター・エヴァンジェリーナが45歳くらいに見えた。23歳だった私には想像もつかない年齢だった。しかし、修道女達はいつも実際より何歳も若く見える。実際、彼女は第一次世界大戦中には看護婦だったから、その当時は60歳を過ぎていたのだろう。

　初日の朝は最初から上手くいかなかった。診察室のボイラーが消えてしまっていたので、シスター・エヴァンジェリーナのお産の器具や注射器は滅菌され

ていなかった。彼女は大声で不機嫌そうにフレッドを呼んで、仕事に取りかかった。フレッドがシャベル、熊手、火かきを持ち、調子外れの口笛を吹きながら階段を下りてくると、「あの役立たずな男。」と不平を言った。彼女は私に「台所に行って、ガスストーブの上でこの器具を煮沸しなさい。その間に、私はガーゼを整理します。さぁさぁ、急ぎなさい。」と言った。扉に向かう途中、山積みになった膿盆からガラスの注射器が落ち、石の地面で割れた。彼女は私の不注意と不器用さ、そして最近我慢していた内容について私に怒鳴った。彼女が「ちゃらちゃらした若者」の話を始めた時、壊れたガラスをそのままにして私は逃げた。台所では、ミセス B. が陽気に6つの鍋をガスストーブの火にかけていて、私を友好的には受け入れてくれなかった。結果的に、器具を滅菌するのに結構な時間がかかってしまい、台所を出る前からすでにシスター・エヴァンジェリーナの怒鳴り声が聞こえていた。彼女は私から器具を受け取り、鞄に詰めながら言った。「ぐずぐずして、いつも通り夢見ごこちだったのでしょうよ。インスリン注射23人、ガーゼ交換4人、下肢潰瘍2人、ヘルニアの術後患者3人、他にカテーテル留置2人、清拭2人、浣腸3人をお昼ご飯の前に終わらせなければならないことを私が知らないとでも思っていたのですか？」

　助産婦達は皆すでに出発していて、その朝は私達が最後だった。自転車置き場はほぼ空っぽだった。シスター・エヴァンジェリーナのお気に入りの自転車はうっかり誰かに乗って行かれていた。彼女の鼻は赤くなり目は突き出て、「これは好きじゃない。あの古いトリンプ社製は小さすぎるし、サンビーム社製は高すぎる。」と小声でぶつぶつ不平を言った。彼女はラレー社製の自転車に乗るしかなさそうだったけれど、それは彼女の好きな自転車ではなかった。

　シスターのために私はうやうやしくラレー社製の自転車を引き出して、後ろに黒い鞄を固定した。彼女の大きく重い体が自転車によじ登った時、タイヤがたわんだ。その時に、私は彼女が40代ではないことに気付いたのだと思う。彼女のがっしりした四角い体に機敏性は全くなく、真の決意と意志の力だけを動力にして、やっとのことで自転車を漕いでいた。

　いったん道に出ると彼女は晴れやかな気持ちになったようで、笑顔に似た表情で私を振り向くこともあった。通りを走ると、「おはよう、シスター・エヴィ。」とたくさんの声をかけられた。彼女は、私がこれまで見たことがないような朗らかな笑顔で陽気に挨拶を返していた。彼女は一度手を振ろうとしたけれど、

自転車が危険な程ぐらぐらしたので、再び手を振ろうとはしなかった。この地域で彼女は有名で人気があるのだと私は思い始めた。

　家々の中では、彼女はズケズケ話し、無愛想で全く礼儀正しくなかった（と私は思った）けれど、それでも皆は、それを彼女の良いところだと受け入れているようだった。

　「では、トーマスさん。尿の準備はできていますか？待たせないでくださいね。私は尿の検査をしなきゃいけないのですから。一日中あなたを待って、ぐずぐずしているわけにはいかないのよ。それでは注射をするから、じっとしていて下さいね。じっとしていて、と言ったのよ。はい、終わりですよ。もし甘い物を食べたら、あなたは死にますよ。と言っても、私は気にしているわけではないけれど。敢えて言えば、奥さんはあなたを厄介払いできて嬉しいだろうけど、犬はきっと寂しがりますよ。」

　私はショックを受けた。看護の教科書的には、これは患者への話し方では全くなかった。しかし、その老人と奥さんは大笑いした。「もしわしが先に逝ったら、あんたのための場所を温めておいてあげるよ。そうじゃろ、シスター・エヴィ？そうしたら、一緒にパンでも焼こうじゃないか。」と老人は言った。

　そんなに厚かましいことを言われて、私はシスター・エヴァンジェリーナが怒り狂うのではないかと思ったけれど、彼女はご機嫌麗しく足を踏み鳴らしながら階段を下り、「そこをどきなさい」と途中で出会った子どもに言った。

　彼女は、患者みんなに対して明るいユーモアと下品な冗談を午前中の間ずっと続けた。私はいちいち驚かなくなってきた。というのも、そこが患者達が彼女を好きな理由だとわかったからだ。彼女はすべての患者に対して、感傷や恩着せがましさを見せずに話しかけていた。ドッグランズの高齢の人々は、労働者階級にも丁重に接する中流階級の慈善的な人に出会うことに慣れていた。コックニーの人々はそういう人を軽蔑し、欲しい物を得るために利用しながら陰で嘲っていたけれど、シスター・エヴァンジェリーナには他人を見下す雰囲気も優雅さもなかった。そのようなことをする能力もなかったのだろう。彼女は想像力に欠け、何かを工夫したり創り出したりもできなかった。彼女は確固として正直であり、どのような人にもどんな状況でも狡猾さや気取った様子なく接していた。

　数か月が経つにつれて、私はなぜシスター・エヴァンジェリーナにそれほど

人気があるのかわかってきた。それは彼女が彼らのうちの1人だったからだ。彼女はコックニーの人ではなかったけれど、レディングのとても貧しい労働者階級の家庭に生まれた。彼女は決してこのことを私に言わなかった（彼女が私に話しかけることさえほとんどなかった）けれど、患者に対する発言から明白だった。例えば、「この若い主婦達は自分が生まれた頃のことを知らないのですよ。何とまぁ！各アパートにトイレですって？昔の肥やしの山や便座の上の新聞紙を覚えているでしょ、お父さん。漏れそうな時に氷点下の中で列に並んだこともありましたね。」と言っていた。この発言の後はたいてい笑いが起こって、トイレに関する下品なユーモアが続き、肥やしの山の中に落ちて金時計を見つけた男についての古い陳腐な話で終わった。前世紀初め、労働者階級の間では、トイレに関するユーモアは下品で悪趣味だとはみなされなかった。身体の自然な機能は人目につくものだったからだ。プライバシーは全くなかった。12家族以上が1つの肥溜めを共有していて、上や下の部分がなくなって半分になった扉があるだけだった。そのため、皆、誰が中に入っているのか知っていて、すべて聞こえ、何よりもすべて匂っていた。「彼女のは臭い」というのは道義的な発言ではなく、ただ事実を述べているだけだった。

　シスター・エヴァンジェリーナはこの粗野なユーモアを皆と共有していた。浣腸の前にはこんなやり取りもあった。「それでは、お父さん。いまから導火線をお尻に入れますよ。肛門の中を少し振ってくださいね。おまるを用意してくださいね、お母さん。鼻をつまむ洗濯ばさみもお願いします。」2週間もの間「行ってなかった」から、象の糞と同じくらいの大きさのものが溜まっているに違いないと、笑いながら話が続いた。患者の中に少しでも恥ずかしがる人は誰一人としていなかった。

　いや、実際、シスター・エヴァンジェリーナはユーモアのない人では全くなかった。唯一の問題は、彼女のユーモアはノンナート・ハウスの他の人のセンスと違ったことだ。彼女は中流階級の価値観に囲まれ、修道女の皆に共通していたユーモアの調整弁は彼女には永続的に閉じられていた。彼女は単に他の修道女の冗談が理解できなかったので、いつ他の皆が笑っているかを常に確認してから心半分にその笑いに参加しなければならなかった。

　同様に、彼女のユーモアは修道院では絶対に歓迎されないものだっただろう。それどころか、強く非難されるものだっただろう。多分彼女は過去に言ってみ

たけれど、節度のない開けっぴろげな話し方を懺悔するよう先輩修道女たちに命じられたのだ。そのため、新人だった若い彼女はただ口を閉ざし、外見上はまじめでとても真剣な様子を見せていた。彼女が真に自分らしくいられるのは、ドッグランズの患者と一緒の時だけだった。

　何年もかかって身に付けた中流階級の話し方にさえ、時々コックニーの方言に似た話し方がうっかり漏れることもあった。彼女はいかにもコックニーとわかるような話し方をすることは決してなかった。見せかけで話せるような能力は彼女にはなかった。しかし、ある種の言い回しや慣用句は自然に取り入れていた。彼女は「Mystic Spec（秘伝の方法）」について、自由に話すことができた。その単語に私は大いに困った。後にそれが「Mist. Expect.」に対するコックニーの俗語であり、「Mist.」はラテン語の医学用語で「混合」の短縮形、「expect.」は「expectorant（去痰薬）」の短縮形だとわかった。これは当時どの薬局でも買えた吐根＊のことを意味していて、たいてい何にでも効く特効薬だった。その他にも、肺炎を「モニカの腰掛け」、リウマチを「ボルト」、ちょっとした病気のことを「ディックおじさん」と言い、「青色インクに触れた」のはインフルエンザのことを意味していた。腸の不具合を表す表現も、軟便、下痢、しぶり腹、けいれん、ピリピリした痛みなど多様に知っており、それらを聞くと皆大笑いした。彼女がコックニーの韻を踏んだ俗語をたくさん理解していたことは明白だったけれど、それほど多くは使わなかった。けれども、「イタチ」を取って、と彼女に言われた時には、私は面喰ったまま彼女を見つめただけで、敢えて意味を聞くこともできなかった記憶がある。誰か他の人が彼女のコートを取って来た。

　シスター・エヴァンジェリーナは、高齢の人々と病院に対する恐怖を共有していた。お年寄りの間では、恐怖は軽蔑と嘲笑の形で広く表現されていた。イングランドのほとんどの病院は救貧院から転換されたもので、救貧院に送られてしまうかもしれないという恐怖の中で生きてきた世代の人々は、1950年代でさえ建物自体にも退廃や死の雰囲気を感じた。シスター・エヴァンジェリーナは、病院に対する恐怖を払いのけるようなことは何もしなかった。むしろ彼女は積極的に恐怖を助長させた。英国看護協会に知れたら、強く非難される類

＊去痰、催吐、緩下作用がある生薬。

の態度だっただろう。彼女は、「たくさんの学生達にいじくり回されるから、入院したくないでしょう。」とか、「病院は、裕福な人達の利益のために、貧しい人達の治療をするふりをしているだけよ。」というようなことを言っていた。どちらの発言も、病院は貧しい患者を使って実験したがっている、という意味を暗に含んでいた。彼女は経験から、不法な妊娠中絶後に合併症で入院した女性達はわざとつらい目に合わされると公言した。シスター・エヴァンジェリーナは話を作ったり、誇張することさえできなかったので、きっと本当のことを言っていたのだろう。20世紀初めのイングランドでそのような治療が広く行われていたのかどうか、私にはわからない。しかし1950年代中頃、私はあるパリの病院で、彼女の言ったぞっとするような真実を目撃した。その体験は今でも忘れられない。

シスター・エヴァンジェリーナは患者に自分なりの助言をよくしていた。「どこにいても自由におならをしましょう。」いつでも、それに続けて「教会や礼拝堂では音を鳴らしましょう。」と言った。一度、老人が「おっと！ごめんよ、シスター。失礼するよ。」と言ってこの助言を守った時、彼女は「いいえ、気にしませんよ。牧師さんも同じことをしていると思いますよ。」と答えた。便秘、下痢、ニラや薬草、しぶり腹や消化管、溝やほこりについては、他のどんな話題の時より大はしゃぎして、いつも会話の中心にいた。私は初めに受けたショックから回復した後、その話題が下品で卑猥なこととは考えられていないことに気付いた。代々のフランス国王が全廷臣の目前で毎日排便していたのであれば、コックニーの人々もできるのだ！他方、品行方正なポプラの家庭では性的に卑猥な言葉や冒瀆は厳しく禁じられており、性のモラルが強く求められていた。

本題に戻そう。19世紀のレディングのスラムに生まれ、救いがたい貧困に喘ぎ、読み書きも十分にできないところから、熟練した看護婦、助産婦まで這い上がってきたという生い立ちゆえ、私はシスター・エヴァンジェリーナに大いに興味をもった。若い男性にとってさえ十分に大変だっただろうに、少女にとって無知と貧困から自分を解き放ち、中流階級の専門職の輪に受け入れられるようになることは例外的だった。本当に芯のある強い人だけが成し遂げられることだった。

第一次世界大戦が彼女の自由への鍵となったことがわかった。戦争が起きた時、彼女は16歳で、11歳の頃からレディングにあるハントリー・アンド・パー

マーのビスケット工場で働いていた。1914 年、戦争運動に参加するよう呼びかけるポスターが町中に貼られた。ハントリー・アンド・パーマーが嫌いだったことと若さゆえの楽観主義から、彼女は前に進むには軍需品工場しかないと考えた。工場は家から 7 マイル（約 11 km）のところにあったので、家を出なければならなかった。午前 6 時から午後 8 時までが勤務時間だった時代には、歩くには遠すぎた。少女と女性達には寮が提供され、そこでは馬の毛のマットレスが載った狭い鉄のベッドに 60〜70 人の女性が寝ていた。若いエヴィはそれまでベッドで寝たことが一度もなく、これは上級の暮らしの一例に違いないと思った。従業員には制服と靴も支給され、それまでぼろ服しか着たことがなく靴も履いたことがなかった彼女にとっては、たとえ若い貧相な足が痛くなろうと本当に贅沢なものだった。工場で出される食事は質素で十分ではなかったけれど、それまでに食べたことのあるものよりも良い物だったので、青白くやつれて半分餓えたような様子はなくなっていった。彼女は美人とまではいかないけれども、ほどほどに可愛らしくなった。

　一日中立って軍用機器にナットをはめる作業をしていた工場の作業台で、ある少女が看護婦の姉について話をし、負傷して病気になって死んでいく若い男達についての話を語ってくれた。若いエヴィの魂の中で何かが掻き立てられ、彼女には自分が看護婦になることがわかった。その少女の姉が働いている場所を聞き出し、看護部長に問い合わせた。彼女はまだ 16 歳だったけれど、篤志救護部隊* として採用された。労働者階級の少女にとって、その意味するところは病棟の女中だった。彼女は気にしなかった。病棟女中は、これまでの人生でしてきた卑しい仕事の類で、将来の展望も何もなかった。この時代、階層の違いは明らかではっきりしていたが、彼女は熟練看護婦を賞賛の眼差しで見つめ、どんなに長く時間がかかろうと熟練看護婦の一員になると決意した。

　シスター・エヴァンジェリーナと高齢のポプラの患者達は頻繁に第一次世界大戦について話し、思い出や経験を共有していた。私は清拭やガーゼ交換をしながらその会話を間接的に聞いて、シスター・エヴァンジェリーナの歴史を継ぎ合わせることができた。彼女は、時折私に直接話しかけたり質問に答えたり

---

*イギリス陸軍省の指導のもとに赤十字によって創設された組織。戦時傷病兵救護を目的として、第一次世界大戦中に主に病院内で活躍した。

することもあったけれど、そう頻繁ではなかった。彼女は決して私に心を開かなかった。

たった一度だけ、彼女は患者の兵士について話したことがある。「彼らはとても若かった。本当に若すぎました。若い男性は皆死んでしまい、残された若い女性は皆泣いていました。」私はベッドの反対側から彼女を見た。彼女は私が見ていることに気付いていなかった。彼女の目頭には涙がたまっていた。大きな音を立てながら鼻をすすって足を踏み鳴らすと、少し乱暴に包帯を巻き続けて、「はいどうぞ、お父さん。これで終わりですよ。また3日後にお会いしましょう。おならをしていれば医者いらずよ。」と言い、足を鳴らして去って行った。

シスター・エヴァンジェリーナは20歳の時に、敵陣の後方部隊の活動に行くことを志願した。彼女は患者と、その当時の空軍のこと、約20年前に発明されたばかりの小さな複葉機について話していた。「あれは1918年のドイツの春季攻勢の後でした。男達は負傷して、医療処置も受けられずに敵陣の後ろに取り残されてしまいました。陸路で助けに行くことはできなかったから、空中輸送の準備がされたのです。私はパラシュートで降下したのですよ。」

患者は言った。「度胸があるね、シスター。当時できたばかりで、パラシュートの50パーセントは全く開かなかったことを知らなかったのかい？」

「もちろん知っていましたよ。」ぶっきらぼうに彼女が言った。「私達には全部説明されていたのですよ。誰も行こうとしなかったから、私が志願したのです。」

私は彼女を違った目で見るようになった。最後の一歩になる可能性が50パーセントあるとよく理解した上で飛行機から飛び降りることを志願するのは、度胸以上のものだろう。稀に見る内的な勇敢さが必要だろう。

ある日、私達はアイル・オブ・ドッグスからポプラに戻って来るところだった。ウェスト・フェリー・ロード、マンチェスター・ロード、プレストン・ロードへと続く道は、今日と同じようにテムズ川の流れに沿って幹線道路を形成していた。けれども当時、道路は橋によって何か所かで分断されていた。分断されることによって貨物船は、運河や停泊地、内湾や桟橋が集積したドックに入ることができた。ちょうど私達がプレストン・ロード橋を渡ろうとした時、信号が赤に変わってゲートが閉まり、旋回橋が回転した。つまり、道路が30分

間閉鎖されることを意味した。シスター・エヴァンジェリーナは小声で悪態をつき腹を立てた。(ついでながら、これはポプラの人々が彼女を好きだったもう一つの理由である。彼女は心の中だけでそっと悪態をつくほど高徳すぎなかった！) 私達には他にも選択肢があった。来た道を引き返し、わざわざアイル・オブ・ドックスの周りを自転車で進んで、ライムハウス地域にあるウェスト・インディア・ドック・ロードに再び合流する方法で、約7マイル（約11km）の道のりだった。シスター・エヴァンジェリーナはそのような考えを抱こうともしなかった。自転車を押して、知った上で「進入禁止、入るな」と書かれたゲートをまたぎ越し、「危険」の標識を通り過ぎて、水際の丸石を越えていった。興味を持った私は彼女の後に続いた。いったい全体、彼女は何を企んでいるのだろう？彼女は荷船の集まった場所に向かって足を踏み鳴らしながら進んでいき、誰彼かまわず視界に入る港湾労働者に呼びかけ、助けを求めた。数人がにやっと笑いながら帽子を取って、こちらにやって来た。その中の1人は彼女の知り合いだった。

「おはよう、ハリー。お母さんの調子はどう？天気もよくなってきたし、しもやけはもう治っているといいわね。お母さんによろしく伝えてちょうだい。この自転車を運んでくれない？いい子ね、手を貸してちょうだい。」

彼女は長いスカートの裾をまくり上げてベルトにはさみ込み、近くの荷船に大股で向かって行った。「お兄さん、腕を貸してちょうだい！」と40歳位の大男に言った。彼を掴み、両足をぴんと立てて、厚い黒ストッキングとちょうど膝上までの長さがあるブルマーを見せながら、一番近くの荷船に乗り込んだ。私は、彼女が何をしようとしているのか理解した。港で働く人々がするように、荷船から荷船へと飛び移りながら対岸まで水を越えていくつもりなのだ。

このやり方では、飛び越えていかなければならない荷船が8艘か9艘停泊していた。運よく男達が周りに集まってきた。1艘目のデッキは難なく越えられた。けれど、2艘目の荷船のデッキにたどりつく前に、隣に泊まっている2艘の小船をよじ登らなければならなかった。しかも、荷船は動き出していた。大男とその脇にいた2、3人の男が渾身の力を使って彼女を持ち上げた。「足を上げてちょうだい、お兄さん。」「持ち上げろ」「掴まえて」「押して」「いいぞ、シスター」などの声が飛び交っていた。私はできるだけ素早くついて行った。私はこの勇ましい老いた修道女から目が離せなかった。彼女のヴェールは風に

なびき、ロザリオと十字架は左右に大きく揺れ、力いっぱい動いていたので彼女の鼻は赤くなってきた。2人の男が自分の頭より高く自転車を持ち上げて運んでいた。すると彼女は振り向いて、「鞄だけは気をつけてちょうだい！笑いごとじゃないのよ。」と彼らを鋭く叱責した。

　2艘目と3艘目の荷船は無事に越えられたけれど、4艘目の前には18インチ（約46cm）程の隙間があった。彼女は隙間の下の水を見ると「ふんっ！」と言った。スカートを更に上にまくり上げ、手のひらで鼻水をこすり落として、大男に言った。「先にあっちに渡って、私を掴まえてちょうだい。」彼女は決して軽くなかったので、3人の若い男に支えてもらい、船縁に上がった。彼女は動いている荷船の狭い縁に扁平足でしっかりと立ち、意を決して向こう側にいる大男を見つめた。彼女の息は切れていた。そして、もう一度大きく鼻をすすると言った。「いいわね、あなたの肩に私の体重をかければ大丈夫よ。」彼は頷き、両腕を差し出した。彼女は慎重に体を前に乗り出し、大男の肩に両手をかけた。彼は脇の下から彼女を抱え、若い男達は彼女を後ろから支えた。私は生きた心地がしなかった。もしその時荷船が動いたら、もしくはシスターの足が滑ったら、彼女が水の中に落ちてしまうのを助けることは誰にもできなかっただろう。シスターは泳げたのだろうか？もし、彼女が荷船の下に落ちてしまったら、どうなっていただろう？考えるだけでも耐えられなかった。彼女はゆっくりと慎重に片方の足を前に持ち上げると、次の荷船の縁にかけた。バランスを取り戻すために一瞬待ってから、もう一方の足を素早く動かして大男の腕の中に飛び込んだ。辺り一面から歓声が起こり、私は安堵で倒れそうになった。彼女はもう一度鼻をすすった。

　「まぁ、悪くはなかったわね。水切りざるにおならをするより悪くないわ。さぁ、続けて行きましょう。」残りの荷船は全て隣接していたので、彼女は顔を赤くして意気揚々と対岸まで辿り着いた。スカートを下ろして自転車を受け取り、皆に笑顔で言った。「ありがとう、皆。よくやったわ。もう行くわね。」そして「おならをしていれば医者いらずよ。」といつも港の人に言う別れの挨拶を残して、自転車で港を後にした。

MRS JENKINS（ジェンキンス夫人）

　ジェンキンス夫人は得体の知れない人物だった。彼女は何年もの間、ボウからキュビット・タウン、ステップニーからブラックウォールへとドックランズ中を歩き回っていたけれど、彼女について何か知る者は誰もいなかった。彼女が絶え間なく歩き回っている理由は、赤ん坊、特に生まれたばかりの赤ん坊に対する強迫的な執着だった。まるで神様であるかのように、彼女はいつどこで自宅出産が執り行われるのか知っているようだった。自宅出産10回のうち9回は、彼女が家の外の通りをうろうろしているのを見かけた。ジェンキンス夫人は多くを語らず、「赤ん坊はどうだい？おちびちゃんの様子は？」と常に同じ質問をした。赤ん坊は生きていて元気であると告げられると、たいてい満足そうな様子で足を引きずって歩いて行った。火曜日の午後、彼女はいつも妊婦健診をしている診療所の外をうろついていた。まるでジェンキンス夫人が汚染されているか、あるいは子どもに不吉な呪文をかけるとでもいうかのように、若い母親のほとんどは急いで彼女の横を通り過ぎたり、幼い子どもたちを彼女から引き離したりした。「あの人は年をとった魔女で、睨まれると災厄に遭う。」とみんなに噂されていたので、母親のうち何人かはそれを信じて疑わなかった。

　ジェンキンス夫人は決して歓迎されていなかったし、必要ともされておらず、たいてい怖がられていたけれど、彼女は外出することをやめなかった。昼でも夜でもいつでも、ひどい天候であっても、赤ん坊が生まれた家の外の通りに立ち、「赤ん坊はどうだい？おちびちゃんの様子は？」と尋ねた。

　ジェンキンス夫人は小柄な女性で、熊手のように痩せていて、鳥のような顔立ちで、痩せこけてくぼんだ頬の間には長い鼻が鋭く尖っていた。肌は黄味がかった灰色で、何千ものしわが格子模様のように刻まれていた。歯のない歯茎に唇が食い込んでいたので、全く唇がないように見えて、いつもくちゃくちゃと歯茎を噛んでいた。脂ぎって形が崩れて色あせた黒い帽子を深くかぶっていて、帽子からは細い灰色の髪の毛の束があちこちにはみ出ていた。夏も冬も、いつの時代の物かわからない長い灰色のコートを着ていて、その下には巨大な足が出ていた。こんなにも小柄な女性にとって、巨大な足は信じ難いだけでな

く滑稽で、足を引きずって果てしなく近所を歩いていると散々冷やかされたことだろう。

　ジェンキンス夫人がどこに住んでいるのか誰も知らなかった。このことは、シスター達にとっても他の全ての人にとっても、等しく謎だった。牧師達にも全く見当がつかなかった。ジェンキンス夫人は教会に行っている様子はなかったし、どの教区にも所属していなかった。それは高齢の女性の間ではふつうのことではなかった。ジェンキンス夫人はどの医師にも登録していなかったようで、医師達も何も知らなかった。おそらく彼女は、今は国民保健サービスがあり誰でも無料で治療を受けられることも知らなかったのだろう。地元のゴシップや情報にいつもアンテナを立てているミセス B. でさえ、ジェンキンス夫人のことは何も知らなかった。彼女が年金を受け取りに、郵便局に入るのを見たことがある人もいなかった。

　私は常々ジェンキンス夫人に興味をもちつつも、嫌悪感があった。ジェンキンス夫人とは頻繁に出会っていたけれど、いつも彼女の赤ん坊についての質問と「母子共に元気です。」という私の冷たい返事のやり取りに終わっていた。ジェンキンス夫人は常に変わることなく、「ありがたい、それはありがたい。」と答えた。深く関わりたくなかったので、私は決して会話を始めようとはしなかった。けれども一度だけ、私がシスター・ジュリアンヌと一緒にいた時に、シスター・ジュリアンヌはまっすぐジェンキンス夫人のところへ行き、彼女の両手を取ってすべてを包み込むような笑顔で言った。「こんにちは、ジェンキンスさん。ごきげんよう。今日はいい日和ですね。いかがお過ごしですか？」

　ジェンキンス夫人は後ずさりしながら、どんよりとした灰色の目に恐怖と疑いの色を浮かべて、両手を引き抜いた。

　「赤ん坊はどうだい？」ジェンキンス夫人は言った。その声は苛立っていた。

　「赤ちゃんは可愛らしいですよ。美しい小さな女の子で、丈夫で健康です。ジェンキンスさん、赤ちゃんはお好きですか？」

　ジェンキンス夫人はさらに後ずさりして、顎の上までコートの襟を立てた。

　「女の赤ん坊が元気にしているって？やれやれ、ありがたい。」

　「はい、本当に神に感謝ですね。赤ちゃんをご覧になりますか？お母様に許可を得て、少しの間なら赤ちゃんを外に連れてくることができると思います。」

　しかし、ジェンキンス夫人はすでに向きを変え、大きな男性サイズのブーツ

でびっこをひきながら歩いて行っていた。

シスター・ジュリアンヌの顔には、無限の愛と思いやりの表情が広がっていた。シスターは数分の間静かに立ち、足を引きずりながら歩道を歩いていく、年老いて腰の曲がった姿を見ていた。私もジェンキンス夫人を見ていて、ブーツを地面から持ち上げる力がなくて足を引きずっていることに気付いた。私は再びシスター・ジュリアンヌを見て、恥ずかしくなった。シスターはブーツなど見てはいなかった。シスターが見ていたのは、70年もの痛みと苦難、忍耐なのだと私は感じた。シスターは、神の前の静かな祈りの最中にジェンキンス夫人を思っていた。

ジェンキンス夫人に私はいつも不快な思いをさせられていた。その主な理由は、彼女がとても汚かったからだ。彼女の手と爪は不潔で、質問に答えないとその手で驚くほどの力を出して私の腕を掴んできた。私はそれを避けたいがために、赤ん坊は生まれました、とただ報告するように彼女に話すのだった。安全な距離から簡単に返事をして逃げる方がたやすかった。

ある日の巡回中に、私はジェンキンス夫人が歩道から車道へ降りるところを見た。彼女は脚を大きく広げて立ち、馬のように溝におしっこをした。その時は周りにたくさんの人がいたけれど、ほとばしる尿が溝を流れて排水溝に入っていくのを見て驚いている人は誰もいなかった。ある時には、2棟の建物の間の小さな路地で彼女を見た。彼女は地面から新聞紙の切れ端を拾って、コートの裾を持ち上げ陰部を擦り出した。やるべきことに没頭して、終始ぶつぶつ言っていた。それからコートの裾をおろすと、爪でつついたり、臭いを嗅いだり、近づけてじっと見たりして、新聞紙の中にあるものを吟味し始めた。最後に彼女はそれを折りたたみ、ポケットに入れた。私は嫌悪感で身震いした。

他にもジェンキンス夫人には不快な思いをした。彼女の顔には茶色いシミがあって、鼻から上唇まで広がり、口角で線になって深く染み込んでいた。彼女の排泄行動を目撃していたので、私がその茶色のシミを何と思ったかは想像に難くないだろう。けれど、私は間違っていた。ジェンキンス夫人をよく知るにつれて、彼女がかぎタバコ（彼女は「お楽しみ」と呼んでいた）を吸っていて、茶色いシミは鼻から落ちたかぎタバコによるものだということに気が付いた。

当然のことながら、店の人は彼女に商品を売ろうとしなかった。ある八百屋は私に、店の外では売るが店の中には入らせないと言った。

「俺のフルーツを全部手に取るんだ。俺のプラムやトマトを押しつぶしては元に戻すのさ。そうすりゃ、誰も買おうとしない。俺も商売していかなけりゃならないんでね。ここに入れるわけにゃいかないさ。」

ジェンキンス夫人は地元の「変わり者」で、名前だけは知られていて、避けられ、怖れられ、笑い者にされていたけれど、完全に謎に包まれていた。

シスター達はライムハウスの代診医から、ステップニーのケーブル・ストリート地区にある家の家庭訪問を依頼された。そこは悪名高い赤線地区で、若いアイルランド人の少女メアリーと束の間の友情を育んだ時に足を踏み入れたことのある場所だった。医師は、軽い狭心症を罹っている年老いた婦人がぞっとする居住環境で生活していて、おそらく栄養失調になっていると報告した。患者の名前はジェンキンス夫人だった。

私はコマーシャル・ロードを曲がって川の方へ向かい、その通りを見つけた。半ダースの建物だけが立ったまま残っており、残りはただの爆撃跡地であちらこちらに尖った壁が突き出していた。私は扉を見つけてノックした。反応はなかった。開いているかもしれないと思って扉のノブを回したけれども、鍵がかかっていた。汚物で散らかっている建物の脇に回っても、分厚い汚れの層が窓を覆っていて中を見通すことはできなかった。1匹の猫がうっとりと仰向けに丸まっていて、もう1匹は生ゴミの山の臭いをくんくん嗅いでいた。ここは暗くなってから1人で来るような地区ではなかった。私は玄関に戻って、これが昼間だったことに安堵しながら、さらに大きな音で何度かノックした。向かい側の家の窓が開き、女性の大きな声が聞こえた。「何の用だい？」

「地区の保健婦です。ジェンキンスさんに会いに来ました。」

「3階の窓に石を投げな。」とアドバイスされた。

辺りにはたくさんの石が落ちていた。私は看護婦の制服姿で黒い鞄の上に乗り、3階に向かって石を投げながら、完全に馬鹿みたいだと感じた。「一体どうやって、ドクターは中に入ったのかしら？」と思った。

結局、いくつかは失敗したけれど20個くらいの石を投げたあと窓が開き、ひどい外国語訛りの男性の声が聞こえた。「ばあさんに会うのかい？今、行くよ。」

かんぬきが抜かれて扉が開いた時、男はちょうど私からは姿が見えない扉の

後ろに立っていた。男は廊下の一番奥の扉を指さして言った。「そこに住んでいるよ。」

ヴィクトリア調のタイルが敷き詰められた廊下の途中には、見事に彫られたオーク材の手すりの付いた階段があった。手すりはまだ美しい状態だったけれど、階段は崩れていて、とても危険な状態に見えた。階段を登る必要がなくてよかったと思った。その家は、かつては素晴らしい摂政時代様式の建築の一部であったことは明らかだったけれど、今では崩壊寸前だった。20年前から「人が住むのに適さない住宅」に分類されていたけれど、未だに人が住んでいて、ネズミに囲まれて隠れるように暮らしていた。

扉を叩いても応答はなかったので、ノブを回して部屋に入った。部屋は、建物の奥にある流し場兼洗濯場だった。一階建ての離れで、床には石が敷き詰められていた。大きな銅製のボイラーが外壁に取り付けられていて、その隣には石炭ストーブが置かれ、石綿でできた排気管が壁を伝い、天井の巨大なギザギザした穴から空に向かって開いていた。他に私の目を捉えた物体は、木と鉄の枠でできた大きな脱水機と石の流し台だけだった。その部屋は誰もいない廃屋のように見え、猫と尿の強烈な臭いがした。ゴミ山のせいで光を通さないために窓は黒く、部屋はとても暗かった。実際のところ、部屋の明かりのほとんどは天井に開いた穴からの光だった。

暗がりに目が慣れてくると、他にもいくつかの物を見分けられるようになった。床には少しばかりの餌とミルクが入ったお皿が何枚か置かれていた。小さな木製の椅子と、ブリキのマグカップとティーポットがのったテーブル、室内便器、扉のない木の食器棚があった。ベッドはなく、明かりもガスも電気もなさそうだった。

天井の穴から一番遠い隅にガタガタの肘掛け椅子があり、年老いた女性が座っていた。無言で警戒していて、その目は恐怖に満ちていた。椅子の上でできる限り体を引いて、コートをぴったりと体に引き寄せ、頭に巻いたウールのスカーフで顔の半分を隠していた。目だけを見せ、私を突き刺すよう見ていたので、私達の目が合った。

「ジェンキンスさん、あなたの体調があまり良くないので、訪問看護が必要だと医師に言われて来ました。地区の保健婦です。あなたを診てもよろしいですか？」

彼女は顎の周りのコートをさらに引っ張り、何も言わずにじっと私を見ていた。
「医師は、あなたは少し不整脈だと言っています。脈拍を測ってもいいですか？」
彼女の手首の脈を測ろうと私が手を出すと、ジェンキンス夫人は恐怖で息を呑んで腕を引っ込めた。
私は当惑し、少し無力さを感じた。彼女を怖がらせたくはなかったけれど、私にはやるべき仕事があった。天井からの明かりで日誌を読むために、私は火の点いていないストーブの方へ行った。日誌には、狭心症の軽い発作が起こったようで、患者は家の外の通りで倒れていたが、住民の誰かが彼女を部屋に運んだと書いてあった。その男が医師を呼んで部屋に入れたようだ。女性は確かに痛がっていたが、比較的早くに痛みは治まったようだ。患者の激しい抵抗もあり医師は診察することができなかった。けれども、脈はかなり安定していて呼吸も急速に改善したので、医師は状態を観察するために１日に２回の訪問看護を勧め、社会福祉事業部門が生活環境を改善できるかもしれないと提案した。次の発作時用に亜硝酸アミルが処方された。休息、保温、栄養を摂ることが指導された。
私は再びジェンキンス夫人の脈をとろうとしてみたけれど、結果は同じだった。痛くなっていないかどうか尋ねたが、返事はなかった。気分はいいか尋ねたけれど、また返事はなかった。私は上手くいきそうにないと悟って、帰って地区保健婦の責任者であるシスター・エヴァンジェリーナ婦長に報告するしかないと思った。
シスター・エヴァンジェリーナはまだ私のことを少しばかにしているようだったので、失敗の一部始終を報告するのは気が進まなかった。彼女は私のことを「夢見る夢子ちゃん」と呼び、私には５年間の看護婦としての訓練と経験があることを知っているにも関わらず、まるで看護手順の最も初歩的な点を指導する必要があるかのように話してくる。もちろん、そのことで私は緊張するので、物を落としたりこぼしたりして、彼女に「下手くそ」と呼ばれ、状況はさらに悪くなった。私達が一緒に出かけなければならないことはそれ程なかったので安堵していたけれど、もし私がうまく患者に対処できなかったと報告したならば、間違いなく次の訪問時には彼女がついて来ることになるだろう。

シスター・エヴァンジェリーナの反応は予測できた。重い沈黙のなか、太い灰色のまゆ毛の下から時々私をちらりと見上げながら報告を聞いていた。私が報告を終えると、私がまるでただ黒い鞄を持っているだけの大ばか者であるかのように、彼女は大げさにため息をついた。

「今晩は、インスリン注射が21件、4件のペニシリン、耳の洗浄、腱膜瘤の包帯、痔の処置、カニューレのドレナージがあります。そして今、私はあなたに脈のとり方を見せなければならなくなったのですね？」

　不当な扱いに、私の頭には血が上った。「私は完璧に脈拍の測り方を知っています。でも、患者がさせてくれなかったし、私は彼女を説得することができなかったのです。」

「彼女を説得できなかった！説得できなかった、ですって！あなたのような若い娘は何もできやしない。教科書ばかり読んでいるのが、あなたの欠点ですよ。一日中教室に座って、大量のたわごとで頭がいっぱいになっているから、脈をとるような簡単なことができないのです。」

　シスター・エヴァンジェリーナが軽蔑したように鼻を鳴らして頭を大きく振ると、鼻の下でなんとか平衡を保っていた鼻ちょうちんが机と書きかけの患者の記録の上に飛び散った。彼女が肩の下から大きな男物のハンカチを取り出して液体を拭うと、インクがにじんだ。シスター・エヴァンジェリーナは再び、ふんっと鼻を鳴らして、「ほら、見なさい。あなたのせいよ。」と言った。

　さらなる不当な扱いに、私の血は煮えたぎった。私は口答えしないように唇を噛んだけれど、事態はますます悪くなるだけだった。

「では、『脈拍測定できないさん』。私は午後4時にあなたと一緒に行かなければならないでしょうね。夕方の最初の訪問でそこに行ったら、その後はお互い別々に行動できるでしょう。午後3時半ちょうどに出発しますから、1分たりとも遅れないように。私はだらだらするつもりはありませんし、いつも通り7時には夕食をとりたいですから。」

　そう言うと、シスター・エヴァンジェリーナは大きな音を立てて椅子を引き、あてつけるように再び「ふんっ」と言って私の前を通り過ぎ、ドタバタと事務室から出て行った。

　あまりにもすぐに3時半はやってきた。私達は小屋から自転車を引っ張り出した。修道女の沈黙は、彼女が今までぶつぶつ文句を言っていたのよりもずっ

と雄弁だった。私達は一言も話さないままその家に到着し、ノックをした。また返事はなかった。私はどうするべきか知っていたので、シスターに3階の男のことを話した。

「あら、それなら彼に連絡しなさい。話してばかりで、ぼさっと突っ立っていないでくださいね、おしゃべりさん。」

私は歯ぎしりして、烈火のごとく怒りながら窓に向かって石を投げ始めた。驚くことに、ガラスは割れなかった。

男は「今、行くよ。」と叫び、私達が通る時にはまた扉の後ろに身を隠した。しかし、彼はそのとき言い足した。「もう来ないよ。またあんたたちがやって来ても。もうこれ以上はごめんだよ。」

ジェンキンス夫人の薄暗い部屋に入ると、1匹の猫がミャーミャー鳴きながら私達の方へやって来た。天井の穴に当たって、風が奇妙な音を立てていた。ジェンキンス夫人は私が朝別れたときと同じように、椅子にかけて縮こまっていた。

シスター・エヴァンジェリーナが彼女の名前を呼んだ。返事はない。私の報告が大げさではなかったことがシスターにもわかるだろう、と私は自分を正当化し始めていた。シスターは肘掛け椅子の方へ歩いて行った。「さぁ、お母さん。これではいけませんよ。医師はあなたの心臓に何か起きていると言っています。その言葉を信じていないでしょうね。あなたの心臓は私のと同じように健康でしょうが、ちょっと診せていただかなければなりません。誰もあなたを傷つけたりはしませんよ。」と優しく話した。

椅子に座って衣服をまとった塊は動かなかった。シスターは脈拍を測ろうと体を傾けた。ジェンキンス夫人は腕を引っ込めた。私はとても嬉しかった。「シスター・知ったかぶりがどうするのか、とくと見てやろう」と思った。

「ここは寒いですね。暖房はないのですか？」

返事はない。

「それに暗いわ。明かりはどうなっているのでしょう？」

返事はない。

「初めて気分が悪くなったのはいつですか？」

返事はない。

「今、少し体調は良くなっていますか？」

またもや完全に沈黙。私は独善的な気持ちになっていた。シスター・エヴァンジェリーナは、私と同じようにこの患者を診ることはできないようね、と。さぁ、次はどうするのかしら？

実際次に起こったのは全くの予想外で、50年以上たった今でも思い出すと顔が赤くなる。

シスター・エヴァンジェリーナは「めんどくさい婆さんね。これでどうかしら。」と呟いた。

ゆっくりとジェンキンス夫人の方にかがみこみ、体を曲げると特大のおならをした。音はブーブーと鳴り続き、止まったかと思ったらさらに高い音でまたもや鳴り響いた。私の人生で、これほど驚いたことはなかった。

ジェンキンス夫人は椅子にまっすぐ座っていた。シスター・エヴァンジェリーナは大声で叫んだ。「看護婦さん、おならはどっちに行っちゃったかしら？外に逃がしちゃだめよ。あっちの扉のあたりよ、捕まえて。今は窓の近くよ、早く捕まえてちょうだい。」

肘掛け椅子からくすくすと、しゃがれた笑い声が聞こえた。

「おやおや。その方がいいわ。」シスター・エヴァンジェリーナは楽しそうに言った。「身体をきれいにするのに、おならほど良いものはないわ。ジェンキンスおばさん、10歳は若返ったでしょう？」

衣服をまとった塊は揺れて、しゃがれたくすくす笑いは、お腹の底からの大笑いになった。赤ん坊について執拗に質問してくることの他に話しているのを聞いたことがなかったジェンキンス夫人が、涙を流すほどに笑っていた。

「早く！おならは椅子の下よ。猫が掴まえちゃった。離してあげないと病気になるわ。」

シスター・エヴァンジェリーナはジェンキンス夫人の隣に座った。2人の老婦人（シスター・エヴィは決して若くなかった）は、私には言えないようなおならやお尻や糞、悪臭、汚物の話を、真実か逸話か、話を変えながら大笑いしていた。とても衝撃的だった。シスター・エヴィが無作法であることは知っていたけれど、そんなにも幅広く多彩な話のレパートリーを持っているとは思ってもいなかった。

私は部屋の隅に逃げて2人を見ていた。2人はブリューゲルの絵画から出てきた老女のようで、1人はぼろ服を、もう1人は修道服を着て、下品な笑いで

子どものように喜んでいた。私は完全に蚊帳の外で、たくさんの事をあれこれ考えていた。特にシスター・エヴァンジェリーナは一体どうやって、あれほどの目を見張るようなおならを正確なタイミングで出せたのだろうと思った。彼女はおならを意のままに操れるのだろうか？トゥールーズ・ロートレックの作品で有名になったコメディ・フランセーズ*の役者がお尻からさまざまな音を発して、1880年代のパリッ子観衆を楽しませていたと聞いたことがある。しかし、実際にできる人を聞いたことはないし、ましてや会ったことなどなかった。シスター・エヴァンジェリーナの天賦の才だったのか、あるいは何時間も練習して技を身につけたのだろうか？その可能性もあると思うと愉快になった。彼女の十八番だったのだろうか？クリスマスやイースターのような修道院の祝祭行事のときに、披露してみたらどうなるだろうと思った。キリストに仕える修道院長やシスター達は、この類まれな才能を面白がるだろうか？

　2人の老女があまりに無邪気で楽しそうなので、私の当初の拒絶反応が卑しく、心の狭さからきているように思えた。ところで、何が間違っているのだろう？子どもたちは誰でも、お尻やおならの話でずっと笑っているものだ。チョーサーやラブレー、フィールディング、その他多くの作家の作品はびろうなユーモアで溢れている。

　疑いようもなく、シスター・エヴァンジェリーナの行動は素晴らしかった。神業だった。おならが空気を一掃したと言っては言葉に矛盾があるかもしれないけれど、どのみち人生は矛盾だらけである。あの瞬間から、ジェンキンス夫人の私達に対する恐怖はなくなった。私達は彼女を診察して、治療し、彼女と話ができるようになった。そして、私は彼女の痛ましい過去を知ることになった。

---

*フランスを代表する劇団。

ROSIE（ロージー）

「ロージー？ロージーじゃろ？」

　表玄関の扉からバタンという音が聞こえると、老婦人は頭を上げ大声で呼びかけた。廊下で足音が聞こえたけれど、ロージーは部屋には入って来なかった。ジェンキンス夫人の生活状況を改善するために、事態は急速に起こっていた。社会福祉事業部門が呼ばれ、いくぶんかの清掃が行われた。あの古い肘掛け椅子はノミだらけだったので運び出され、別のものが寄付された。ベッドも提供されたけれども、まだ寝るのに使われたことは一度もなかった。ジェンキンス夫人は肘掛け椅子で寝るのに慣れすぎていて、説得されてもベッドを使おうとしなかったので、猫がベッドの上で寝ていた。シスター・エヴァンジェリーナは、猫に社会福祉事業を行うなんて、新しい政府はお金の使い方を知らないのかしらと皮肉を言った。

　最も目立った変化は、シスター・エヴァンジェリーナが大家と１人闘って成し遂げた屋根の穴の修理だった。彼女が危険な階段を使って３階に登ろうとした時、私は一緒にいた。シスター・エヴァンジェリーナの相当な体重で階段が崩れてもおかしくなかったので、私はその旨を警告した。彼女は私を睨みつけ大股で歩いて行ったので、大家はひどく怯えていた。

　シスター・エヴァンジェリーナはバンバンと強く扉を数回叩いた。扉が少しだけ開いて、「何の用だ？」という声が聞こえた。

　彼女は、出てきて自分と話をするよう求めた。

「あっちへ行け。」と彼は言った。

「行きませんよ。もし行くなら、ここに警察を連れてきますよ。さぁ出てきて、私と話をしなさい。」

「不名誉」とか「告訴」とか「刑務所」とかいう言葉の次に、貧困や無知を言い訳にする泣き言が聞こえてきたけれど、最終的に屋根の穴はごついタール塗りの防水シートと煉瓦の重石で応急処置された。ジェンキンス夫人は大喜びし、甘くて濃い紅茶とミセスB.の手作りケーキをシスター・エヴァンジェリーナと分け合って、満面の笑みでくすくす笑った。シスター・エヴィはジェンキ

ンス夫人の訪問にはいつもミセス B. のケーキを持って行っていた。

　タール塗りの防水シートで屋根の穴を修復するのは不十分に思えるかもしれないけれど、より良い丈夫なものが手に入る見込みはなかった。建物は取り壊しを宣告されていたけれども、実際のところ、戦争中のロンドンの爆撃による深刻な住宅不足のせいで、まだ人が住んでいた。人々は住める所が見つかれば、どこにでも喜んで住んでいた。

　石炭ストーブは使えたけれど詰まっていたので、ノンナート・ハウスの非凡なボイラーマンのフレッドが掃除と保守点検をした。シスター・エヴァンジェリーナは、ジェンキンス夫人は自分の家で暮らすべきだと固く心に決めていた。

　「社会福祉事業の好きにさせたら、明日にでも彼女を老人ホームに入れかねないわ。そんなことはさせません。そんなことをしたら、きっと彼女は殺されてしまいます。」

　私達が初めてジェンキンス夫人を診察した時、彼女の心臓はまずまず順調であることがわかった。狭心症は高齢者によくある病気で、穏やかな生活と暖かさと休息で管理できることが多い。彼女の主要な問題は慢性的な栄養失調と精神状態だった。彼女がとても変わった老婦人であることは明らかだったけれど、気が狂っているのだろうか？自傷他害のおそれはあるのだろうか？私達は彼女を精神科医に診せる必要があるのではないかと思ったが、数週間にわたって彼女を観察するまでは何か言う事はできなかった。

　他の問題は、汚れとノミとシラミだった。彼女を綺麗にすることが私の仕事だった。

　ノンナート・ハウスからブリキの浴槽が持ち込まれたので、石炭ストーブの上でお湯を沸かした。ジェンキンス夫人はいぶかしがったけれど、私は、シスター・エヴァンジェリーナがお風呂に入ってもらいたがっていますよ、と言うだけで良かった。すると彼女は寛ぎ、満足そうな笑みを浮かべ顎をガタガタいわせた。

　「あの人は本当にいい人じゃよ。ロージーや皆に話したさ。私もロージーも皆、大笑いじゃ。」

　ジェンキンス夫人に服を脱ぐよう説得するのは、私にはかなり大変な仕事だった。彼女はとても不安がっていた。古いコートの下にはざらざらしたウールのスカートとセーターを着ていたけれど、肌着やパンティーはつけていな

かった。彼女の弱々しい小さな身体は、痛々しく目も当てられないほどだった。肉が全く無く、すべての骨がむき出しになっていた。皮膚はだらりと垂れ下がり、肋骨はすべて数えることができた。弱々しく骨のように痩せた身体を見た時、今まで彼女に抱いていた嫌悪感は哀れみに変わった。

　哀れみとは別に、ショックも受けた。ジェンキンス夫人のブーツを脱がせた時、ショックはやってきた。以前から私は彼女が巨大な男性サイズのブーツを履いていることに気付いていて、なぜそれを履いているのか不思議に思っていた。私は苦労して脂ぎった結び目をほどき、紐を解いた。彼女は靴下もストッキングも履いておらず、ブーツはびくともしなかった。ブーツは彼女の肌にくっついているように見えた。私がそっと指を入れると、彼女は痛みにたじろいだ。
「このままでいい。放っといておくれ。」
「お風呂に入るためには、ブーツを脱がないといけないのです。」
「放っといておくれ。」と彼女は泣き声で言った。「私のロージーが今度してくれるから。」
「だけど、ロージーはここにいて手伝ってくれません。もし私にさせてもらえるなら、ブーツを脱がせることができますよ。シスター・エヴァンジェリーナは、お風呂に入る前にブーツは脱がないといけない、って言っていましたよ。」

　長い仕事になりそうだったので、私は彼女を毛布で包み、床に跪いた。皮膚はところどころ本当にブーツの皮にくっついていて、ブーツを前後に動かして緩めていると皮膚が破れた。最後にいつブーツを脱いだかは神のみぞご存じである。ついに、私は踵からそっとブーツを動かし引き抜いた。恐ろしいことに、引っかいたような金属音がした。何？私は何をしてしまったのだろう？ブーツが外れると異常な光景が私の目を捉えた。彼女の足の爪は8〜12インチ（約20〜30cm）程伸びていて、1インチ（約2.5cm）程度の厚みがあった。ねじれて曲がっており、爪同士が上下に巻きついていた。足の指の多くが出血していて、爪床は化膿していた。においはひどく不快だった。彼女の足は最悪の状態だった。このような足で、どうやってジェンキンス夫人は何年もの間ポプラの街中を歩き回れていたのだろう？

　私がブーツを脱がしている間、痛かったはずだが彼女は少しの不満さえ言わず、驚くこともなくあらわになった自分の足を見下ろしていた。おそらくジェンキンス夫人は他の人の足の爪もそのようなものだと思っていたのだろう。私

は彼女が浴槽の所に行くのを手伝ったが、それはビックリするほど難しかった。なぜなら、ブーツなしでは彼女はバランスを失い、足の爪が邪魔をして危うく彼女はつまずくところだった。

　ジェンキンス夫人は大きなブリキの浴槽の縁をまたいで喜んでお湯の中に座った。しぶきをあげ、少女のようにくすくす笑った。彼女は浴用タオルを拾うのに、音を立ててお湯を吸いこみ、笑顔で私を見上げた。火を焚いていたので部屋は暖かく、猫は浴槽の縁からもの珍しそうに覗き込んで、ぶらぶら歩いていた。ジェンキンス夫人が猫の顔にしぶきを浴びせてくすくす笑うと、猫は怒って逃げた。表玄関の扉がバタンと音を立てたとき、ジェンキンス夫人は鋭く見上げた。「ロージーじゃろ？こっちへおいで、母さんを見てごらん。めったに見られない光景だよ。」

　けれども、足音は上の階へ行き、ロージーは来なかった。

　私はジェンキンス夫人の体中をくまなく洗い、シスターから渡されていた大きなタオルで彼女を包んだ。洗い終えていた彼女の髪は、スカーフでくるんだ。それほど多くのノミは見られなかったけれど、シラミの卵を殺すためにササフラス*を使った。爪だけは、私には対処することができなかった。この化け物のような爪には、腕の良い足治療医の往診を頼まなければならないだろう。（余談ながら、ジェンキンス夫人の足の爪は、今日まで英国足治療協会の本堂のガラスケースの中に展示されていることを信頼すべき筋から聞いている。）

　修道女達は色々な慈善バザーで仕入れた古着を売る店をいつも出していたので、シスター・エヴァンジェリーナと私は数点の衣類を選別して持ってきていた。ジェンキンス夫人は驚嘆しながら肌着とパンティーを見て、柔らかい素材を撫でた。

　「これを私に？あぁ、もったいないよ。あんたが取っておきなさい。私のような人間にはもったいなさすぎる。」

　下着を着るよう彼女を説得するのは難しかった。そして、下着を着たときには、驚きで細い体のあちこちを手でこすった。まるで新しい下着に驚かずには居られないようだった。私が慈善バザーの服を彼女に着せると、服は全部大きすぎた。私は静かに彼女の古い服を裏口から出した。

---

*ハーブの一種。オイルはシラミ、虫さされに有効である。

ジェンキンス夫人は肘掛け椅子に心地よさそうに座って、新しい服を撫でていた。猫は彼女の膝に飛び乗り、彼女は猫を優しくくすぐった。
　「猫ちゃん、ロージーはこの美しい服を見たら何て言うかねぇ？母さんだってわからないだろうね。女王様のように着飾っているから、ロージーにはわからないだろうね。」
　ジェンキンス夫人の耐えがたい状況を改善するため、私達が大きな役割を果たしていることに幸せを感じながら、彼女の部屋を離れた。私は外でノミのついた服を袋の中に入れ、ゴミ箱を探した。ゴミ箱は1つも見当たらなかった。使用禁止の建物に住んでいる人はいないはずだということで公共サービスは提供されておらず、この地域にはゴミ処理サービスがなかった。実際には、そこには人々が住んでいて、議会も含めて誰もがそのことを知っていたけれど、公共の政策が変わることはなかった。私は服の入った袋を前から散らかっていたゴミ山の中に置いた。
　腐敗と脅威の臭いが邪悪な蒸気となって、地域全体に立ちこめていた。爆弾でできた穴にはゴミが溢れていて、ぞっとする臭いがした。ギザギザになった壁の破片が空に向かってくっきりとそびえ立っていた。周囲には誰もいなかった。赤線地区の朝はたいてい始業が遅かった。その静寂は威圧的なものであり、私はそこから抜け出せるのが嬉しかった。
　その音が聞こえ始めた時、私はかろうじて建物の角を曲がったところだった。私はその場で凍りつき、恐怖のあまり髪の毛が逆立つ思いがした。その音は、凄まじい苦痛の中にいるオオカミか、他の動物の遠吠えのようだった。音は建物に反響して至る所から聞こえてくるようで、被爆地区はこの世のものとは思われない苦悩で満ち溢れた。その音が止まっても、私は文字通り動くことができなかった。まもなくして音が再び始まると、向かい側の家の窓が開いた。家主の注意を引くのに石を投げるよう教えてくれた女性が、窓から身を乗り出して叫んだ。「気の狂ったくそばばぁ。あいつの世話をしているんだろ。黙るように言って聞かせな。でないと殺しに行ってやる。私は本気だよ。そう伝えておきな。」
　窓は大きな音を立てて閉まった。私は頭を回転させた。
　気の狂ったくそばばぁ？ジェンキンス夫人？そんなはずはない！あんな苦悶の声を出せるはずはない。つい2、3分前に彼女の部屋を後にした時、彼女は

満足して幸せそうだったのだから。

　音が止まったので、私は震えながら建物の中に戻り、廊下を渡って彼女の部屋のところまで行きノブを回した。
　「ロージー？ロージーじゃろ？」
　私は扉を開けた。ジェンキンス夫人は私が部屋を出た時と同じように、1匹の猫を膝の上にのせて座っていた。もう1匹の猫は椅子の横で毛づくろいをしていた。彼女は晴れやかに見上げた。
　「ロージーを見かけたら、そっちへ行くと伝えておくれ。心細く思うことはないって伝えてちょうだい。すぐ行くと伝えておくれ。おちびちゃんたちにも、皆にも伝えておくれ。1日中磨きに磨くから、今回は行かせてもらえるよ。私のロージーに伝えてちょうだい。」
　私は途方に暮れた。ジェンキンス夫人があの遠吠えの音を出せたはずはない。それは不可能だ。彼女の脈を診ると普通で、彼女に大丈夫かと尋ねると答えはなかったが、彼女は唇をチュッとならして私をしっかりと見た。
　私の滞在には意味がないように思えたが、その朝、私は一抹の不安を抱いてジェンキンス夫人のもとを後にした。
　シスター・エヴァンジェリーナに朝の報告をし、ジェンキンス夫人はお風呂を楽しんでいるようだったと話した。また、足の爪とノミについて報告した。そして、彼女の精神状態はまずまず落ち着いているように見えたことも報告した。彼女は新しい服を気に入り、親しげに猫におしゃべりし、少しも引きこもったり防衛的になっていなかった、と。私は、通りで聞いたこの世のものとは思えない音について報告するのを躊躇した。結局、あれはジェンキンス夫人によるものではなかったかもしれない。向かいに住む女性がジェンキンス夫人だと言っただけなのだ。
　シスター・エヴァンジェリーナは私を見上げた。その厳しい顔は無表情だった。
　「それで？」と彼女は言った。
　「それで何でしょうか？」私は口ごもった。
　「それで、他には？まだ報告してないことは何？」
　彼女は心を読めるのだろうか？逃げ道がないことは明らかだった。私は通りで聞いた身の毛もよだつような叫び声について話し、ジェンキンス夫人による

ものかは確認できていないことを付け加えた。
「そうね。けれどもあなたは、ジェンキンス夫人ではないことも確認できなかったようね。その叫び声を説明してごらんなさい。」
叫び声を説明するのは難しかったので、再び私は躊躇したけれど、それをオオカミの遠吠えに例えることにした。
シスターは動くことなく記録に目を落とした。そして口を開いた時には、いつもと違う抑えた低い声だった。「その声を聞いたことのある人は、決して忘れることができないでしょう。その声はあなたの血を恐怖で凍らすでしょう。おそらく、あなたの聞いたその叫び声はジェンキンス夫人のものだったと思います。それはかつて『救貧院の遠吠え』と呼ばれていたものです。」
「それは何ですか？」私は尋ねた。
彼女はすぐには返事をしなかったけれど、イライラしてペンをコツコツ叩きながら座っていた。そして、言った。「ふんっ。あなたのような若い娘は、最近の歴史を何も知りやしない。現代史を甘く考えすぎているのが、あなたの欠点ですよ。次の訪問はあなたと一緒に行くことにします。それから、私もジェンキンス夫人の医療記録か行政記録を手に入れられるか確認してみます。あなたは報告書の記録を続けなさい。」
私は報告書を完成させ、昼食前に体を洗って着替える時間を持てた。昼食の席では、普通の会話に加わることは難しかった。あの恐ろしいオオカミの遠吠えが頭の中で聞こえていて、シスター・エヴァンジェリーナの解釈を考えたり、思い起こしたりしていた。シスターの言葉は、何年も前に祖父が私に語ったある事を思い出させた。祖父が良く知っていた男の人が不遇な目にあった話だ。その人は、貧民救済委員会に一時救済の申し込みをしたけれど、一時救済は認められないと言われ、代わりに救貧院へ送られることになった。彼は「死んだ方がましだ」と答え、立ち去って首を吊り死んでしまった。
私が子どもだった頃、地元の救貧院のことは怯えながらも静かに噂されていた。当時は無人になっていた建物でさえ、恐怖と強い嫌悪感を呼び起こした。人々は、救貧院が建っている道には行こうとしなかったり、顔をそらして道の反対側を通り過ぎたりした。その恐怖は、救貧院の歴史について何も知らない幼い子どもであった私にも伝染した。救貧院の建物を見ると、私は今でも恐怖で身震いしてしまう。

私がジェンキンス夫人を訪問する時に、シスター・エヴァンジェリーナは頻繁についてくるようになった。私はシスターが老女に話をさせる手法に驚いた。思い出を語ることは、ジェンキンス夫人にとって明らかに良い治療法だった。愛情に溢れた共感をしてくれるシスターと一緒に、ジェンキンス夫人は過去の痛みを追体験した。

　議会はシスターに、ポプラ救貧院の貧民救済委員会の古い記録を提供した。ジェンキンス夫人は貧困のため1916〜1935年まで在院していた。「人間の気を狂わせるには十分な年月だわ。」とシスター・エヴィは皮肉っぽく言った。ジェンキンス夫人は5人の子どもがいる未亡人で、自活できないということで収容された。彼女のことは「健常な成人」と記述されていた。記録によると、ジェンキンス夫人は自活を可能にするためのミシンを与えられ、救貧院での19年間に稼いだ24ポンドを持って1935年に退院した。子どもたちについては、それ以上の記述はなかった。

　記録はそっけなく、不十分だった。ジェンキンス夫人自身がシスター・エヴィとの会話で、欠けていた情報を埋めていった。彼女の歴史の断片が話のあちらこちらに出てきた。ジェンキンス夫人は、自分の人生が平凡なものであるかのように、全く感情を抜いて感傷的にもならず思い出を語った。彼女は長い間あまりに多くの苦しみを経験してきたので、避けられないこととして受け入れざるを得なかったのだと私は感じた。幸せな生活は、ジェンキンス夫人には想像もできないことのようだった。

　ジェンキンス夫人はミルウォールで生まれた。13歳になると多くの少女達と同じように工場へ働きに行き、18歳で地元の少年と結婚した。2人はコマーシャル・ロードにある仕立て屋の上に2部屋を借りて、10年間で6人の子どもに恵まれた。その後、彼女の若い夫は咳がひどくなって、体調は良くならず、半年後に血を吐いた。「夫はただやせ細っていった。」と彼女は淡々とした口調で言った。3か月後、彼は死んだ。

　ジェンキンス夫人は、その時30歳手前で丈夫だった。彼女は借りていた部屋を去り、自分と子どもたちのために小さな納戸のような部屋を借りた。彼女はシャツ工場の仕事に戻り、午前8時から午後6時まで働いた。赤ん坊はまだ生後3か月だったが、一番上の娘のロージーはすでに10歳になっていて、下の子どもたちの面倒をみるために学校をやめていた。ジェンキンス夫人は手

縫いの仕事を自宅に持ち帰り、しばしば夜半まで蝋燭の明かりの下に座って縫い仕事をしていた。ロージーも縫い仕事を覚えて裁縫が上手になり、しばしば母親と一緒に夜中まで起きていた。2人のこの静かな労働時間は余分にお金をもたらし、家賃を払った後も家族が食べていくには十分だった。

そして大惨事が襲った。工場の機械は全く危険防止の対策が取られておらず、ジェンキンス夫人の服の袖が紡ぎ車に巻き込まれ、彼女の右手は切断機の方へ引き込まれた。彼女は腕に重傷を負い、多量に出血し、機械が止まる前に腱は切断されてしまった。腕を失わなかったのは幸運だった。彼女は私達に6インチ（約15cm）の傷跡を見せてくれた。医師に払うお金がなかったので、傷口の縫合はなされなかった。傷は治っていたけれど、傷跡は幅が広く、真紅色ででこぼこだった。腱も縫合されなかったので、右腕は少し自由が利かなかった。彼女が少しでも手を使えることは驚きだった。

ジェンキンス夫人は感情もなく傷跡を見て、「これが、私達に起こったことだよ。」と言った。

家族は納戸のような部屋から出て、窓のない地下にねぐらを見つけた。そこは川べりに近く、満潮で水位が上がるとレンガから水が染み込み壁を伝ってきた。このねぐらに家主は1週間に1シリングを要求したが、母親には稼ぎがなかった。どのように解決策を見つけていったのだろう？

ジェンキンス夫人は物乞いに出かけたけれど、警察に好ましくない浮浪者と見なされ通りから追い払われた。彼女は自分のコートを質に入れ、そのお金でマッチを買い、マッチ売りとして通りに立った。売り上げの利益はわずかなお金をもたらしたけれど、家賃を払うにも子どもたちを食べさせるにも十分ではなかった。

彼女は家具、ポット、お鍋、お皿やマグカップ、衣服、シーツなど全ての持ち物を少しずつ質に入れていった。最後はみんなで寝ていたベッドだった。湿った床から寝床を上げるために、みかん箱で台を作り、その上で一家は寝た。ついに毛布も質に出さなければならなくなり、母親と子どもたちは夜にはお互いにくっついて温め合った。

ジェンキンス夫人は貧民救済委員会に院外救済を求めたけれど、明らかに彼女が怠けていて仕事嫌いなのだと委員長は言った。彼女が工場での事故の話をして右腕を見せると、偉そうにしないように、そうしないと不利になると言わ

れた。男性委員達は自分達だけで討議をし、彼女の手から2人の子どもを引き取ることを申し出た。ジェンキンス夫人は断わり、食べさせなければならない6人の飢えた子どもたちを連れて地下室に戻った。

　日光も射さず、熱源もなく、絶えず湿って白カビにまみれ、食べ物はないも同然で、子どもたちは病気がちになった。一家はこのような状況で6か月間戦い抜いたけれど、母親はまだ働くことができずにいた。彼女は自分の髪を売り、歯を売ったけれど、それでも十分ではなかった。赤ん坊は活気がなくなり、成長を止めた。彼女はそれを「消耗性の熱病」だと言った。

　赤ん坊が亡くなった時には埋葬するお金がなかったので、彼女は赤ん坊をみかん箱に入れ、石の重りをつけて川に流した。

　赤ん坊が亡くなって、彼女はついに敗北を受け入れた。逃れられない運命が到来したことを知り、人目を忍んだ夜中の行動に出た。ジェンキンス夫人と子どもたちは救貧院に行かざるを得なくなった。

THE WORKHOUSE（救貧院）

　救貧院制度は、1834年の救貧法によって始まった。その法律は1929年に廃止されたけれど、制度は数十年にわたって続いた。なぜなら入所者は行くあてもなく、長期入所者たちは判断能力や外の世界で自活する能力を失っていたからである。

　救貧法は、人道的、慈善的な見地からつくられたものだった。それまで貧困者や極貧の人々は、あちこちで容赦なく追い立てられ一時的な住まいさえも見つけられず、また追っ手によって合法的に撲殺されていた。1830年代の慢性的な貧困者にとって、救貧院制度は天国のようだったに違いない。毎晩の住まい、寝るためのベッドもしくは共用ベッド、衣服、豪華ではないが十分な食事、その代わりに食いぶちを稼ぐための仕事が与えられた。その制度は、純粋なキリスト教徒の親切と慈善の行為のように見えただろう。けれども、多くの善意がそうであるように、すぐに腐敗した。

　ジェンキンス夫人と子どもたちは、3週間の家賃滞納で地下室を出た。家主から、次の日に家賃を払わなければ背中にむちを入れると脅されたので、夜逃げしたのだ。家族には何も持って行くものはなかった。ジェンキンス夫人も子どもたちも靴を履かず、身に付けているのは細い身体にまとったぼろだけだった。親子は汚れと空腹、寒さに震えながら、明かりのない通りに立った。そして救貧院の外の大きなベルを鳴らした。

　子どもたちはまだそれほど不幸ではなかった。事実、真夜中に忍び出して暗い道を進んで行くことは、彼らにとってはちょっとした冒険のようだった。母親だけが泣いていた。彼女だけは、一度救貧院の門をくぐると家族が引き離されるという恐ろしい事実を知っていた。母親はそれを子どもたちに話すことはできなかった。運命のベルを鳴らすことはためらわれたけれど、一番下の子どもで、もうすぐ3歳になる男の子が咳をし始めたので、彼女は思い切ってベルの柄を引いた。

　ベルの音は石の建物に反響し、扉が開けられた。灰色の頭の細身の男が「何が望みですか？」と問い質した。

「宿と、小さな子どもたちに食べ物を下さい。」

「待合室に行きなさい。そこで朝まで眠ることができます。朝まで食事はありません。もし、あなた方が『臨時保護』を必要とするのであれば、当然ですが臨時保護施設に行きなさい。」

「いいえ、臨時保護ではありません。」と彼女は疲れて言った。

　その夜の待合室は親子だけだった。就寝台は高床式の構造で新鮮なわらで覆われ、親子を歓迎しているように見えた。甘い香りのする干し草の中でぴったりと寄り添い、子どもたちはすぐに眠りについた。母親だけは夜明けまで眠らず、横になって子どもたちを腕の中に抱いていた。彼女の心は痛んだ。彼女には、これが子どもたちと一緒に眠ることを許される最後の夜になることがわかっていた。

　朝の音、鍵がチャリンと鳴る音、扉が開く音が聞こえ、しばらくすると待合室の扉の鍵が開けられた。ついに女主人が入ってきた。毅然とした様子の女性で、不親切ではないようだが多くの貧困者を見てきていて感情が動くことはなかった。彼女は親子の名前を聞くと、後ろに付いて洗濯場まで来るよう手短に話した。そこで親子は裸にされ、浅い石製の飼い葉桶に入った冷たい水で全身くまなく洗わされた。着ていた服も脱がされ、救貧院の制服が支給された。ごわごわした灰色のサージ生地で、ほぼ全ての大きさの人に合うように裁断されていた。片側だけの靴もさまざまに取り揃えられていた。下着は支給されなかったが、問題にはならなかった。というのも、とても寒い天候の時でさえ誰も肌着やパンツを着用する習慣がなかったからだ。そして髪が剃られた。男の子達は、これはとても楽しいことだと思った。笑い声を立ててしまわないように口に拳を詰め込んでくすくす笑い、女の子達を指差した。ジェンキンス夫人は髪を数週間前に売って髪がなかったので、剃る必要はなかった。彼女にはむき出しの頭を覆うための帽子が与えられた。母親がおずおずと小さな子どもたちに食べ物がないか尋ねると、朝食には遅すぎるので12時に昼食が出されると言われた。

　隔離のため、親子は院長室に連れて行かれた。院長や女主人を含む誰もがこのときを恐れた。子どもたちを引き離すために、屈強な4人の入所者が連れて来られた。ジェンキンス夫人は、自分が働いている間はロージーが世話をしてくれるのだから、幼い子どもたちにとって最悪ではないだろうと自分に言い

聞かせた。けれど、そうではなかった。

院長は小さな子どもたちを見て、「年は？」と問い質した。

「2歳、4歳、5歳です。」と彼女は小さく答えた。

「子ども用監房に連れていけ。年上の男の子は？何歳？」

「9歳です。」

「少年用監房に行け。女の子は？」ロージーを指して、彼は尋ねた。

「10歳です。」

「少女用監房に連れていけ。」と院長は命令した。

荒っぽい手が子どもたちに置かれた。院長は向きを変え、出て行った。その場に残って、その光景を見るつもりはなかったのだ。去り際に助手達に怒鳴った。「命じられたとおりにするように。規則を知っているだろ。」

ジェンキンス夫人は、シスター・エヴァンジェリーナと私に別離の詳細を伝えられなかった。とてもひどすぎて話すことができなかった。子どもたちは叫びながら引きずられていき、彼女は女性用監房に入れられた。大きな扉が彼女の後ろで閉められ、鍵がかけられた。子どもたちの叫び声と扉を叩く音が聞こえた。それから、何も聞こえなくなった。ずっと後に、台所で働く親切な女性から彼女は言われた。いつも泣いている小さな男の子がいて、子ども用監房の大きな扉から決して目を離すことなく、入ってくる全ての人を見ていたと。その子は入所してから死ぬまで、「マミー」以外の単語は一語も話さなかったと。それは夫人の小さな男の子だったのだろうか？彼女には知る由もなかったけれど、そうだったのかもしれない。

私はシスター・エヴァンジェリーナにこの隔離について尋ねた。それは全く非人間的すぎて、真実であるはずがないように思えたけれど、彼女は本当のことだと保証した。隔離は、国中のすべての救貧院の第一規則であり、最も厳密に適用された。夫婦は引き離され、親子も兄弟姉妹も引き裂かれた。たいてい彼らは二度と会うことはなかった。

ジェンキンス夫人が普通ではないとしても、それは驚くことではなかった。

ある夜、私はかなり遅くに彼女を訪ねた。暗闇の中、ジェンキンス夫人の家の勝手口に通じる脇道を進むと、静かな聞き慣れない人の声で、リズミカルに歌っているのが聞こえた。窓から覗くと、ジェンキンス夫人が四つ這いになって床をごしごし磨いていた。そばに置いてあるオイルランプが、彼女の小さな

姿を壁に大きく幽霊のような影として映し出していた。水の入ったバケツを横に置き、磨きブラシを持って、執拗に床の同じところを磨いていた。その間ずっと彼女は姿勢を変えることなく、私にはわからないリズミカルな言葉を繰り返しているようだった。

 私は扉を叩いて入っていった。彼女は頭を上げたが、振り返らなかった。
「ロージー？いらっしゃい、ロージー。これを見てごらん。きれいだろう。磨いてきれいになったのを見たら、院長様も喜んでくれるじゃろう。」

 彼女は壁に映った自分の大きな影を見上げた。
「ここに来て見てください、院長様。とてもきれいでしょう。すべて私がしました。あなたが喜んでくださると思ってしたのです。もしもあなたが喜んでくださったなら、私は小さな子どもたちに会うことができると聞きました。院長様、会えますか？お願いします。どうぞ、一度でいいので会わせてください。」

 彼女は泣いて、小さな身体が前に倒れた。バケツで頭を打ち、痛みですすり泣いた。私は彼女に駆け寄った。
「私です。看護婦です。ちょうど夜の訪問に来たところです。ジェンキンスさん、大丈夫ですか？」

 彼女は私を見上げたけれど、何も言わなかった。彼女は唇を舐め、私が手を貸して立ち上がらせ肘掛け椅子へと誘導する時には、しっかり私を見ていた。

 むき出しの食卓には調理済の昼食が置かれていた。それは彼女のために給食宅配サービスの女性が置いたもので、手は付けられておらず、かなり冷たくなっていた。

 私は皿を動かして言った。「昼食はお好みではなかったですか？」

 彼女は思いも寄らない強さで私の手首を掴み、私の腕を押しのけた。「ロージーのじゃ。」と彼女はしゃがれ声でささやいた。

 私は彼女の身体的な状態を確認し、いくつか質問したけれど、彼女は何も返事をしなかった。彼女はまばたきもせずに私をじっと見て、唇を舐め続けた。

 訪問した別の時には、彼女は輪ゴムで遊びながら一人笑っていた。輪ゴムを伸ばしたりゆるめたり、指にからめたりしていた。私が入っていくと、彼女は言った。「昨日の夜、ロージーがゴムを持ってきてくれたんじゃ。見てごらん、よく伸びるじゃろ。良いゴムで、丈夫だ。ロージーは賢い女の子だよ。もしあんたが欲しいなら、あの子はいつでもゴムを手に入れてくれるじゃろう。」

私はロージーにイライラし始めていた。彼女は年老いた母親の大した助けになっていない。まさか、ゴムだとは！それが彼女にできる最善のことなのだろうか？

　けれどその時、年老いた顔に優しさと幸福が浮かぶのを私は目にした。ゴムで手遊びをしている時の彼女の声には、温かさと愛情が溢れていた。「ロージーがくれたんじゃ。私のためにくれたんだよ。ロージーは愛おしい娘じゃ。」

　私の心は和らいだ。多分ロージーは母親と同じくらい純粋で、ロージーの心もまた、人生の早い時期に救貧院で過ごしたことによって錯乱してしまったのだろう。どのくらい彼女がそこで過ごし、彼女の兄弟姉妹に何が起こったのだろうと私は思った。

　救貧院での生活はひどいものだった。すべての入所者は、それぞれの監房に監禁された。監房には談話室や寝室、外庭があった。午後8時から午前6時までは寮に閉じこめられたので、夜間は施設に流れる排水路や水路に用を足していた。談話室は食堂であり、彼らは長椅子に座って食事をした。すべての窓は人の目よりも高い位置にあり、誰も窓から外を見ることはできなかった。窓枠は下に傾斜していて、誰も上がって座ることはできなかった。外庭は周りが囲まれた砂利の広場で、扉や門はなかった。そこは、事実上の刑務所だった。

　みじめさや退屈は、数日、数週間、数か月と過ぎるにつれてかすんでいった。女性は、たいてい荒仕事をして丸一日働いた。仕事は、洗濯場での救貧院全体の洗濯、院長が異常にこだわっていた磨き掃除、入所者のための粗末な食事作り、布袋、船の帆、マットといったきつい縫い仕事などで、中でも最も奇妙なのは槙肌(まいはだ)*をほぐすことだった。これは古い綱で、通常はタールが塗られていた。その縒りを戻して糸までほぐさなければならなかった。その後、それは木船の継ぎ目に詰めるために使われた。簡単に聞こえるけれど、そうではない。綱は、特に油やタールまたは塩で固まっている場合は鋼のように堅く、ほぐすと手が切れ、指は皮がむけて出血した。

　それでも、働いている時間は休憩時間よりましだった。ジェンキンス夫人は、病気や虚弱の人も含めたさまざまな年代の100人くらいの女性の中に自分が

---

*ヒノキやコウヤマキの甘皮を砕いて繊維としたもの。舟や桶などの水漏れを防ぐために、木材の合わせ目や継ぎ目に詰め込む。

置かれていることに気付いた。女性の多くは気が狂って呆けているようだった。肉体労働で疲れていても、談話室の真ん中と外庭にある長椅子以外に座るところはなかった。休息のため、女性達は互いを支えながら背中合わせに長椅子に座った。何もすることはなく、見たり聞いたりするものもなく、本もなく、心を動かせるものは何もなかった。多くの女性は行ったり来たり、同じ所をぐるぐる歩き回ったりしていた。ほとんどが独り言を言うか、ひっきりなしに前後に揺れていた。呻き声をあげたり、夜風に向かってわめいたりする者もいた。

「私もあんなふうになるのだろう。」とジェンキンス夫人は思った。

彼らは1日に2回、30分間運動のために外庭へ案内された。ジェンキンス夫人は庭から子どもたちの声を聞くことができたけれど、壁の高さは15フィート（約4.6 m）あり、その様子を見ることはできなかった。彼女は自分の子どもの名前を呼ぼうとしたけれど、やめないと二度と外庭に出ることを許さないと命じられた。そのため、ジェンキンス夫人は声が聞こえてくる壁のそばにただ立って、子どもたちの名前を囁き、自分の知っている子どもの声を聞こうと耳に神経を集中させた。

「そこにいたことの何が間違っていたのか、私にはわからなかった。いつも、ただ泣いていた。私の子どもたちがどう扱われたかも知らなかった。」

春が訪れ、だんだん暖かくなって日も長くなり、ジェンキンス夫人が見ることのない救貧院の壁の向こうの世界では、いたるところで新しい生命が芽吹いていた。そのころジェンキンス夫人は、一番下の3歳の男の子が亡くなったことを知らされた。彼女はその理由を尋ねたけれど、その子はいつも病気がちだったので、生きられないだろうと誰もが思っていたと言われた。彼女は葬儀に参列できるかどうか尋ねたけれど、すでに埋葬したと言われた。

その小さな男の子が最初だった。ジェンキンス夫人は二度と子どもたちに会うことはなかった。その後の4年間でひとりずつ、全員が亡くなった。母親にはそれぞれの死亡が知らされただけで、その理由は知らされなかった。彼女はどの子の葬儀にも参列することはなかった。最後に亡くなったのは14歳の少女だった。少女の名前はロージーだった。

THE BOTTOM DROPPED OUT OF PIGS（豚が大暴落）

　常に予期しないことを念頭に置けば、決して間違ったことにはならないだろう。フレッドはウズラとタフィーアップル*事業を閉鎖させられて厳しい挫折に苦しみ、何か新しいことを探していた。予期しないことはミセスB.のふとした発言によってもたらされた。彼女は呟きながら忙しそうに台所にやってきた。「わからないわ、どうなっているんだろうね。このところのベーコンの値段といったら！こんなの今まで見たことないよ。」
　フレッドが叫んだ。「豚だ！それが答えだ。豚だ。戦争中もそうだったから、また起こるだろう。」彼はスコップを床に落としたので、灰煙が立ち上がった。
　ミセスB.は手にほうきを持ってフレッドに駆け寄った。「なんて汚い人、私の台所が台無しだよ。」
　彼女は攻撃的にほうきを持って、叩く準備ができていた。しかし、フレッドは見もしなければ、聞きもしなかった。フレッドはミセスB.の腰の周りを捕まえて、熱狂的なダンスでミセスB.をくるくる回した。
　「よくやった、おばさん。なんで思いつかなかったのだろう。豚だ。」
　フレッドは荒い息をして鼻を鳴らした。多分豚のまねだろうが、それでも彼の見た目は全く良くならなかった。ミセスB.はやっとのことでフレッドの抱擁を抜け出し、ほうきの柄でフレッドの胸を突いた。
　「変人・・・」ミセスB.は叫び始め、フレッドはわめき返した。2人のコックニーが叫び合いを始めると、言っている言葉を理解するのは不可能である。
　朝食が終わり、シスター達の足音が聞こえてきた。シスター達が戸口に現れると、口喧嘩は止んだ。
　フレッドはひどく興奮して、ちょうど今素晴らしい考えを思いついたことを説明した。豚を1匹飼うつもりだと。鶏用の庭をちょっと改造すれば豚小屋になるし、瞬く間に豚をベーコン工場に出荷できるだろう、そうすればひと儲けできるだろう、と。

---

*イギリスのリンゴ飴。

シスター・ジュリアンヌは心を奪われた。彼女は豚を愛していた。農場で育ったので、豚についてたくさんのことを知っていた。フレッドに、ノンナート・ハウスから出るジャガイモなどの皮や生ゴミを全て持ち帰って良いと言い、地元の料理店を回って同様の計らいを頼んでみるよう助言した。そして恥ずかしそうに、鶏（豚）小屋に豚が来たら見に行っても良いか尋ねた。

　フレッドはぐずぐずするような人ではない。ものの数日で豚小屋は完成した。フレッドと娘のドーリーはお金を出し合って、ピンク色のキーキー鳴く小さな生き物をすぐに購入した。シスター・ジュリアンヌは心から称賛した。

「良い豚を手に入れましたね、フレッド。本当に美しいわ。肩肉の幅を見ればわかります。良い選択をしましたね。」

　シスター・ジュリアンヌが煌めくような笑顔を向けたので、フレッドは豚のようにピンク色になった。

　地元の料理店や青果商から生ゴミを譲り受けることと同じように、フレッドはぬか飼料やミックスナッツについてもシスター・ジュリアンヌの助言を聞き入れた。2人が深く真剣に会話している姿は頻繁に見られ、内容に集中するとフレッドは歯を舐め、小さく口笛を吹いた。シスター・ジュリアンヌは干し草や水、小屋の掃除についても助言したので、私達は皆、シスター・ジュリアンヌの豚飼育に関する知識に感嘆した。

　フレッドにとって、忙しくも幸せな日々だった。毎日、私達は朝食の時に豚の発育、旺盛な食欲、早い成長などの詳細について聞かされた。数週間すると、フレッドはさらなる時間と労力を小屋の掃除に費やすようになった。しかし、これがドル箱だとわかったのだ。当時、小さな家のほとんどには狭い裏庭があった。多くの場合庭とも呼べないものだったけれど、ちょっとしたものを育てるには十分だった。トマトは一般的で、驚くべきことにブドウの木も人気があった。ブドウの木はポプラで極めて上手く成長し、汁気の多い果実をつけた。噂はすぐに広まり、フレッドの豚の糞には大きな需要があった。フレッドは、豚に関しては全く無駄がないと結論づけた。たくさん飼料を与えるほど、豚は大きな黒い肥料を排泄し、フレッドは多くを稼げた。2、3週間で肥料の売り上げは子豚の初期費用を賄った。

　ノンナート・ハウスの皆は、シスターもシスターでないスタッフも同様に、豚とフレッドの経済的欲求に強い関心を寄せた。私達は肉の値段が上がってい

ることを新聞で読んで、フレッドには洞察力があるとの結論に達した。

けれども、市場の気まぐれと浮き沈みは有名である。需要が落ち込み、豚は大暴落した。

打撃は大きかった。フレッドは塞ぎ込んだ。餌やり、掃除、寝床づくりのすべて。計画と希望のすべて。今や、豚は食肉処理費用の価値もなかった。フレッドの曲がった短い足から活気がなくなったのも無理はない。彼の北東方向に向いた目がうつむいたとしても不思議ではない。

ノンナート・ハウスでは、日曜日は休息日だった。礼拝の後、私達はみな台所に集まり、ミセス B. が土曜日に焼いたケーキとコーヒーを頂いていた。フレッドは帰るために荷物をまとめていたが、シスター・ジュリアンヌは私達の集まる大きなテーブルにフレッドを招いた。会話は豚の話になった。フレッドの咥えたタバコはうなだれていた。

「豚をどうしたらいいだろう？餌をやるにもお金がかかるし、餌をやらないわけにもいかないし。」

みんな同情して「大変だったわね。」とか「気の毒ね。」とか呟いたが、シスター・ジュリアンヌは黙っていた。シスター・ジュリアンヌはじっとフレッドを見つめて、はっきりと前向きに言った。「繁殖させましょう、フレッド。繁殖用の雌豚として飼い続けることができますよ。健康な良い子豚にはいつでも市場がありますし、価格が回復すれば、というより価格は回復しますし、良い値段が付きますよ。そして忘れてはいけないことは、雌豚はいつも 12 匹から 18 匹の子豚を産むということです。」

この助言は非常に明快で簡潔だったけれど、あまりにも予期しないことだった！フレッドは口を大きく開けてポカンとし、咥えていたタバコをテーブルに落とした。謝りながらタバコを拾い、灰皿で火を消した。残念ながら、それは灰皿ではなかった。それはシスター・エヴァンジェリーナのメレンゲ菓子で、ちょうど食べようとしていたところだった。シスター・エヴァンジェリーナは持ち前のパワーで抗議した。

フレッドは恥じ入り謝った。彼はメレンゲ菓子を拾い、灰を払いのけ、クリームからタバコの端を引き抜き、シスター・エヴァンジェリーナに返した。「子豚だ。それが答えだ。豚の飼育家になるぞ。アイルで一番の豚の飼育家になる

ぞ。」

　シスター・エヴァンジェリーナは鼻を鳴らし、憤慨してメレンゲ菓子を押しやった。しかしフレッドは、全くこれに気付かなかった。彼は恍惚の中におり、呟いていた。「子豚だ、子豚だ。豚を繁殖させるぞ。それが俺のやるべきことだ。」

　シスター・ジュリアンヌは現実的で機転が利く人で、シスター・エヴァンジェリーナにもう1つメレンゲ菓子を渡し、言った。「『豚飼育家のための手引き』を手に入れなくてはなりません、フレッド。それから良い種豚を探さないといけませんね。初めてで手伝いが必要なら、手伝えますよ。兄が農場を経営しているので、本のコピーを送ってもらえるよう頼んでみましょう。」

　それが全ての始まりだった。『豚飼育家のための手引き』が届き、フレッドとシスター・ジュリアンヌはすぐに熟読した。フレッドが読もうとしているところを見ると面食らった。フレッドが全てを読むためには南西に向いた目の左側にページをおかなければならなかった。1、2文の意味がわかったとしても、豚の飼育用語は彼にとって完全に外国語で、シスター・ジュリアンヌ抜きにはどうにもならなかった。シスター・ジュリアンヌは聞きなれない専門用語を理解可能なコックニー訛りに翻訳した。

　良い種豚が選ばれ、電話をして合意がなされると、エセックスから小さな開放式トラックがやってきた。

　シスター・ジュリアンヌは、ほとんど興奮を隠すことができなかった。シスター・バーナデットに自分が不在の間のノンナート・ハウスの管理を指示し、外出用のヴェールと外套を羽織って、物置から自転車を引っ張り出してフレッドの家に向かった。

　エセックスの農場主は決まった慣習に従う田舎紳士だった。彼はストローレスの外れからソドベリー市場の平和な境界を越えたことがほとんどなかった。ロンドンのドックランズの中心へと開放式トラックに種豚を載せて運転をしてくる彼の胸中は、私達に明かされることはなかった。雄豚はトラックの壁に満足そうに頭を預け、数マイルの間、特別な興奮も起こさずにゴトゴト揺られていたけれど、ロンドンの人通りの多い通りに入ると話が違った。ダゲナム、バーキング、イースト・ハム、ウェスト・ハムからアイル・オブ・ドックスのキュビット・タウンへ向かう間ずっと、豚は人々を惹きつけた。その雄豚は大きな動物で、交尾が唯一の仕事であった。性格は比較的従順だったけれど、10年

間牙を切られたことがなかったので実際より獰猛に見えた。

　トラックが通りの突き当りを曲がった時、シスター・ジュリアンヌは自転車で到着してフレッドに会ったところだった。2人は一緒に農場主に近寄って行った。農場主は何も言わずに2人をじっと見ていた。シスター・ジュリアンヌはつま先立ちをしてトラックの縁から覗き込もうとし、ヴェールを後ろに払いのけると、そのヴェールは豚の牙の方へ吹かれていった。

　「まぁ、美しいこと。」と彼女は興奮して囁いた。

　農場主はシスター・ジュリアンヌを見て、パイプを吸って言った。「信じられない。」

　農場主は雌豚を見せて欲しいと頼んだ。フレッドの庭の入口は家々の間の脇道を抜けた所にあり、脇道の奥にはドックの壁があった。テムズ川がその向こうに流れていた。そのため農場主の目の前に、海を行く高くそびえる貨物船の側面が立ちはだかることになった。

　「皆、絶対に信じないだろう、絶対に。」と彼は呟き、手から落ちたパイプと鍵を拾い上げるのをやめた。

　農場主はフレッドの庭に向かった。

　「これが雌豚だ。で、あんたの大きな奴からのちょっとしたお楽しみを待っている。」

　「面白い！」農場主は唸った。「ちょっとしたお楽しみは1ポンドだ。現金でな。」

　フレッドはいくらになるか知っていてお金を用意していたけれど、それでもぶつぶつ不平を言った。「うわっ、ウェストより高いじゃないか、実際に。」

　シスター・ジュリアンヌは諫めた。「不平を言うなんて良くありませんよ、フレッド。1ポンドは普通ですよ。だから全部払った方がいいです。」

　農場主は修道女を奇妙な目で見つめたけれど、フレッドはそれ以上何も言わずにお金を手渡した。

　農場主はお金をポケットに収めて言った。「いいだろう！雄豚を連れてこよう。」

　けれども、それは口で言うほど容易いことではなかった。

　人々は集まり、なおも増え続けていた。アイル・オブ・ドックスでは噂が伝わるのが早い。農場主はトラックを脇道に向かってバックさせて、荷台の後ろ

の板を下ろし、雄豚を下ろすために荷台に飛び乗った。けれども、雄豚は動くのを嫌がった。豚の視力は弱く、エセックスの広々とした田舎に慣れた生き物にとって、脇道は地獄へつながるブラックホールのように見えたに違いない。

「上がってきて、手伝え。」と農場主はフレッドに向かって叫んだ。

2人は一緒に雄豚を押したり、叩いたり、怒ったりしたが、豚は不機嫌になり、とうとう牙を使おうとしたように見えた。通りにいる人々ははっと息をのみ、母親達は子どもたちの背中を引っ張った。雄豚はゆっくりと恐る恐る小さな足でトラックから降り、脇道に入った。それでも順調な航海とはいかなかった。脇道は狭く、雄豚はほとんど動けなくなった。2人の男は後ろから押した。シスター・ジュリアンヌは家の中を通り抜け、豚の庭と外の門を通り抜け、かぶの葉を手に持って脇道に入った。彼女は、かぶの葉は豚を前に進む気にさせると言っていた。豚の鼻の下にかぶの葉を持っていったけれど、それでも豚は動かなかった。

フレッドは1つの考えを思いついた。「熱くて赤い火かき棒がいい。それで豚の尻を突けばいい。橋を渡る時に砂漠でラクダにやっているようにさ。ラクダが水を越えたがらないのは知っているだろ。」

「私の豚の尻を熱くて赤い火かき棒で突いてみろ、私がお前の豚を突いてやるぞ。」と農場主は脅し、豚を押し続けた。

ついに、雄豚はおだてられ脇道を通ってフレッドの庭にやってきた。たくさんの子どもたちがついてきて、さらに多くの子どもたちが隣の庭に入りフェンスによじ登っていた。

農場主は旋毛を曲げた。彼はゆっくり強調して言った。

「この子どもたちを追い払わなければならない。豚は臆病な動物で、観衆が見ている前では何もしない。」

再びシスター・ジュリアンヌの出番がやってきた。彼女は静かな威厳を持って子どもたちに話をし、子どもたちはこそこそと立ち去った。シスター・ジュリアンヌとフレッドと農場主は家の中に入り、扉を閉めた。けれども、シスター・ジュリアンヌは雌豚がどのようにして「夫」（シスター・ジュリアンヌは雄豚をこのように呼ぶことを主張した）を好きになるのかをカーテンから覗く誘惑に抵抗できなかった。

「まぁ、フレッド。彼女は彼が好きではないみたいです。見て、彼を追いやっ

ています。彼は絶対に興味を持っていますよ。見えますか？」
　フレッドは窓際に立って歯を舐めていた。
　「ダメよ、ダメ。そうじゃありません！」シスター・ジュリアンヌは叫び、苦悩で手を握り締めた。「噛んだらいけません。そんなやり方じゃいけませんよ。あっ、彼女が走り出しました。フレッド、私は彼女が彼を受け入れないかもしれないと心配になってきました。どう思いますか？」
　フレッドにはどう考えるべきなのかわからなかった。
　「良くなってきましたよ。いい娘ですね。彼女、興味がわいてきたみたいです。見えますか？フレッド。素敵じゃなくって？」
　フレッドは恐れてきた。
　「雄豚が俺の豚を殺そうとしている、殺すつもりなんだ。あの大きな雄豚を見てみろ。俺の豚を噛んでいる。ほら、これには我慢できない、もう耐えられない。雄豚は俺の豚を殺そうとしている。そうでなかったら、足か何かを折るつもりなんだ。これはやめさせないと。やめさせるぞ。なんて野蛮なんだ。」
　シスター・ジュリアンヌはフレッドを抑えなければならなかった。
　「すべて完全に自然なことですよ。これが彼らのやり方なのです、フレッド。」
　フレッドは簡単には静まらなかった。シスター・ジュリアンヌと農場主はすべてが終わるまで、フレッドを抑えていなければならなかった。

　修道女達は礼拝堂に集まり、跪いて祈りを捧げていた。シスター・ジュリアンヌがノンナート・ハウスに入ったその時、晩課の鐘が響いた。興奮して紅潮しながらも、シスター・ジュリアンヌは廊下を急ぎ、タイルの床にネバネバして大いに刺激臭のする足跡を残していった。急いで気を鎮め聖書台につき、読んだ。

　　　"シスター達よ、身を慎み、目を開いていなさい。汝の敵である悪魔が、ほえ猛る獅子のように食い尽くすべきものを捜し求めながら、歩き回っています。"

　1人2人のシスターは祈りから顔を上げ、シスター・ジュリアンヌを横目に見た。何人かは疑わしげに臭いを嗅いだ。

シスター・ジュリアンヌは続けた。

"汝に刃向かう者は、至聖所の中でほえ猛ります。汝の敵は、神聖な場所を穢します。"

臭いを嗅ぐ音は大きくなり、シスター達はお互いに顔を見合わせた。

"私は、神と共にあります。"

聖具保管係はありえない量のお香を吊り香炉に詰め、熱心に揺らした。

"私は栄えたときに言いました。私は決して信仰を投げださない。"

煙が充満した。

"主よ、あなたは私の驕りを見て、信仰を取り戻すため、私に試練をお与えになりました。"

シスター達に不穏な空気が流れた。シスター・ジュリアンヌの近くで跪いている者たちは、彼女から少し距離を取った。膝立ちで修道服を着て横にずれるのは簡単ではないはずだが、究極の状態では何とかなった。

"あなたは私に御顔を隠され、悩める時が訪れました。ひたすらわが主に請い願いました。"

お香は激しく揺れ、煙が渦巻いた。

"私はわが主に言うでしょう。私は穢れています。聖所に住まうにはふさわしくありません。"

咳が聞こえ始めた。

"私は声高らかに叫びます。私に何の益があるでしょうか。私は滅びるばかりです。私は墓に下るでしょう。主よ、私の祈りをお聞きください。私の叫びを御前に至らせてください。"

　時間より早く終わることもなく、ついに晩課は終了した。シスター達は赤い眼をして、むせて、もごもご言いながら礼拝堂から出てきた。

　シスター・ジュリアンヌにとって、礼拝堂を臭い豚の糞で汚したという汚名を返上するには長い時間がかかったが、他のシスター達が許すよりずっと前に、神はシスター・ジュリアンヌをお許しになっていただろう。

OF MIXED DESCENT Ⅰ（混血児Ⅰ）

　1950年代のロンドンでは、アフリカや西インド諸島の人々の姿を見ることはほとんどなかった。しかし、諸外国の港と同様に、ロンドンも港だけはいつも移民達によって人種のるつぼとなっていた。異なる国籍、言語、文化が投入され混ざり合い、たいていは貧困のために互いの結びつきが強まった。イースト・エンドも例外ではなく、何世紀もかけて、ほとんど全ての人種が流入し数が増えていった。寛容で人情味にあふれていることはコックニー特有の生き方だった。移民達は最初、そのような生き方を信用せずに疑いの眼差しで見ていたけれど、その在り方を信じるまでに大した時間はかからなかった。
　移民のほとんどは若い独身男性だった。自由に動けるのはいつも男性で、女性にはそんな自由はなかった。あの頃は貧しい若い女性が1人で世界中を旅することなど、実質的に不可能だった。少女達は家に居なければならなかった。どんなに劣悪な家庭環境でも、耐え難い苦難や貧困にさらされていても、心の底から自由を切望していても、家庭から逃れる術などなかった。実際、今日においても世界中の非常に多くの女性は、未だに家に囚われて生きている。
　男性は常に女性よりも幸運だ。若い男性は異国の地でも自由気ままに好きな場所へ行き、食欲が満たされると次の欲求、つまり性的欲求に向かった。最近までイースト・エンドの人々は自分の娘に対して非常に保守的な考えを持っていた。結婚せずに妊娠することは最大の不名誉であり、哀れな少女にとって二度と取り返すことのできない身の破滅を意味した。けれども、非常に頻繁に起こることでもあった。もし、その少女の運が良ければ、母親が味方になって赤ん坊を育てることができた。時には、赤ん坊の父親に結婚を強要することもあったけれど、そういった場合も純粋に幸運とは呼べず、女性は大きな代償を払うことになった。若い娘にとってはどんなに辛い社会の現実であろうとも、これは共同体の中に新しい血、もしくは現代風に言えば新しい遺伝子を継続的に注ぐという意味を持っていた。実際にこういった新しい血の流入により、コックニーの類まれな活気や生命力、尽きることのないユーモアのセンスが生まれたのかもしれない。

若い娘が両親に守られていた一方で、結婚した女性達は全く違った状況に置かれていた。未婚のまま妊娠した若い少女は、未婚であるということを周囲に隠すことはできなかった。一方、結婚している女性は、誰の子どもでも産むことが可能で、誰にも知られることはなかった。私は、そのような状況に陥って悩んでいる男性の姿を何度も目撃した。血液で遺伝子検査が可能となった最近までは、どうやって男達は妻が妊娠しているのは自分の子どもであるかどうかを知ることができただろうか？かわいそうな男は、妻の言葉よりほかに自分が父親であることを信じる方法はなかった。妻を物理的に家に閉じ込めでもしない限り、自分が仕事をしている昼間の妻の行動を制御することなどできなかった。けれども、このことは彼らの長い人生にとってそこまで重要な問題ではない。なぜなら、ほとんどの男性は新しく子どもを授かったなら大いに喜ぶし、たとえ他の男の子どもの父親になったとしても、そのことに気付くことはない。そして、彼らは言う。「目に見えないものを、心は嘆かない。」ただ、もし妻が黒人の子どもを産んだら、どうだろうか？
　以前ならば、イースト・エンドの人々がそのような事態に直面することはほとんどなかった。けれども、第二次世界大戦後、このような事態が生じる可能性が出てきたのだ。

　ベラは赤毛の髪を持つとても可愛らしい22歳前後の娘だった。ベラは有名だった。うっすらとそばかすの浮いた白い肌とヤグルマギクのように青い瞳はどんな男性をも魅了し、ベラの波打つ赤毛はいつまでも男性の心をとらえて離さなかった。トムはイースト・インディア・ドックスの中で最も幸せで最も皆の羨望を浴びた若い花婿だった。トムはいつでもベラのことばかり話していた。ベラは「最高」の家柄の出身で（イースト・エンドの住人は信じられないほど気位が高く、階級意識が強く社会的に格付けし合った）、トムがベラとやっと結婚できた時には求婚してから4年の歳月が流れていた。
　彼らは一流の結婚式を挙げた。ベラは一人娘だったので、家族は彼女に最高の結婚式をしてあげようと決めた。惜しむことなくたっぷりと費用がかけられた。ウエディングドレスの裾は教会の半分までも届き、花嫁の介添え人は6人、付添いの少年は4人だった。溢れんばかりに準備された花は1週間は花粉症になりそうな量だったし、聖歌隊やベルの合奏や司教の説教など何でもあっ

た！全ては、これだけ盛大な式を行うことができるということを周囲に誇示するためだった。披露宴は、一族の持つ力が他を圧倒していることを招待した友人や親戚に証明するための構成になっていた。ロールス・ロイスが18台も車列を組み主賓の面々を乗せて、教会から臨時で貸し切った教会のホールまで100ヤード（約91ｍ）の道を移動した。残りの客はホールまで歩いて行かなければならなかったけれど、なんと先に到着した！架台式の長テーブルには真っ白な布が掛けられ、ご馳走の重みで崩れそうだった。ハム、七面鳥、キジ肉、牛肉、魚、ウナギ、牡蠣、チーズ、ピクルス、チャッツネ、パイ、プディング、ゼリー、ブランマンジェ、カスタード、ケーキ、果物のジュース、もちろんウェディングケーキもあった。建築家のサー・クリストファー・レンだって、セント・ポール大聖堂を作った後でこのウェディングケーキを見てしまったら、嫉妬のあまり嘆き悲しむだろう！そのケーキは7段で、それぞれの段はギリシャ風の柱で支えられており、塔と手すりがあり、縦溝彫りの装飾が施されていて、細長い塔まで建っていた。細長い塔には、ボタンインコ達に囲まれた恥ずかしそうな花嫁と花婿をのせたドーム状の屋根も誇らしげに付いていた。

　トムはこういった事の全てに対して少し当惑してしまい、何を言ったらいいのか全くわからなかった。トムは「はい、誓います。」という非常に重要な一言を言ったので、トムが他に何を話そうと本当に気にしている親族は誰もいなかった。ベラは皆の注目の的になることを静かに楽しんでいた。ベラは騒々しい、あるいは派手な女性ではなかったけれど、このような贅沢をする機会を存分に楽しんでいることは明らかだった。ベラの母親は本領を発揮し、誇らしさで溢れんばかりだった。彼女の体もまた、ぴったりと身体に沿った紫色の琥珀織りのスーツから溢れんばかりだった。（どうしてこのような女性はいつも結婚式で非常識な服装をするのだろう？あなたの周囲を見回せば、20代の頃に置いてくるべき服に身をつつんだ中年女性がいるはずだ。膨張したお尻はゆがむくらい布を引っ張り、服はウエストで引っ張り入れられ、覆って隠すべき肉の重なりが強調されている。おかしな髪形、ばかげた帽子、無謀なデザインの靴・・・）ベラの母親と叔母らは、流行りのヴェールが付いた帽子をかぶっていた。ただ、そのヴェールは食事をするときには邪魔でしかなかったので、彼女らはヴェールを持ち上げて頭のてっぺんにピンで止めていた。その行為は帽

子をより一層滑稽に見せていた。

　ベラの父親は宴席を独占し、45分も結婚のスピーチをした。赤ん坊の頃、ベラの初めて生えた歯、初めて喋った言葉、初めて歩いた日と延々と話した。次にベラの父親が話したのはベラの輝かしい学業成績のことで、現在、額に入れて壁に飾っている学業修了証書をベラがどのように取得したかについて語った。ベラの母親が「もう十分でしょう、アーン。」と言って止めなければ、彼がベラの水泳教室修了証書と自転車の試験のことまで話し出すであろうことは明らかだった。

　そこで、アーンは話題をトムに移した。トムがいかに幸運な男か、ベラを望んだ男がどんなにたくさんいたかということを語った。そして、トムはよく働く男なので数多くの男性の中で一番であること、自分の可愛い娘ベラをちゃんと養っていけるであろうと考えた、ということを話した。また、人生と結婚における成功とは、「夜は早くに寝て、鶏の鳴き声と共に起きて働く」ことができるかどうかであることを覚えておくべきだろうと語った。

　叔父らは互いに目配せしながらばか笑いし、叔母らはあきれた様子で「まぁ、アーンは相変わらずねぇ。」と互いに言い合っていた。

　誰もが笑っていて、トムも頬を赤く染めながら笑っていた。けれども、トムが話を理解しているかどうかは疑問だった。ベラは賢明なことに、話がわからないふりをしてゼリーを食べることに集中していた。

　クラクトンにある素敵な宿泊施設で新婚旅行を楽しんだ後、2人はベラの母親が近所に住む小さな家に戻ってきた。フローは、娘のベラには何でも最高のものを持たせたいと思っていたので、2人が留守の間に部屋にぴったりのカーペットを購入していた。当時のイースト・エンドでは、このような贅沢ができることはほとんどなかった。トムは戸惑いながら足のつま先を上げ下げして、柔らかな毛の動き具合を見ていた。ベラはそのカーペットにすっかり魅了されてしまい、これがベラの家具購入に対する熱中のきっかけとなった。家具のほとんどが比較的新しく、近隣では聞いたこともないものばかりだった。布張りの3点セットの家具、壁掛けの電気照明、テレビ、電話、冷蔵庫、トースター、電気ポットなどを揃えた。トムにとっては全てが目新しいものばかりで、ベラが嬉しそうに可愛らしい主婦として働いているのを見て、彼も嬉しかった。トムは家具の支払いのために、さらなる残業を引き受けなければならなかったけ

れど、若く体力のあるトムはベラが満足している限り気にもしなかった。

　ベラは初めて妊娠した時、母親の薦めに従ってノンナートの助産婦達に予約を入れた。ベラは毎週火曜日の午後に妊婦健診を受けに通い、経過は極めて順調であった。ある夜、フローが私達のところにやって来たとき、ベラは32週くらいだった。時間外の来院で、フローは動揺した様子だった。「私、ベラが心配で仕方がないんです。あの子、何だか落ち込んでいるようで。見ていてわかります。トムもその様子を見ています。ベラは喋ろうとしないし、誰のことも見ないし、何もしようとしないんです。トムが言うには、家に帰ると食器類が洗わずに放置されていて、家の中が凄く汚い状態のことがよくあるそうです。きっと何かあったんです。」

　ベラは臨床的には全く問題なく健康で、妊娠経過は順調であることを私達は伝えた。そして、毎週火曜日の妊婦健診に加えて自宅を訪問してみることを話した。

　ベラは確かに抑うつ状態だった。私達の何人かが彼女を訪問し、皆が、無気力、注意散漫、無関心という同じ症状を確認した。私達は医師にも往診を依頼した。フローはベラを抑うつ状態から抜け出させようと、赤ん坊のために必要となる様々な育児用品や衣服をたくさん買うためにベラを連れ出し、涙ぐましい努力をしていた。トムは家にいる時はいつもベラのことを心配し、悩んでイライラしていた。ただ、もともと長時間働いていたトムは、娘を心配して手を尽くしているフローが買ってきたベビー用品の代金を支払うため、今やさらに長い時間働くはめになっていた。

　ベラは臨月に入り、陣痛が始まった。予定日からは早くも遅くもない時期だった。ベラの母親は、10分間隔の陣痛が来ていて、おしるしが見られたと昼食の頃に電話してきた。私は昼食を済ませると、午後のお茶の時間に間に合わなかった場合に備えてプディングを2人前食べた。初産婦に10分間隔の陣痛が来たところで緊急性はない。

　私はベラの家までゆっくりと自転車を漕いで行った。フローは私を出迎えるため、家の入口で待っていた。よく晴れた日の午後だったけれど、フローは心配そうな様子だった。「ベラは私が電話で話した時から変わりないわ。でも、私は嫌な予感がするの。何かあるのよ。いつものベラじゃないわ。普通じゃないのよ。」

この年代の多くの女性同様に、フローは場慣れした素人助産婦のようだった。
　ベラは居間の真新しいソファーの上にいて、ソファーに爪を立て中の綿を引き出していた。私が部屋に入ると、ベラはぼんやりと私を見つめ歯ぎしりをした。私に関心を失くした後も、しばらく歯ぎしりを続けた。ベラは一言も喋らなかった。
　私はベラに言った。「ベラ、出産が始まったかどうかみるために診察が必要よ。お産の進み具合と赤ちゃんの位置を確認して、心音も聞かないといけないわ。寝室へ移動してくれるかしら？」
　ベラは動かず、ソファーからさらに綿を引っ張り出した。フローはベラをなだめようとした。「いい子だから、行きましょう。もう、長くはかからないわ。女なら皆経験することなのよ。すぐに終わるわ。あなたにも、わかるわよ。さぁ、今よ。寝室に行くわよ。」
　フローはベラが立ち上がるのを助けようとして、乱暴に押しのけられた。フローはバランスを崩して倒れそうになった。そこで私は断固とした態度を取らざるを得なかった。
　「ベラ、すぐに立ちなさい。私と一緒に寝室へ行きますよ。診察をしなければなりません。」
　命令の声だけはわかる子どものように、ベラはおとなしくついて来た。
　子宮口は2、3指分開いていて、児頭は下がっていた。私が診察する限り、先進部は正常な前方後頭位で、未破水だった。児心音は規則的に毎分120回で、ベラの脈と血圧には問題なかった。理解できない珍しい精神状態以外は、全て問題なく順調に経過していた。歯ぎしりは診察の間ずっと続き、私は気になって仕方なかった。
　「鎮静剤をあげるわ。ベッドにいて数時間眠れば良くなるでしょう。あなたが休んでいる間もお産は進むから、休んだ後は少し気分が晴れるわ。」
　フローは抜け目なく賛成して頷いた。
　私は分娩の道具を展開すると、フローに陣痛が5分毎に来るようなったときや心配になったら早めにノンナート・ハウスに電話するよう説明した。私は家に電話があることに気付き安心した。ベラの精神状態を考えると、電話が必要になるかもしれないと思った。分娩後の精神錯乱は迅速で熟練した医学的対応が必要であり、発症率は低いけれども恐ろしい合併症だ。

電話が鳴ったのは午後8時頃で、トムが来て欲しいと伝えてきた。私は10分以内に到着し、トムは私を迎え入れた。彼は心配しつつも興奮しているようだった。

　「ついにこの日が来ましたよ、看護婦さん。あぁ、ベラと赤ん坊が無事なことだけが僕の望みです。可愛い赤ん坊に会えるのが待ち遠しくて仕方ないですよ、看護婦さん。素晴らしいことですよね。最近は落ち込んでいるベラも、赤ん坊の顔を見ればきっと元気になるでしょうしね。」

　私が寝室に入ると、ちょうどベラの陣痛が始まった。強い陣痛で、ベラは痛みに呻いていた。母親は、冷やしたタオルでベラの顔を拭いていた。次の陣痛まで待って時間を計った。5分間隔で来ていた。長くはかからないかもしれないと感じた。陣痛の合間にはベラは眠そうで反応も鈍かったので、お産が終わるまでこれ以上の鎮静剤や鎮痛剤は与えないようにしようと思った。

　軽く自分の頭を叩いて質問の真意を示しながら、「ベラの様子はどうです？」と私はフローに尋ねた。

　フローは答えた。「あなたが出て行ってから、何も言わないわ。一言も喋ってないのよ。トムが家に帰ってきても、彼の事を見ようとすらしないし。トムにも何も喋らないの。全く何にも話さないのよ。かわいそうなトム、彼もわかっているわ。」

　フローは辛い心情を表すかのように、胸元に手を当てた。

　次の陣痛で破水し、ベラの呼吸はさらに速くなった。ベラは母親の手を握りしめた。

　「大丈夫、大丈夫よ。可愛いベラ。長くはかからないわ。」

　陣痛が終わっても、まだベラは万力のように強く母親の手にしがみついていた。ベラの目は激しく一点を見つめていた。

　ベラは「嫌！」と低い声で叫んだ。そして繰り返し叫ぶたびに、ベラの声は大きくなっていった。「嫌！嫌！嫌！やめて。もうやめてよ。」

　それから、喉を鳴らして恐ろしく甲高い音を発した。ベラはベッドのあちこちへ身を投げ出し、絶叫と哄笑の間のような凄まじい声を出した。陣痛は来ていなかったので、痛みで叫んでいるわけではなかった。ヒステリーだった。

　私は、「すぐに電話して医師を呼ぶようトムに頼みましょう。」と言った。

　ベラは叫んだ。「やめて！医者なんて必要ないわ。あぁ、神様。わからないの？

赤ん坊は黒いのよ。トムは私を殺すわ。子どもを見たら、トムは私を殺すわ。」
　ベラが何を言ったのか、フローには理解できなかったと思う。当時のイースト・エンドでは黒人の存在は非常に珍しかったため、娘の言っている意味がフローにはわからなかったのだ。
　ベラはまだ叫び続けていた。そして母親を罵り怒鳴りつけた。「まだわからないの、のろまな婆さんね。この子は黒人だって言ってるのよ！」
　今度はフローも理解した。娘から飛びのくようにして離れ、恐怖にみちた眼差しでベラを見つめた。「黒人？冗談でしょう。冗談に決まっているわ。じゃあ、その子はトムの子どもじゃないって言うの？」
　ベラは頷いた。
　「何て汚らわしい女なの。こんな事のためにあなたを育てたって言うの？私とお父さんに恥をかかせる気なの！」
　フローは素早く手を顔に当てて、ぞっとしたようにあえぎ、息を呑んだ。
　「あぁ、神様。」とフローは自分に呟いた。「お父さんのために、クラブで盛大なサプライズパーティーを計画してくれているのよ。あの人は今年は理事長だし、初孫が生まれたら仲間の人達は本式の伝統的なパーティーをしようとしてくれているの。これじゃあ、ポプラ中の笑い者になるわ。お父さんは名誉を挽回することはできないわ。皆が見逃すわけないもの。」
　フローは無言で両手を握りしめると、娘に向かって叫んだ。「あぁ、あんたなんか生まれなければ良かったのに。今すぐ死んでくれれば良いのに。あんたも、あんたの中にいるそれもみんな死ねばいいのに。」
　次の陣痛が来て、ベラは痛みに叫んだ。「やめて。もう来ないで。何とかして止めて。」
　「『もう来ないで』はこっちのセリフよ。」とフローは叫んだ。「来る前に、私があんたを殺してやるわ。この薄汚いあばずれ女。」
　2人ともお互いに叫び合っていた。その時、怯えた様子のトムが部屋の入口に現れた。フローは興奮で顔を真っ赤にしながら、彼の方を振り返った。「ここから出て行って。」フローは言った。「ここは男が来るような場所じゃないわ。今すぐ出て行って。散歩でも何でもしてきなさい。明日の朝まで戻ってこないで。」
　トムは急いで退いた。男達は、お産の時はこんな風に命じられることに慣れ

ていたのだ。

　トムの姿を見たことで、フローは少し冷静さを取り戻したに違いない。現実的に考え始めた。「処分しましょう。」フローは言った。「誰にも知られるわけにはいかない。特にトムにはね。それが生まれたら、私が連れて行ってどこかの施設に入れるわ。そうすれば、誰にも知られないでしょう。」

　ベラは母の手を握り、瞳を輝かせた。「あぁ、お母さん、本当に？本当にそうしてくれるの？」

　私は頭がくらくらした。母と娘の間で繰り広げられた大騒ぎと激しいやりとりで、この時までに私は道徳的にも精神的にもぐったりしていた。しかし、事態は新たな局面に差し掛かっていた。

　「そんなこと不可能に決まっているでしょう。」と私は言った。「明日トムが戻ってきたら、彼に何て言う気なのです？」

　「トムには、死んだって言うわ。」フローは自信を持って言った。

　「今の時代にそんなことは不可能です。生きている赤ん坊を連れ去って、死んだと言うなんてできません。そんなの絶対に上手くいくはずがありません。トムは自分が父親だと思っているのです。赤ん坊を見たがるだろうし、何で死んだのか尋ねてくるはずです。」

　「トムが赤ん坊を見ることはないわ。」とフローは少し自信なさげに言った。「彼には、死んで火葬したって信じてもらう。」

　「そんなばかな！」と私は言った。「私達が生きているのは、1850年代ではありません。助産婦は生きている赤ん坊をとりあげたら、助産記録を書いて保健局に届け出る義務があります。赤ん坊は姿を消すことも死ぬこともできません。誰かが報告しないといけないのです。」

　ちょうどその時次の陣痛が来て、会話は一時保留となった。私の頭は空回りしていた。ベラもフローも2人ともひどく興奮していて、つじつまがあっていなかった。

　陣痛が終わった。フローも懸命に考えて、計画を練っていた。「じゃあ、あなたはここから出て行って。他の患者の所に行ったり、何かあるでしょう。私が赤ん坊をとりあげるわ。私には、ばかげた記録を書く義務も、忌々しい保健局に届け出る必要もないもの。生まれたら、赤ん坊をそのまま連れていけるわ。そうすれば、誰にもその子がどこに行ったかなんてわからない。トムがそれを

見ることもないわ。」

　フローの提案があまりにも衝撃的だったので、私は眩暈がした。「そんなことできません。私は訓練を受けて正式な登録も済ませたプロの助産婦です。ベラは私の担当です。分娩の第1期の産婦を見捨てて、素人の女性の手に任せるなんてできません。助産記録だってまだ書かないといけないのに。シスター達に何て言えばいいのですか？自分の行動について、どう報告しろって言うのですか？」

　次の陣痛がやって来て、ベラは叫び出した。「もうやめて。もう来ないでよ。私を死なせて。トムは何て言うかしら？彼に殺されるわ！」

　フローは挑戦的に言った。「いい子ね、心配することはないわ。トムが見ることは絶対にないわよ。お母さんが処分してあげるから。」

　「だから、無理なのよ。」と私は叫んだ。私までヒステリックになってきていることを感じていた。「もし、赤ん坊が生きて生まれてきたら、その子をただ『処分』するなんてできません。そんなことをしようとしたら、警察に捕まります。あなたは罪を犯すことになるの。そうなったら今よりももっと悪い状況になるわ。」

　「じゃあ、養子に出すわ。」フローは少し正気に戻った。

　「それはまだ、ましな案ですね。」と私は言った。「それでも、まず子どもは正式に届け出ないといけません。養子縁組のための書類を書いて、両親が同意のサインをする必要があります。トムは赤ん坊を自分の子どもだと思っているでしょう。トムから赤ん坊を隠すわけにはいかないし、子どもを養子に出すためにサインするように伝えるなんて無理ですよ。トムは同意しないわ。」

　ベラは再び叫び始めた。あぁ、神様、ベラの血圧は大丈夫でしょうか。もしかしたら分娩第2期の精神異常のせいで、結局はフローの願い通りに赤ん坊は死んでしまうかもしれない！私は児心音を聴くために聴診器を取り出した。ベラには私の考えがわかったのだろう。聴診器を押しのけた。

　「放っておいて。私は死んで欲しいの。わからないの？」

　「医師に電話して、来てもらわないといけません。」と私は言った。「何か起きたら、助けが必要です。」

　「そうはさせないわ。」とフローは唸るように言った。「誰にも知られるわけにはいかないもの。医者にもね。私がどうにかして処分するわ。」

「また、そんな事を言うのは止めて。」と私は叫んだ。「医師が必要だし、今すぐ電話します。」

目にも止まらぬ速さでフローは私の前に出た。フローは私の処置用はさみを分娩用トレイから掴み、別の部屋へ走って行くと電話線を切断した。フローは勝ち誇ったように私を睨みつけた。

「さぁ。道路まで行って、医者に電話するといいわ。」

私にはそんなことはできなかった。分娩第2期が迫っていたのだ。私のいない間に赤ん坊が生まれるかもしれない。部屋に戻ってきた時には、その子は『処分』されているだろう。

次の陣痛が始まった。ベラは力が入っているようだった。ベラは未だヒステリックに叫んでいたが、明らかにいきんでいた。フローは泣き叫び始めた。

「黙って。」と私は冷たく厳しい声でフローに告げた。「黙って。そして、この部屋から出て行って下さい。」

フローは驚いたようだったけれど、叫ぶのは止めた。

「さぁ、すぐにこの部屋を出て。私は赤ちゃんを産ませるし、あなたの前ではできません。行きなさい。」

フローは息を呑み何かを言おうと口を開いたが、思い直して部屋を出て行き、扉が静かに閉まった。

私はベラの方を向いた。「さぁ、左を下にして横になって、私の言うとおりにして。赤ちゃんはあと数分で生まれるわ。私はあなたに余計な傷を作ったり、出血を増やしたりして欲しくないの。だから、ちゃんと私の言う事に従って。」

ベラは大人しく、協力的になった。お産は完璧だった。

生まれてきた赤ん坊は真っ白な肌で、トムにそっくりだった。赤ん坊はトムに目に入れても痛くないほどに可愛がられ、高慢な祖父からも溺愛された。賢明な祖母は、お産の部屋での秘密を決して話さなかった。

私は家族以外でそのことを知っている唯一の人間だった。今この瞬間まで、私が抱えていた秘密だ。

OF MIXED DESCENT Ⅱ（混血児Ⅱ）

　スミス家は夫婦仲が良く、堅実な生活を営むイースト・エンドではごく普通の家庭だった。シリルは波止場で熟練の水先人をしており、5人の子どもたちが学校に行く年齢になったので、ドリスは美容院で働いていた。彼らの生活は苦しいわけではなかったけれど、休暇になるとケント州の畑でホップ摘みの仕事をしていた。シリルもドリスも子どもの頃からホップ摘みの休暇が大好きだった。スミス家の子どもたちも、田舎の清涼な空気や他の子どもたちとの交流、走り回れる広大な自然、籠いっぱいに摘んだホップと引き換えにもらえるお小遣いなどを楽しみにしていた。ロンドンの他の地域からやって来る参加者は何年も同じ顔触れで、スミス一家は彼らとの友情を育くみ、毎年友好を深めていた。

　それぞれの家族には、自分達用の寝具や携帯用ストーブ、調理器具などが与えられた。各家族の大きさに合わせて納屋や小屋の中に場所が割り当てられ、2週間をそこで過ごした。食糧は農場の店で調達していた。テントを張って野営する人もいた。大人は畑で一日中、収入になるホップを摘み続け、ほとんどの子どもが手伝った。1950年代には貧困はその前の世代に比べれば改善されていて、賃金と呼ぶには少なすぎるわずかな手当を得るために働く必要はほとんどなかった。かつては子どもたちも、ひと冬を越すための数ペニーを稼ぐために、朝から晩まで働き家計を助けなければならなかった。日光を浴びることでくる病の予防になったので、休暇中のホップ摘みはイースト・エンドの多くの子どもたちを二重の意味で救っていた。

　1950年代には、たいていの子どもは自由に遊び回ることができたし、自分が望んだ時だけホップ摘みを手伝えばよかった。多くの農場には大小の川が流れていて、子どもたちの格好の遊び場になっていた。休暇の間だけホップ摘みに来ている人々にとって、夜は特別な時間だった。野外で火を焚き、歌を歌い、一時の恋を楽しんだり語り合ったりして、自分達が都市に住んでいたことを忘れ、田舎の住人であるかのように感じていた。

　戦前、毎年ホップ摘みに来る人のほとんどはイースト・エンドの人々かロマ

ニ・ジプシーか流れ者だった。しかし、戦後は世界中で人々の移動が増え、毎年ホップ農場に来る人々の幅も広がった（ホップ摘みの機械化により、この年中行事はなくなっている）。

　ドリスとシリルは、床にチョークで印をつけて区分けされた小屋の中の7歩四方の空間で子どもたちと一緒に過ごした。一家にはわらのベッドと携帯用ストーブとハリケーンランプ*が与えられて、非常に快適だった。その年の農場には多くの新しい顔ぶれが揃っていて、驚いたことに西インド諸島からも何組かの家族が来ていた。最初、ドリスはよそよそしい態度をとっていた。今までに黒人と会ったことも喋ったことも、ましてや同じ小屋の中で寝起きを共にしたことなど一度もなかったからだ。反対に子どもたちは、子どもの常として、すぐに仲良くなった。そして黒人の女性達はよく笑い社交的で、ドリスはあっという間によそよそしさを解いたのだった。

　実際のところ、その年の休暇はドリスとシリルにとって、未知の世界へ足を踏み入れるような特別なものになった。それまで彼らは、西インド諸島の人々がこんなにも陽気な人々だとは全く思いもしなかった。一般にイースト・エンドの人々は、ユーモア好きな明るい人々だと言われている。ところが西インド諸島の人々に比べれば、コックニーは極めて陰気で気難しい人々でしかなかった。ドリスとシリルは朝から晩まで笑いっぱなしで、ホップ摘みのしんどさなどほとんど感じなかった。1日の疲れを感じつつも、楽しい夜がやって来るとドリスは農場を離れ家族の夕食の準備をし、火を囲んで座っている集団の中に入って行った。そこで歌われていた歌は、今年初めて聞くものだった。ドリスは西インド諸島の人々が歌うのを初めて聞いたけれど、それは美しくも哀しい、心に何とも言えない郷愁を掻き立てるものだった。ドリスは一緒に合唱し、輪唱に加わり、自分にこんなにも音楽の才能があることを初めて知った。一方、シリルは音楽には興味がなかったし、全く歌を歌うような性格ではなかったので、気の合う男達が集まる妻とは別の火の周りにいた。

　楽しい時はあっという間に過ぎ去り、2週間が終わる頃には誰もが家に帰りたくなくなっていた。けれども最後の時はやって来て、彼らは皆、人生で最高の休暇を過ごし、来年もまた絶対に会おうと言い合った。子どもたちは別れ際、

---

*ハリケーンでも火が消えないようにガラスのカバーのついたランプ。

泣き出していた。

　仕事や学校、近所付き合い、噂話などの平凡な日常が再び始まって、ケント州での休暇の記憶も徐々に夢のように薄れていった。

　クリスマスパーティの席でドリスが再び妊娠したと告げても、誰も驚く人はいなかった。彼女はまだ38歳だったし、子どもが5人というのは多い方ではなかった。人々はシリルに「やるじゃないか。」と声を掛け、シリルもドリスも周囲から温かく祝福された。

　ドリスが産気づいたのは、ある日の早朝だった。シリルは仕事へ行く途中に、ノンナート・ハウスへ電話した。ドリスは子どもたちを起こして学校へ送り出すことができた。その後は近所の人が来て、しばらく彼女に付き添っていた。私が到着したのは午前9時30分頃だったけれど、その時には既に準備万端に整っていた。部屋の中は清潔で片付いており、ベビー用品も揃っていて、洗濯も済んでいた。私達が頼んでいた熱いお湯や石鹸などもすべて用意されていて、ドリスは穏やかで明るい表情をしていた。私が到着すると近所の人は、あとで様子を見に来るわね、と言って出て行った。分娩は特に問題なく進行し、非常に短時間で終了した。

　正午にドリスは男の子を出産した。その子が黒人であることは明らかだった。当然のことながら初めに赤ん坊を見たのは私だったけれど、どのように声をかけて何をすればよいのかわからなかった。私は臍帯を切断した後、タオルにくるんだ赤ん坊をコットにのせて分娩第3期の準備に取りかかった。考えるために与えられたのは、この短い時間だけだった。何か言うべきかしら、でも何と言えばいいの？それともただ赤ん坊を手渡して、彼女自身の目で確認してもらったらいいのかしら？私は2番目の選択肢を選ぶことに決めた。

　通常、分娩第3期は短くても15〜20分はかかる。そこで、その時間に私はただ赤ん坊を抱きあげてドリスの腕に渡した。

　彼女は長い間黙っていたけれど、やがて「綺麗な子ね。あんまり可愛いくて泣けてきちゃうわ。」と言った。

　ドリスの眼からは静かに涙が溢れ、頬を伝った。彼女は赤ん坊をきつく抱きしめると、小声ですすり泣きながら自分に言った。

　「あぁ、本当にきれいな子。こんなつもりじゃなかったのに。でも私に何ができるかしら？私はどうしたらいいの？今までに見たことがないくらいに可愛

い子だわ。」

　ドリスは泣き出し、もうそれ以上は話せなかった。

　私は予想しない展開に動揺していたけれど、自分の仕事を遂行しなければならなかった。「さぁ、胎盤がもうすぐ出てくるから、赤ちゃんをコットに戻してもいいかしら。ほんの数分の間だけです。そうすればお産は無事に終わるから、あなたの体を拭きましょう。私達が話し合うのは、その後にしましょう。」とドリスに言った。

　ドリスは赤ん坊を私に渡し、10分も経たないうちにすべてが終了した。

　私は赤ん坊をドリスの腕の中に戻し、黙って片付けを行った。今は話しかけない方がよいように感じた。

　ドリスは頬ずりしたりキスしたりしながら、赤ん坊を長い間静かに抱きしめていた。赤ん坊の手を持って腕を曲げると、「まぁ、この子の指の爪は白いのね。」と言った。

　それは、ドリスの願望を映した心の叫びだったのかもしれない。それから彼女は続けた。「私、どうしたらいいの？看護婦さん、私に何ができるかしら？」

　ドリスは母親としての愛情をいっぱいに込めて赤ん坊をきつく抱きしめ、悲嘆にくれて苦悶しながら咽び泣いた。彼女は何も言葉にできなかった。ただ泣きながら、赤ん坊を優しくあやしていた。

　私は彼女の問いかけに答えることができなかった。一体私に何が言えただろう？

　私はやりかけの仕事を全て済ませ、胎盤の観察をしたところ、胎盤の欠損は見られなかった。そこで、私は言った。「沐浴して体重を測りたいのだけど、いいかしら？」

　ドリスは静かに赤ん坊を渡し、沐浴する動作を1つ1つ見ていた。まるで、私が赤ん坊を連れ去ってしまうのではないかと恐れているかのようだった。ドリスには心の中で、これから先に起こることがわかっていたのだと思う。

　赤ん坊の体重を測り、身長を計測した。その子は大きかった。体重9ポンド4オンス（約4196g）、身長22インチ（約55.9cm）で完璧な子どもだった。浅黒い黄褐色の肌で、すでに濃い色の細い巻き毛が頭に生えていて、間違いなく美しい子どもだった。少し低い鼻と外側へ広がった小鼻は、高くて広い額を引き立たせていた。肌はしわもなく滑らかだった。

私は赤ん坊を返しながら言った。「この子は私が今まで見た赤ちゃんの中で一番可愛いわ、ドリス。あなたの自慢の子ですね。」
　大きな絶望を浮かべて、彼女は私を見た。「私、どうしたらいい？」
　「わからないわ、本当に。今晩、生まれたばかりの我が子に会えると思いながら、旦那さんは仕事から帰って来ます。彼は子どもに会いたがるだろうし、隠し通すことはできません。彼が帰って来るとき、あなたは1人じゃない方がいいですね。お母さんに来てもらって一緒にいてもらうことはできますか？」
　「無理だわ。夫は母のことを嫌っているから、状況はもっと悪くなってしまう。看護婦さん、ここに私と一緒にいてくれない？あなたの言っていることは正しいわ。私、シリルにこの子を見せるのが怖いの。」
　ドリスは赤ん坊を守らんとする必死の表情で、その子をぎゅっと抱きしめた。
　「私でいいのかわかりません。」と私は答えた。「私は助産婦です。たぶんソーシャルワーカーを呼ぶべきです。あなたと赤ちゃんを守ってくれる人が絶対に必要だと思います。」
　そのための手配をすることを約束して、私は家を出た。
　私は、ドリスが赤ん坊と一緒に幸せな午後のひと時を過ごしているだろうと想像した。うたた寝したり、抱きしめたり、キスしたりして、赤ん坊と壊れない絆を築いていることだろう。それは母親の愛情であり、この世に生まれてくるすべての子どもは、母親の愛情を一身に受ける権利がある。たぶん彼女は今後どうなるのかわかっていた。だからこそ、この短い数時間で一生分の愛情を我が子に注ごうとしていたのだ。きっとドリスは、夏に皆で火を囲んだときに教えてもらった西インド諸島の黒人の霊歌を赤ん坊に聞かせたことだろう。
　私はシスター・ジュリアンヌに今回の件を報告し、危惧している事についても話した。彼女は、「ドリスの夫が帰宅して赤ちゃんに会う時に、誰かが付き添うべきだというあなたの考えは正しいですね。けれど、誰か男性が同席した方がよいのではないかしら。この地区のソーシャルワーカーは皆女性だから、私から牧師様にお願いしてみます。」と言った。
　結果的に、牧師は若い副牧師を向かわせ、副牧師は午後5時からドリスの家で待機した。自分がその家に行っては物々しくなりすぎると考えて、牧師自身は行かなかった。
　副牧師が報告したその夜の出来事は、まさに私が予想していた通りだった。

シリルは無言で恐怖の表情を浮かべて赤ん坊を観察していたが、次の瞬間、自分の妻を拳で力いっぱい殴ろうとした。その拳を副牧師に止められると、今度は赤ん坊を掴み壁に向かって投げつけようとしたけれど、これも副牧師に遮られて未遂に終わった。シリルは妻に向かって言った。「もし、このくそガキを一晩でもこの家に寝かせてみろ、こいつもお前も皆ぶっ殺してやるからな！」

　その瞳に宿った獰猛な光が、彼が本気であることを示していた。「お前はここでちょっと待ってろ、この淫売が。」

　1時間後、赤ん坊を寝かせた小さな籠と、子ども用の服を詰めた紙袋を持った副牧師が家から出てきた。彼はその子をノンナート・ハウスへ連れてきたので、その晩は私達がその子の面倒を見た。次の日の朝、彼は児童養護施設へ引き取られていった。ドリスがその子に会うことは二度となかった。

OF MIXED DESCENT Ⅲ（混血児Ⅲ）

　妻が死んだとき、テッドは58歳だった。妻はがんを発症し、テッドは1年半の間、献身的に看病した。妻が病気になって看病のためにテッドは仕事を辞めたので、2人は貯金で生活していた。彼らはとても仲が良く、結婚生活は幸せそのものだった。夫婦は2人とも活動性・社交性に乏しく、子どもはいなかったため、もっぱらお互いだけを頼りに暮らしていた。そして妻の死後、テッドはとても孤独になった。彼には親しい友人がほとんどいなかったうえ、仕事を辞めてからはかつての仕事仲間との交流も途絶えていた。酒場やクラブには関心がなかったし、60歳近くにもなって今さら社交性を磨こうとは思えなかった。テッドは家の中をきれいにしていたけれど、亡くなった妻の部屋を片付けることはできなかった。簡単な食事を自分で作り、散歩へ行き、映画館や図書館へたびたび足を運び、ラジオを聞いて過ごした。彼はメソジスト教徒で、毎週日曜日には教会に行った。教会の男性社交クラブに参加してみようとしたけれど、上手く付き合っていくことはできなかった。その代わりに聖書研究会に参加すると、こちらは性に合っていた。

　妻を亡くした孤独な男を慰め元気づけるのは女性だと、相場は決まっている。もし仮にテッドに幼い子どもがいれば、状況はもっと有利になっていただろう。女性達はテッドと子どもの面倒を見るために、列をなして待っただろうから。一方、孤独な未亡人や離婚した女性には、そのような有利な状況は訪れない。あからさまに社会から爪はじきにされることはなかったとしても、何らかの疎外感を感じながら生きるのが常だった。孤独な未亡人にとって、彼女自身のことを心から愛し、素晴らしい関係を築いていける男性を見つけることは難しい。もし彼女に子どもがいた場合は、たいていの男性はさっさと逃げていくだろう。未亡人は1人取り残されて、自分自身と子どもを養うために1人で頑張り、一生、身を粉にして働き続けるしかなかった。

　ウィニーが未亡人になってから、もう思い出せないくらいの時が流れていた。彼女の夫は若くして戦争で亡くなり、ウィニーと3人の子どもが取り残された。夫が戦死した事で政府からはわずかな恩給が出ていたけれど、かろうじて家賃

をまかなえる程度でしかなく、夫の喪失を埋めるほどの助けにはならなかった。そのため彼女は新聞スタンドで働いていた。仕事は長時間に及ぶ厳しいもので、朝5時に始まって夕方5時30分まで続いた。毎朝4時30分に起床し、新聞販売業者へ行って新聞を受け取り、仕分けをして包装し、販売のため店に陳列した。ウィニーの母親は毎日朝8時にやって来て、子どもたちを起こし学校へ送り出していた。つまり子どもたちは、朝4時間近く周囲に大人がいない状況になるわけだったけれど、ウィニーが働くためには仕方のないことだった。ウィニーの母親は一緒に暮らすべきだと誘っていたけれど、ウィニーの自立心は強く、「もう無理」と言う状況にならない限りは自分でやっていくつもりで母親の提案を拒否していた。そして今のところ、そういう状況に陥ることもなく、彼女は何とか日々をやりくりしていた。

　テッドとウィニーが出会ったのは新聞スタンドだった。ウィニーは何年もテッドを客として店で迎えていたけれど、特別に意識したことは一度もなかった。ウィニーや他の店員がテッドに注目し始めたのは、テッドが朝刊を買うにしては不自然に長い時間、店内をうろつき始めた時だった。彼は新聞を買うと、他の新聞も手に取り、雑誌の棚を見て回って、時には雑誌も購入した。それらチョコレートバーを手に取って手の中で引っくり返して眺め、ため息をついて棚に戻すと、代わりにスイカズラという英国の伝統的なタバコを1箱購入した。店員らは、「一体何なのかしら、あの変なおじいさんは。」と囁き合った。
　ある日テッドがチョコレートバーを手に取った時、ウィニーは彼に近づき、「何かお探しですか。」と優しく尋ねた。
　彼は言った。「いえいえ、そういうわけではないんです。私の妻がこのチョコレートを好きでね、いつも買って帰っていたんです。去年、死んでしまったけれど。どうもありがとう。」
　その時、2人は共感と理解を込めた視線を交した。
　それからというもの、ウィニーはいつも率先してテッドの接客を担当するようになった。ある日、テッドは言った。「今夜、映画に行こうと思っているんです。もしあなたの旦那さんが反対しなければ、一緒に行きませんか？」
　「私には夫なんていませんよ。喜んでご一緒させてもらいます。」とウィニーは答えた。

成り行きで1年も経たないうちにテッドはウィニーにプロポーズした。
　ウィニーは1週間悩んだ。何といっても2人は20歳以上年が離れているのだ。それに、彼女はテッドのことが好きだったけれど、恋に落ちたという程ではなかった。テッドは親切で良い人だったけれど、激しい情熱はなかった。ウィニーは母親に相談し、2人で慎重に考えた結果、プロポーズを受けることにした。
　テッドは大喜びした。そして彼らはメソジスト教会で結婚式を挙げた。テッドは亡くなった妻と長く暮らした家に新しい花嫁を連れて来る気にはなれなかったので、今まで住んでいた借家を出て別の家を借りた。ウィニーは子どもたちを育て上げた安い小さな部屋を出ることができ、ウィニーとテッド、2人の暮らしのための新しい家に住むことになったのだ。新しい家はウィニーにとっては豪邸のように感じられた。結婚後数週間経ち、数か月が経過するにつれてウィニーの幸せは増してゆき、彼女は母親に、この結婚を選んで正解だったわ、と語った。
　テッドは賢明にも若い頃に保険の契約をしており、60歳になった時満期に達した。もう働かなくても暮らしていけるようになったのだ。一方、ウィニーは新聞スタンドを辞める気はなかった。彼女は厳しい仕事に慣れすぎていて、無為に過ごすことに耐えられなかった。ただ、テッドは妻が家にいることを望んだので、ウィニーもそれに同意し仕事の時間を短くした。2人の結婚生活はすこぶる順調で幸せだった。
　ウィニーの月経が止まった時、彼女は44歳だった。ウィニーは閉経だと思った。体調が少し変だなと思ったものの、閉経を迎えれば誰でも違和感があるものだから心配する必要はない、と母親から説明を受けた。軽い吐き気があっても気にせず、新聞スタンドで働き続けた。それから6か月も経たずに体重が増えてきた。さらにひと月経ち、テッドはウィニーのお腹に硬い腫れ物があることに気付いた。最初の妻ががんで亡くなっていたため、テッドは腫れ物が心配でたまらなかった。テッドは医者に診てもらうべきだと強く主張し、ウィニーを外科に連れて行った。
　検査の結果判明したことは、ウィニーが妊娠後期に入っているということだった。夫婦ともに衝撃を受けた。検査するまでなぜこんな明らかな事実を2人とも思いつかなかったのかというと、想像すらしていなかったからだ。何は

ともあれ、2人ともこのニュースに驚愕したのだった。

　新しい赤ん坊のために準備できる時間は限られていた。ウィニーはその日の内に新聞スタンドを辞め、シスターに分娩の予約をした。彼らは慌てて寝室の準備をし、ベビー用品を購入した。そしておそらく、その時に乳母車と小さな真っ白のシーツを購入したことがテッドを大きく変化させた。一晩で彼は、混乱してうろたえた老人から、喜びで興奮し父親になるという誇りでいっぱいの男に変身した。急に10歳も若返ったように見えた。

　2週間後、ウィニーのお産が始まった。私達は分娩時に医師が立ち会えるように手配していた。なぜなら出産前の健診はわずかな回数しかできなかったし、ウィニーは今や45歳で明らかに高齢出産だった。

　テッドは私達が助言したことや出産に必要なものについて全てメモしていて、これ以上はないというほど注意深く完璧に出産の準備をしていた。彼は、ウィニーの母親には来ないでいいからと話していたけれど、赤ん坊が生まれたらすぐに知らせると伝えていた。テッドは出産や子育ての本を手に入れ、いつもそれを読んでいた。ウィニーのお産が始まったと電話して来た時、彼の声はわずかな不安を滲ませつつも、喜びと期待に溢れていた。

　医師と私はほぼ同時に2人の自宅に着いた。その時は、まだ分娩第1期が始まったところだった。私はその時から分娩の終了まで、陣痛の間ずっとウィニーに付き添うことになっていた。医師はウィニーを診察すると、今は一度帰るけど、夜の診療時間の始まる前に電話をして経過を聞くことにすると言った。

　私は様子を見ながら座って待った。私はウィニーに、横にならず少し歩くようにと助言した。テッドは妻の腕をとって、優しくかつ慎重に庭の小道を行ったり来たりした。ウィニーが1人でも何ら問題なく歩けることは明らかだったけれど、彼女が2週間前まで新聞スタンドで走り回っていたことなど忘れ、テッドは懸命に彼女を守ろうとしていた。私はウィニーにお風呂に入ることを提案した。この家には浴室があったので、テッドは湯を沸かし、妻が入浴するのを丁寧に介助した。テッドはウィニーの体を磨き上げ、注意深く湯から上がらせると、体を拭いてあげた。私が軽い食事を取るように伝えると、テッドは卵を茹でた。彼は誰よりも献身的に尽くしていた。

　私は彼の蔵書を眺めた。そこには、グラントリー・ディック・リードの「自然出産」、「マーガレット・マイルズの助産学」、「新生児」、「よい子育て」、「子

どもの成長〜その誕生から思春期まで〜」などの本が置いてあった。テッドは家でも勉強をしていたようだった。

　医師は午後6時前には戻ってきたけれど、弱い陣痛のまま分娩はまだほとんど進行していなかった。そこで私達は話し合い、もし分娩第1期が12時間以上続いた場合は、ウィニーの年齢を考慮して病院へ搬送しようと決めた。テッドもウィニーもそれに同意したけれど、できる限り家で生みたいと希望した。

　午後9時から10時の間に陣痛の様子が変わり、私はお産が進行してきたことに気付いた。陣痛は強くなり、間隔も短くなってきたのだ。私はウィニーに笑気を吸わせ、テッドに外に出て医師を電話で呼ぶよう頼んだ。

　医師は到着するとすぐに彼女に弱い鎮痛剤を与えた。そして私達は座ってお産が進むのを待った。テッドは丁重に私達をもてなし、軽食やお茶、飲み物など、頼めば何でも準備してくれた。

　それ程長い間待つ必要はなかった。真夜中を過ぎるとすぐ分娩第2期に入り、それから20分もすると赤ん坊が生まれた。

　その子は小さな男の子で、白人以外の人種であることは明らかだった。

　医師と私は互いに顔を見合わせ、ウィニーは茫然として言葉もなかった。誰も口を開かなかった。私はお産の場面でこんなに恐ろしい沈黙を経験したのは初めてだった。その時、私達3人がそれぞれ何を考えていたのかはわからないけれど、3人全員が1つの同じ疑問を脳裏に浮かべたのは確かだった。「この赤ん坊を見たら、テッドは一体何と言うだろうか？」

　分娩第3期に入り、そのためのケアを行ったけれど、それは痛いほどの沈黙の中で行われた。医師がウィニーを診察している間、私は赤ん坊の沐浴をしたり、診察をしたり、体重を測ったりした。その子は柔らかくカールした茶色の髪に明るい浅黒い肌で、標準的な体重のとても美しい赤ん坊だった。もし混血の赤ん坊を待ち望んでいたならば、その子は完璧だっただろう。しかし、テッドは違った。彼が楽しみにしているのは、彼自身の子どもなのだ。私は次に訪れる悲劇を見たくなくて、無駄だとわかっていながらもそっと目を伏せた。

　すべての処置が終了して、室内はきれいに整えられた。母親は白い寝間着に着替えて健康そうだったし、真っ白なショールに包まれた赤ん坊は可愛かった。

　医師は言った。「じゃあ、そろそろ旦那さんを呼んで来ないといけないね。」

　それは分娩が終了して、その場で発せられた最初の言葉だった。

ウィニーは、「どうしたらいいのかしらね。」と言った。
　私は階下に下りてテッドに、無事に男の子が生まれたこと、部屋へ来てほしいことを伝えた。
　「男の子だって！？」とテッドは叫び、22歳の若者のように飛び跳ねた。その様子は決して60歳を過ぎた老人には見えなかった。彼は階段を1段飛ばしで駆け上がり、部屋へ飛び込むと妻と赤ん坊を腕の中に抱きしめた。そして妻と赤ん坊の両方にキスをした。「今日は僕の人生の中で最も誇らしくて、最高に幸せな日だ。」
　医師と私は互いにちらっと視線を交わした。どうも彼はまだ気付いていないようだ。テッドは妻に言った。「僕が今どんなに感動しているか、君にわかるかい、ウィニー。その子を抱かせてくれるかい？」
　ウィニーは黙って赤ん坊を手渡した。
　テッドはベッドの端に座ると、ぎこちなく赤ん坊を腕の中であやした。(初めて子どもを授かった父親は、誰しも赤ん坊をぎこちなく抱くものだ！)彼は赤ん坊の小さな顔を長い間見つめ、その小さな耳や髪を撫でた。そしてショールを外し、その子の小さな身体を眺めた。赤ん坊の足に触れ、腕を動かしてみて、その小さな手を握った。赤ん坊は顔をしかめると、小さな声をあげて泣いた。
　テッドは長い時間、赤ん坊を静かにじっと見ていた。それから、幸せそうににっこりと笑って言った。「僕は赤ちゃんのことをたくさん知っているわけじゃないけど、この子は世界で一番綺麗な子だね。この子のことを何て呼ぼうか、ウィニー？」
　医師と私は静かな驚きを持って顔を見合わせた。テッドが本当に気付かないなど、あり得るのだろうか？ウィニーは呼吸を止めたように固まっていたけれど、身震いしながら大きく息を吐き出して言った。「あなたが決めて、テッド。あなたの息子よ。」
　「よし、それじゃあ、エドワードと呼ぼう。うちの一族の伝統的な名前なんだ。僕の父親も祖父も同じ名前だったんだよ。この子は僕の息子のテッド[*]だ。」
　医師と私は幸せな家族3人を残して家を出た。外に出ると医師は言った。

---

[*] エドワードの一般的な愛称。

「テッドが気付かないということも、まんざらありえない事じゃない。黒人の肌は、生まれてすぐはそんなに黒いわけじゃない。それにあの子は確実にハーフか、もしくはそれ以上に黒人の血が薄いだろう。あの子の父親が黒人との混血なのかもしれないね。でも、肌の色は年齢が上がるにつれてはっきりしてくるものだから、ある段階までできたら、きっとテッドも気付いて疑問を抱くだろう。」

時が流れてもテッドは気付かなかった。いや、少なくとも、気付いたようには見えなかった。ウィニーは母親や他の親戚の女性達に、赤ん坊の外見についてテッドには何も言わないでほしい、と頼んだに違いない。そして実際、誰も何も言わなかった。

ウィニーは出産から6週間後、新聞スタンドのパートタイムの仕事に復帰した。テッドは毎日長い時間、赤ん坊と一緒に過ごし、子育てのほとんどを引き受けた。赤ん坊を沐浴させて食事を与え、乳母車に乗せて誇らしげに連れ歩き、通りすがりの人に挨拶しては、「息子のテッドです。」と言って紹介した。赤ん坊が徐々に成長してくると、学習用のゲームやおもちゃを手作りして、いつも一緒に遊んだ。その結果、1歳半くらいになると、小さなテッドはその年齢にしては非常に賢くて発育の良い子どもに育っていた。父親と息子の絆は極めて強く、微笑ましいものであった。

学校に上がる年齢になると、子どもの外見は明らかに黒人の特色が強くなっていた。けれども、未だにテッドはそのことに気付いた様子は見せなかった。テッドはその頃、これまでの人生でかつてなかった程多くの友人に囲まれていた。そんなに多くの友人ができた理由は、彼がどこへ行くにも子どもを連れて行き、「僕の息子のテッドです。」と人々に誇らしげに紹介して回り、人々が賢くて可愛い子どもに興味を示したおかげだった。子どもはそんな父親を誇りに思っていた。大きな黒い瞳に憧れを込めて父親を見つめ、自分を守ってくれる大きな手にいつもしがみついていた。学校でも口を開けば「僕のパパ」の話ばかりで、まるで父親が世界の中心のようだった。

テッドは70歳近くになっていたけれど、何のためらいもなく自分より半世紀近くも年下の若い母親達に混ざって、学校の門の外に息子を迎えに来ていた。2、3人の黒人もしくは混血の小さな子どもたちが学校から走り出てきた。子どもたちは黒人の母親の方へ向かったけれど、そのうちの1人はテッドの腕

に飛び込み、「パパ！」と叫んだ。

テッドは子どもにキスしながら言った。「今日はドックに行こう。」「3つも煙突のついた大きなドイツ船が今朝入港したんだ。めったに見られるものじゃない。家に戻ったら、母さんがお茶の準備をして待っていてくれているぞ。」

この時点でもテッドに気付いた様子はなかった。

もちろん隣人達や知り合いの間で彼らのことは囁かれ噂されていたけれど、誰も実際にテッドに何かを言うことはなかった。軽薄な人達は陰であざ笑い、「とんだ間抜けなじいさんだ。」「全くだ。」と言い合っていた。

でも、私は違うと思っている。

ロシア正教会に、聖なる愚者という教えがある。世間で愚かだとされる者こそが神の教えでは最も賢明だ、という意味である。

おそらくテッドは初めて赤ん坊を見た瞬間から、その子が自分の子どもではないとわかっていたのだろう。それはショックだったに違いない。けれど、彼は感情を抑え、赤ん坊を抱きながら長い時間考えたのだ。たぶん、将来のことについて。

テッドはその時、理解したのだろう。もし、赤ん坊の父親について尋ねたりしたら、当然赤ん坊は不義の子だということになり、この子の将来がすべて危うくなるということを。赤ん坊を抱きながら、質問をすることはすなわち自らの幸せを壊すことだと理解した。よく考えると、独立心が強く活動的なウィニーのような女性が、テッドのような男性を相手に性的な刺激や充足感を得ることはないとわかったのだろう。その瞬間、ひらめいたに違いない。最も賢い選択肢は、何も聞かず何も言わないことである、と。

それから彼が決意したのは、最も予想外で、けれども最も単純な方法だった。彼は選んだのだ。誰が見ても明らかな事実に気付けない道化者になることを。

THE LUNCHEON PARTY（昼食会）

　「だめよ、ジミー。今回はできないわ。あなたとマイクをノンナート・ハウスのボイラー室に仮住まいさせるなんて、絶対に無理よ。病院の婦長なら騙したかもしれないけど、シスター・ジュリアンヌを騙すつもりはないわ。それに、あなたを信用できないの。他にも緊急事態が起きているなんて絶対に信じないわよ。女子修道院で眠ったことを他の男の子達に自慢したいだけでしょう！」

　ジミーとマイクは少しがっかりしたように見えた。運に見放されて下宿先から追い出されたというくだらない話を私が鵜呑みにするだろうと大いに期待して、彼らは私に優しく話しかけ、ビールをしつこく勧めてきた。私がノンナート・ハウスの裏口から、彼らをこっそり招き入れると思ったのだろうか？男という生き物は本当に甘くて単純だ。

　その晩は楽しかった。日常業務の過酷さから気分転換して、くつろげた。ビールで気分は陽気になり、会話も弾んだけれど、帰らなくてはいけない時間になった。イースト・エンドに戻るには遠い場所で、バスの本数は夜11時を過ぎると多くはなかった。それに、明日も一日中仕事があったので、朝6時半には起きなければならなかった。私は立ち上がった。ある案を思い付いた。彼らを完全にがっかりさせるのは気の毒に思えたのだ。

　「でも、いつか日曜日に昼食を食べに来るっていうのはどうかしら？」

　彼らは乗り気で、すぐに賛成した。

　「わかったわ。シスター・ジュリアンヌに尋ねてから、日にちを決めるのに電話するわね。もう行かなくちゃ。」

　私は次の日にシスター・ジュリアンヌに話した。シスターは、以前私が午前3時にブライトンの海で泳いで、朝10時に仕事のために戻ってきた時に、ジミーのことを耳にしたことがあった。すぐに彼女は、男の子達のための昼食会に同意した。

　「きっと楽しいでしょうね。いつもは引退した宣教師や巡回宣教師のおもてなしです。元気な若者が2人来てくれるのは、私達みんなにとって喜ばしいことですね。」

彼女は3週間後の来訪者がいない日曜日の昼食に日程を決め、私は調整するためジミーに電話をかけた。
　「昼食に行くのが3人になってもシスター達は大丈夫だと思うかい？アランが来たがっているんだ。記事になるネタが見つかるかもしれないと思っているみたいなんだ。」
　アランは新聞記者で、フリート街*で人生初めての仕事をしながら質素に暮らしていた。シスター・ジュリアンヌが食堂のテーブルにもうひとつ椅子を用意してくれる可能性は非常に高いと思ったけれど、アランが昼食に来て記事になるネタに恵まれるとは少しも思えなかった。しかしながら、若い記者の心の中はいつでも期待が高まっているものである。つまり、心が砕かれるまでは、であるが。
　日曜日の昼食にやって来る3人の若者のことで、女の子達は興奮してそわそわしていた。私達は全員、一見終わりのない仕事をしている独身看護婦で、多くの場合、結婚相手にふさわしい青年に出会うことが難しかった。そのため、期待は高まった。
　私はどのような食事会になるのか想像して、結構楽しみにしていた。彼らは、私達のことをどう思うかしら？彼らは修道女達、特にシスター・モニカ・ジョアンにどんな反応をするかしら？そして、アランの『記事のネタ』を見るのも面白そうだ。
　その日がやって来た。暖かく晴れた日で、昼食会を中断せざるを得ない産気づきそうな患者もいなかった。誰もが興奮して落ち着かなかった。自分達が多くの女性の心臓をドキドキさせているのに気付いていたら、彼らは得意になってしまっていたことだろう。あるいは、そうではなかったかもしれない。おそらく、自分達のもつ圧倒的な魅力による当然のことだと思ったかもしれない。
　彼らが到着したのは12時半頃で、シスター達が正午の聖務日課である三時課のために礼拝堂に入った直後だった。
　私は扉を開けた。彼らはグレーのスーツに洗い立てのシャツ、磨き上げた靴というきちんとした格好をしていた。私はこれまで、日曜日の朝にそんな格好をした彼らを見たことはなかった。明らかに修道院での昼食は、彼らのように

---

*ロンドン中央部の新聞社が集まる通りのことで、英国の新聞業界を指す。

THE LUNCHEON PARTY（昼食会）

遊ぶことに熱心な若者にとって初めての経験だった。もっとも、彼らは少し自信がなさそうに見えた。

私達は普段よりも少し堅苦しくキスをした。抱擁も笑い声も他愛ない冗談もなく、形式的なキスだけをして、礼儀正しく「お元気ですか？」、「道中はいかがでしたか？」などと言ってみたりした。

会話をするのが簡単ではなくて、私は少し居心地が悪かった。私達はある状況の中でだけ互いの事を知っていて、いつもの状況でない所では、彼らが全くの別人であることに気付く。幼い頃からジミーのことは知っていたけれど、普段他の2人にはロンドンのパブで会っていた。私は何を話してよいかわからず、ただぎこちなく突っ立っていろいろ考えたけれど、結局いい考えは浮かばなかった。男の子達も同様に言葉が見つからなかった。

シンシアが窮地から救ってくれた。彼女は自分がしていることを意識してはいなかったけれど、いつも助けてくれた。前に進み出て、優しい笑顔で緊張した空気を一掃してくれたので、やや張り詰めた雰囲気は温かさでいっぱいになった。彼女が話し始めたとき、そのゆっくりでセクシーな声に彼らは打ちのめされた。彼女が言ったことの全てはこうだ。「あなた方がジミーとマイクとアランね。なんて素敵なの、私達は会えるのを心待ちにしていたのよ。それで、誰がだれなの？」

彼女の話し方なのか、あるいは笑った丸い目なのか、気取らない温かな出迎えによるものか？男の子達はもっと美人で、もっと自意識過剰でアピールするような女の子達にたくさん出会ってきていたに違いないが、このような声の女の子に出会うことはまずないだろう。彼らは完全に圧倒されて、同時に3人が前に進み出たのでお互いがぶつかった。シンシアは笑い、張り詰めていた空気が和んだ。

「もうすぐシスター達が来るわ。台所に行って、コーヒーを飲みながらおしゃべりでもしていましょう。」

コーヒー、美味しい飲み物、美味しい食べ物だって？彼らは乗り気でついて行った。この素敵な女の子と一緒なら、なんだって天国だ。ありがたいことに私は忘れ去られ、ほっと息をついた。昼食会は上手くいくだろう。

ミセスB.は性的魅力も魅惑的な声も持ち合わせず、「ここを滅茶苦茶にするんじゃないよ。昼食を出さなくちゃならないんだから。」と言った。

ジミーは彼女に、自信に満ちた笑顔を向けた。「心配しないでください、マダム。僕達はこんな美しい台所を滅茶苦茶になんてしませんよ、皆そうだろう？なんて素晴らしい台所に、なんて素敵な匂いなんだろう。全てあなたが作られた家庭料理ですね。僕はそれを頂けるんですよね、マダム？」

　ミセスB.は鼻をくんくん嗅いで、怪しんで彼を見た。彼女には成人した息子がいて、彼ら特有の魅力に影響されることはなかった。「注意するのよ。私が言いたいのはそれだけだよ。」

　「確かに気を付けます。」とマイクは言ったが、その目はやかんに水を汲んでいるシンシアから離れなかった。彼女が蛇口をひねると、台所に張り巡らされた送水管がガタガタ音を立てて揺れた。彼女は笑って言った。「ただの配管設備よ。あなたたちも慣れるわ。」

　「あぁ、慣れたいと思うよ。」とマイクは熱っぽく言った。

　シンシアは笑って少し赤面し、顔にかかっていた髪を後ろへかき上げた。

　「僕がしましょう。」とマイクは勇敢に言って、やかんを受け取るとガスストーブの上に運んだ。

　その時、チャミーが入口に現れた。彼女はタイムズ紙に頭を埋めていた。

　「ちょっと、ビンキー・ビンガムービンハウスがとうとう結婚するって知ってた？素敵なことだわ、ねぇ。実際、彼女のお母さんは恐ろしくご機嫌なことでしょうね。婚期を逃したと思っていただろうから。ビンキーのやつったら、あっはっは！」

　チャミーは目線を上げると、男の子達が目に入った。すぐに顔を赤くして新聞を持っていた腕をぐいっと動かした。食器棚にぶつかって、カップがガチャガチャ音を立てて揺れた。新聞が2枚のお皿の後ろに引っかかって、お皿は床に落ちて粉々に割れた。

　ミセスB.がすごい勢いでやってきて怒鳴った。

　「あなたは本当に不器用なんだから・・・私の台所から出て行きなさい！・・・鈍いんだから！」

　可哀想なチャミー！いつもこうだった。社会的な場は彼女にとっては悪夢であり、特に周りに男性がいるときはそうだった。彼女は男性に何を話せば良いのか、どう振る舞えば良いのか知らなかった。

　シンシアがまたもや窮地から救ってくれた。彼女はブラシと塵取りをさっと

掴んで、言った。「気にしないで、ミセス B.。幸いにもそのお皿にはヒビが入っていたのよ。どちらにせよ、捨てる必要があったの。」

　彼女は器用に破片を掃き集め、マイクはかがんだシンシアの引き締まった小さいお尻を鑑賞的に眺めていた。

　チャミーは戸口に立ち、恥じ入って口ごもっていた。私はこっちに来て一緒にコーヒーを飲もうと誘ったけれど、彼女は真っ赤な顔をして、昼食の前に上で手を洗ってくるとか何とかぶつぶつ言った。

　男の子達は、驚いてお互い顔を見合わせた。修道院での昼食は未知のことであったが、周りにお皿を投げつける女の巨人は、彼らにとって全く予期しないものだった。アランは手帳を取り出して、猛烈に書き始めた。

　礼拝堂の鐘の音が聞こえてしばらくすると、シスター達の足音が聞こえてきた。シスター・ジュリアンヌは快活に台所の中へ入ってきた。その姿は小さくてふくよかで、母性に溢れていた。彼女は純粋な慈しみの気持ちで男の子達を見て、両手を差し出した。

　「あなた方のことについては、よく聞かされていますよ。あなた方をお招きすることは、私達みんなにとっての心からの楽しみです。ミセス B. がロースト・ビーフとヨークシャー・プディング、そしてアップルパイも準備してくれています。気に入っていただけるかしら？」

　洗練された素敵な 3 人の若者は、お気に入りのおばちゃんからお菓子をもらう 3 人の小さな子どものように反応した。

　私達は食堂に入った。食前のお祈りの間、男の子達は面白がって互いを見て、人目を気にしながら「アーメン」と呟いた。お祈りの後、私達は大きな四角いテーブルに着き、ミセス B. は昼食の台車を運び入れた。シスター・ジュリアンヌはいつも通り料理を取り分け、トリクシーが配膳した。

　アランはとんでもなくハンサムだった。非の打ち所がない均整のとれた顔立ち、透き通るような肌、カールした黒髪、女の子が羨ましがるような睫毛で囲まれた優しい黒い瞳をしていた。私は彼に数回会ったことがあった。アランの周りにはぞろぞろと女の子が群がって、彼の輝く視線を勝ち取ろうとしていた。彼は喜んでいるけれど、彼女達をどうでもよいおもちゃのように扱っていることに私は気付いていた。アランは自分を『世論の先導者』だと考えていた。ケンブリッジ大学で哲学の学位を手にしたことで、彼は十分に生きたわけでもな

いのに、受け売りで得た情報で既に人生について結論を下していた。私達の身に降りかかる多くの苦しみや混乱は、まだ自分は優れているという彼の思い込みを砕いてはいなかった。アランは自分の知性に対して大きな評価をしていた。彼の知性はまずまずのものではあったけれど、私が思うに、抜きん出たものではなかった。アランは食卓の上に手帳と鉛筆を置いた。それは失礼なことだったけれど、彼に礼儀を気にする様子はなかった。彼は仕事をしに来ているのであって、昼食会のお客として来たわけではなかったのだ。

　アランの席はシスター・モニカ・ジョアンの隣で、彼はこのことにわずかに苛立っていた。おそらく彼の読者層の興味をひくには、あまりにもシスターが歳を取りすぎていると思ったのだろう。彼はシスター・バーナデットの隣に座って、新たな国民保健サービスが医療の古いやり方に与える影響について話したいと思っていた。とはいえ、アランは自分の目的からそれるような人ではなかった。テーブルの向こう側にいるシスター・バーナデットに呼びかけた。

　「修道女は神の奉仕者であるわけですが、今では国家があなた方の助産婦業務を引き受けました。それでは今、あなたは自分の役割を国家の奉仕者だと考えていますか？」

　アランは記事の中で、宗教の無益を表現したいと慎重に計画していた。このネタは編集長の心に訴えることができるのだろう。

　シスター・バーナデットはヨークシャー・プディングを楽しんでいたので、そのような質問に答える準備はしていなかった。シスター・バーナデットが相応しい答えを考えて10秒が経過した時、シスター・モニカ・ジョアンがアランに話しかけた。

　「我々の取るに足らない才覚においては、玉の緒は揺らいでしまうものです。国家とは神の奉仕者です。根源的な真理という点で、奉仕者は普通の生き方をしてきた者よりも賢明なのですよ。あなたは、ご自身の役割をオシリス神を守る42柱の神々の1人[*]だと思っていらっしゃるのかしら？」

　「なんだって？」

　アランは食べるのを止めて、口を開き、フォークを持ち上げた。

---

[*]古代エジプトでは、死ぬ時に生前の行いが正しかったかどうか審判されると言われていた。オシリス審判では、エジプト各州の守護神である42柱の神それぞれに「私は〇〇しませんでした」という罪の否定告白を行うことになっていた。

「えっと、それは・・・つまり・・・もう一度おっしゃって下さいますか?」

「どうか、そのように私に向かってフォークを振り回さないで下さいね。それを下に置きなさい。」とシスター・モニカ・ジョアンは語気鋭く言った。彼女は尊大な態度で彼を見た。「あなたが不作法にも私の耳にフォークを突きつけるまで、私達は、様々な考えが交錯する中から解き放たれる自由な精神について話し合っていたのですよ。けれど、それは私にとって何を意味するのかしら?神と共に行き、受け入れがたきを受け入れなさい。それは精神の黙想への孤独な歩みです。ロースト・ポテトのおかわりはあるかしら?やわらかいものにしてね。それから、オニオングレービーソースをもう少しお願いするわ。」

シスター・モニカ・ジョアンは皿を渡し、いくらか嫌悪感を滲ませてアランを横目に見た。しかし、彼女は会話を続けるつもりだった。

「あなたは、ご自分のお仕事のことを、今までにない未知の神聖なる任務であるとか、余人の知りえないような神のお告げに等しきものであるとでもお考えなのかしら?」彼女は丁寧な物腰で尋ねた。

テーブルにいる全員が、何か言おうともがくアランを見ていた。私は密かに笑い転げた。これは予想以上に愉快な展開だった。

「全くわかりません。そのことについて考えたことがありませんでした。」

「あらまぁ。あなたのように聡明な若者は、様々な思考活動でその力を発揮する時には、思考による影響力をしっかりと考えるべきですよ。思考というものは、陰陽両極が中心に向かうときにできる軸の揺らぎなのです。あなたが自分の思考について考えたことがないなんて信じられません。君子には、知性の素晴らしさに思いを馳せ、神のご意志を拝聴したときの衝撃を、その断片のみであろうとも、易しい言葉で言い伝える義務があるのですよ。そう思いませんか?」

マイクが吹き出し、シンシアは静かに彼を小突いた。トリクシーは息を詰まらせそうになり、テーブルの向こう側までエンドウ豆を多量に噴き出した。ジミーと私はひそかに喜んでお互いの顔を見た。可哀想なアランは、全ての目が自分に向けられていることに気付いて、ゆかしくも顔を赤らめた。

シスター・モニカ・ジョアンは独り言のように、けれども全員に十分聞こえるほどの大きさの声で呟いた。「なんて可愛いのでしょう。知ったかぶりをする程度には大人で、顔を赤くする程度には若いのね。ほんとうに可愛らしいわ。」

アランを鮮やかにやっつけてから、彼女はロースト・ポテトに注意を向けた。
　シスター・ジュリアンヌは、朗らかにテーブルを見回した。「誰か、もう少しロースト・ビーフが欲しい人はいませんか？ きっと、ミセス B. がオーブンにおかわりのヨークシャー・プディングを用意してくれていますよ。マイク、あなたはお肉を切るのが上手そうね。おかわりが欲しい人に切り分けてくれるかしら？」
　マイクは肉切り包丁を手に取り、見せびらかすように包丁を研ぎ、気前良く切り分けた。ミセス B. がおかわりの熱々のヨークシャー・プディングを持って来た。男の子達がワインを持って来てくれていたので、グラスが準備された。ノンナート・ハウスで昼食にワインを飲む習慣はなかったけれど、シスター・ジュリアンヌは、こういった特別な機会には全ての規則は免除されると言った。ワインを飲む修道女達は女学生のようにくすくす笑って、「まぁ、なんてごちそうなのでしょう。美味しいわ。あなた方、また来てちょうだいね。」と呟いた。
　ジミーとマイクは生き生きしていた。彼らはすばらしく魅力的で機転が利き、昼食会は大成功だった。シスター・エヴァンジェリーナでさえリラックスしてジミーと一緒に笑っていた。とはいうものの、親愛なるジミーと一緒に笑うことは難しくない。チャミーだけが静かだった。彼女は楽しくないわけではなく、いつ何時ワインの入ったグラスをひっくり返したり、深皿を飛ばしてしまったりしないかと、ただ注意していたのだ。あえて輪に加わることはしなかったけれど、ずっと微笑んでいて、彼女なりに楽しんでいるようだった。
　ただ一人、楽しそうではないのがアランだった。事実、露骨に怒り狂っていた。シスター・ジュリアンヌは何度か彼を会話に引き入れようとしたけれど、彼は頑として輪に入ろうとはしなかった。皆の前で 90 歳の修道女に馬鹿にされたのだ。そして、この件に関して、アランは彼女も他の皆のことも許すつもりはなかった。彼は昼食会のことを決して記事にしなかったそうだ。
　マイクが 3 か月間、看護婦寮の乾燥室に住んでいた時の話をしたので、私は大いに不安を感じた。冬の暗がりの中、1 日 2 回、危険な非常階段をどのようによじ登っていたのかを話していた。私はずっと前にその病院を辞めていたので今さら首にされる訳ではなかったけれど、シスター達が私の罪をどう思うか不安だった。シスター・ジュリアンヌの顔をちらりと見たら、ワインで少し赤くなっていて安心した。彼女は私の方を見て笑った。

「一か八かの賭けでしたね。聖トマス病院の看護婦の寝室で、若い男性が捕まったことを思い出します。その少女は直ちに解雇されました。彼女もまた、良い看護婦でした。残念なことです。でもその数か月後に、掃除道具入れだか洗濯室だか忘れてしまったけれども、4人の若者が見つかったのですよ。そして、誰も犯人を見つけられませんでした。それで良かったのです。もし犯人が見つかってしまっていたら、一体何人の看護婦が職を失っていたかわかりません。ちょうど戦争の直前で、私達はできるだけ多くの訓練を受けた看護婦を必要としていましたから。」

プディングが運ばれ、シスター・ジュリアンヌは給仕するために立ち上がった。その時、聞き慣れない音がテーブルの向こうから聞こえてきた。その方向を見ると、驚いたことにシスター・エヴァンジェリーナで、彼女は笑っていた！それどころか、彼女は笑いすぎて、ナプキンに吹き出していた。隣にいたジミーはやさしく紳士的に彼女の背中を軽く叩いて、水の入ったグラスを手渡した。彼女はそれをゴクゴク飲み、座って目と鼻を軽く叩いて、くすくす笑い、むせびながら呟いた。

「あぁ、もう。耐えられないわ‥‥あの頃を思い出すわね、あの時‥‥あぁ、絶対に忘れられないわ‥‥」

ジミーは本気でシスター・エヴァンジェリーナの背中を叩いていて、いくぶんか助けにはなったようだったけれど、それは彼女のヴェールが横に滑り落ちる原因になった。

私達は全員、事の真相を突き止めようと心に決めた。これまでシスター・エヴァンジェリーナが修道院で発作的に笑うようなことはなく、それは明らかに看護婦の寝室にいた若者と関係があった。

「どうしたの？私達に話していただけるかしら。」

「いいでしょう、ほら。言っちゃいなさいよ。」

シスター・ジュリアンヌは給仕用のスプーンを握ったまま、手を止めて言った。

「まぁ、お願いしますわ、シスター。こんな風に私達をじらさないで下さい。どんなお話ですか？ジミー、彼女にワインのおかわりを注いであげて。」

けれども、シスター・エヴァンジェリーナは言うことができなかったし、言おうともしなかった。彼女は鼻をかんで目を拭い、むせ返り、喉を鳴らしてせ

き込んでいた。けれども彼女はそれ以上なにも言わず、皆に向かっていたずらっぽくにっこりと笑うだけだった。にっこりと笑うシスター・エヴァンジェリーナなんて見たことがなかったし、いたずらっぽい笑顔は言うまでもなく前代未聞だった！

シスター・モニカ・ジョアンは、このちょっとした見世物を半分閉じた目で見て、ほのかな微笑みを唇のあたりに浮かべていた。私は、彼女は何を考えているのだろうと思った。シスター・エヴァンジェリーナのヴェールは斜めになって、顔は真っ赤で、全身の毛穴から汗を滲ませており、明らかに滅茶苦茶な状態だった。シスター・エヴァンジェリーナが不安気に、いつも自分を苦しめるシスター・モニカ・ジョアンの方を見た時、私もシスター・エヴァンジェリーナも冷やかな言葉を浴びせられるのではないかと恐れた。しかし、私達は2人とも間違っていた。

シスター・モニカ・ジョアンは笑いがおさまるのを待って、天性の女優のタイミングでゆっくりと芝居がかった声で言った。「おぉ、私は私達が過ごした日々を覚えています。ずっと覚えています。そして後悔することはないでしょう。」

彼女は効果をねらって間を置き、そしてシスター・エヴァンジェリーナの方へテーブル越しに身を乗り出してウインクした。全員に聞こえるような聞こえよがしの声で、ここだけの話だと言った。「もうそれ以上は言わないで下さいね。それ以上は駄目ですよ。詮索好きな人ばかりだから。騒ぎ立てて、ぺちゃくちゃ言っているのよ。皆のつまらない期待を煽らないで下さいね。あなたの想い出の価値を下げるだけですよ！」

彼女はシスター・エヴァンジェリーナを真っ直ぐに見て、思いやりと共感を込めてもう一度ウインクした。こんなことがあり得ただろうか？私の想像だったのだろうか？光の錯覚だったのだろうか？シスター・エヴァンジェリーナがウインクを返したのだ。あるいは、ウインクしなかったのか？

シスター・エヴァンジェリーナは何も話さなかった。おそらく彼女は心に秘めた話を墓場まで持って行ったのだろう。

プディングは、ミセスB.の創造的な技術の傑作だった。シスター・モニカ・ジョアンは、チョコレートファッジのかかったアイスクリームをおかわりし、小さなアップルパイも食べた。彼女は輝いていた。

「私はクイーン・シャーロット病院の洋服ダンスに閉じこめられた若い男性を覚えていますよ。」と彼女は思い出した。「彼は3時間閉じこめられていて、本当に完璧で、誰にも見つけられないはずだったのです。でも愚かな男は父親から馬を借りて来ていて、その馬を病院の手すりに縛っていたのよ。さて、若い男性を洋服ダンスやベッドの下に隠すことはできるとしても、馬はどうやって隠すことができるかしら？」

その記憶は1890年代までさかのぼっていることに気付いて、私ははっと息をのんだ！何があったのだろう？けれども、彼女は覚えていなかった。

「私は、馬が手すりに縛られていたのを覚えているだけです。」

なんて残念なことだろう！人生はいつしか過ぎてゆき、過ぎ去りし日々はとても豊かなものなのに。私は、もっと聞きたかった。その時、シスター・モニカ・ジョアンの精神は完全にはっきりしていた。私は彼女の精神がいかに不鮮明なものになり得るかわかっていたので、看護の規律やくだらない制限に耐えられないことはなかったのかどうか尋ねた。

「とんでもありません。家族生活で制限されて抑圧された後だったので、看護婦の仕事は自由と冒険でした。あなた方のように今の若者が享受しているような自由は、私達の時代にはありませんでした。私達の世代は誰でも同じでした。いとこのバーニーの事を思い出します。彼の母親で、私の叔母にあたる人は、フランス人女中を雇っていました。ある日のお昼頃だったかしら、叔母がテラスに出るとフランス人の女中が椅子に座っていて、バーニーが跪いてその足に靴をはかせているのを見つけたのです。靴、ですよ。」

彼女は一息ついて、周りを見渡した。

「ペチコートでも他のものでもなく、ただの靴ですよ。叔母は絶叫して気を失ったそうです。女中はすぐに解雇され、あまりにも呆れた家族はバーニーにカナダ行きの片道切符と10ポンド札を渡しました。彼のことは二度と見ることはありませんでしたし、消息を聞くこともありませんでした。」

マイクは、カナダに送り出されることはおそらく彼の身に起こり得る中で最善だっただろうと推測した。シスター・モニカ・ジョアンは、返事をするまで非常に考え込んでいるように見えた。「そう思いたいものです。ですが、可哀想なバーニーがカナダの冬に飢え、もしくは病気で死んだということも同じようにあり得ることです。」

それは冷静な考えだった。私は、もっと話して欲しいと頼んだ。彼女は寛大な様子で私に微笑んだ。
　「私はあなた方を楽しませるためにここにいる訳ではないのよ。神のご加護によって、ここにいるのです。90年になるのよ。とても長いわ・・・本当に長いわ。」
　シスター・モニカ・ジョアンはしばらくの間黙り込み、あえて誰も話さなかった。彼女は人生においてたくさんのことを見て、多くのことを行ってきた。若い頃は自立のために戦い、人生の半ばで修道院に入り、80歳近くになってロンドンのドッグで戦時の看護と助産に携わった。誰がこのような経験に対抗できるだろうか？
　彼女は美しい瞳に少し面白がっているような、少しからかうような色を浮かべて、まだまだ若くて地に足がつかず、浅はかな私達を見渡した。シスター・モニカ・ジョアンはテーブルの上に肘をつき、細長い指で顎を支えていた。私達は彼女の存在感に魅了されていた。
　「あなた方は皆、とても若いわ。」彼女は思慮深く言った。「若さは春の一番美しい花ですよ。」
　彼女は頭を上げて、私達へ向かって表情豊かな両手を広げた。顔は輝き、目はきらきらしていて、声は喜びに満ち誇らしげだった。
　「だから・・・『歌って、愛しい人、歌って。あなたの花びらが色褪せる前に。また来る春の花に水をあげましょう。』」

SMOG（スモッグ）

　コンチータ・ウォーレンは25人目の子どもを妊娠中だった。リズ・ウォーレンが私の夢である婦人服の仕立てをしていたので、私は昨年何度もこの大家族に会っていた。リズは一番上の娘で、22歳だった。そして、初めて自分の人形を手にした時から洋服を作っていた。この仕事はまさに望んでいたとおりのものよ、とリズは私に話してくれた。彼女は14歳で学校を辞めて、そのまま高級服の仕立て屋が創った会社で見習いを始め、今もそこで働いている。リズは普段は自宅で顧客をとっていなかったけれど、その理由は顧客の女性に採寸のために来てもらうことのできないほど家が散らかっていたからだった。けれども私はリズの家に慣れていたから、リズも私も気にしていなかった。彼女の腕は素晴らしく、何年もの間、喜んで私の洋服を作ってくれた。

　私はずっと洋服が大好きで、服に多くの時間を費やしていた。服をオーダーメイドしていて、既製品を鼻で笑っていた。今日ではオーダーメイドは珍しく、とても高価なものだけれど、1950年代にはそうでもなかった。実際、オーダーメイドの方が安かった。本当によい品質の服を有名店のほんの一部の費用で作ることができたのだ。美しい布地を街の市場で見つけることができたし、しかも格安で売られていた。私はよく自分でデザインしたり流行をまねたりした。パリに住んでいた時には、ディオール、シャネル、スキャパレリなどのフランスの素晴らしいデザイナーのファッションショーを見に行った。シーズンの始まりは、もちろん報道関係者と裕福な人のためだったけれど、だいたい2、3週間経つとシーズン開始時の興奮は収まっていた。その頃もファッションショーは週に2回ほど続いていて、誰もが参加できるようになっていた。私はショーが好きで、後で自分用に作るために自分に似合いそうなものを注意深くメモしてスケッチした。

　ただ1つ困っていたのは、裁断用の型紙を引くのに十分な技術のある仕立て屋を見つけることだった。リズは完璧だった。彼女は自分で裁断用の型紙を引くだけでなく、本当にセンスが良く、しょっちゅう布地やカットに合うように提案して仕立ててくれた。私達は年齢も近く、それは楽しい共同制作だった。

リズを訪問したある時、彼女は皮肉まじりの笑顔で、母親がまた妊娠中であることを教えてくれた。私達は一緒に、コンチータはあと何人産むつもりだろうと話した。コンチータの正確な年齢はわからなかったけれど、おそらく42歳くらいで、あと6人から8人は産めると考えられた。コンチータの出産歴を考慮して、私達は全部で30人の赤ん坊が生まれることに賭けた。

　コンチータは再びシスター達のところで自宅出産の予約をとり、自宅での妊婦健診を希望した。前回の出産からの続きで私が受け持つことになった。コンチータの健康状態はまたも完璧だった。彼女は嬉しそうで、またもや予定日は不確かだったけれど、妊娠24週目くらいまで全く妊婦に見えなかった。一番下の女の子は1歳だった。夫のレンはこれが2番目か3番目の子であるかのように、すっかり興奮し期待でいっぱいだった。

　それは、とても寒く凍えそうな冬の日だった。厚い雪雲が街を覆っていて、煙が空に滞っていた。石炭を燃やす暖房や蒸気機関車、蒸気エンジンからの煙、海を行く船からのおびただしい煙、なかでも工場から出る煙が空を覆っていた。当時の工場のほとんどは石炭を燃やしていたので、ロンドンのスモッグはどんどん濃くなっていった。この当時、誰もスモッグがどういうものなのか考えなかった。空気は重く、むかつくような臭いがして、濁った黄色っぽい灰色をしていた。日中でさえ、1ヤード（約91cm）先も見えなかった。交通は事実上停止していた。唯一車両が動くことができたのは、明るいライトを2つ持った人に歩いて先導してもらう方法だった。1つのライトは進路が見えるように前方を照らし、もう1つは乗り物がついて来られるように後方を照らすのである。スモッグはその当時のロンドンの冬の風物詩だった。スモッグは気圧が上昇するまで続いた。気圧が上昇すると、ようやく滞った煙が晴れた。

　コンチータは何かの用事で裏庭に行ったようだった。そして氷で滑ったか、よく見えなかった何かにつまずいた。コンチータは激しく転び、いくばくかの間、凍ったコンクリートの上で半ば脳震盪を起こして倒れていた。家にいたのは5歳にもならない幼い子どもたちだけだった。学校から帰ってきた子どもたちがコンチータを見つけた。どうやら彼女は十分に意識があって、這うことができたようだ。子どもたちは皆10歳以下だったけれど、コンチータは子どもの助けを借りて家の中に戻った。その前にもコンチータが家の中に戻ろうとした形跡があったけれど、スモッグのため視界が悪く、よけいに家から離れて

しまっていた。コンチータが死ななかったことは奇跡である。しかし、彼女の状態は悪化していた。幼い子どもが近所の人を呼びに行って、隣人はコンチータを毛布で包み、温かいブランデーとお湯を与えてくれた。午後4時を過ぎると年上の子どもたちが帰宅し始め、母親の異変を知った。レンと年長の男の子達は片道2時間半かかるナイツブリッジで仕事をしていたので、最後に帰ってきた。

その夜、コンチータの陣痛が始まってしまった。

午後11時30分頃に電話が鳴った。受け持ちだったので、私が電話に呼ばれた。愕然とした。ひとつは早産の陣痛であること、もうひとつは天候のためだった。一体どうやってライムハウスに行けばいいのだろう？年上のお兄ちゃんの1人と話し、簡潔に状況を説明してもらった。最初に「お医者さんに電話した？」と尋ねた。お兄ちゃんによると、電話はしたけれど医師は出かけていたそうだ。「お医者さんに電話し続けないといけないわ。あなたのお母さんは病気になっているかもしれないし。もし脳震盪を起こして体温がすごく下がっていたなら、妊娠とは全く別の医学的な治療が必要かもしれないから。今すぐもう一度お医者さんに電話して。お医者さんはあなたの家に行くのが難しいのかもしれないけれど。でも、私も行くのは大変そうだわ。」と伝えた。

私は電話を置いて、窓の外を見た。何も見えなかった。濃い灰色の霧がうずまき、窓ガラスを取り囲んで、まるで中に入り込もうとしているようだった。私は震えた。コンチータの恐ろしい状況を懸念していたのと同じくらい、外に出ることに対して全く気が進まなかった。川を行く船とドックのサイレンが鈍く響いていた。

ここ数日、私達はほとんど外に出ていなかった。スモッグが晴れる前に誰の陣痛も始まらないよう望み、祈っていた。1人では対処することができないし、対処すべきでない状況だった。

私はシスター・ジュリアンヌを呼びにシスター達の階に上った。修道女達は、朝一番の礼拝のために午前4時前に起床しているので、9時頃には眠っている。だから11時半は彼女達にとっては真夜中だった。にもかかわらず、扉を軽くノックすると1回でシスターは気付いた。

「どなた？」シスターは答えた。

自分の名前を名乗り、コンチータ・ウォーレンが早産で陣痛が始まっている

ことを話した。

「少し待って。」

30秒ほど待つと、シスターは背後にある自分の部屋の扉を閉めながら、廊下の私のところに来た。粗末な茶色のウールのガウンを着て、驚いたことに、ヴェールもかぶっていた。シスターは寝るときにもヴェールを身に着けているのかしらという疑問が心に浮かんだ。それはひどく不快に違いない。

だが、修道女の個人的習慣をじっくり考えている暇はなかった。電話で知り得た内容をシスターに簡潔に話した。

シスターは少し考えた上で言った。「ライムハウスまで3マイル（約4.8km）以上あります。そこまで行くことはできないかもしれません。私や他の助産婦があなたと一緒に行っても無意味です。なぜなら1人で行っても2人で行っても同じように簡単に迷ってしまいます。警察官に先導してもらいなさい。今すぐ行って警察に電話しなさい。神様がついていますよ。コンチータ・ウォーレンとおなかの赤ちゃんのために祈りましょう。」

シスター・ジュリアンヌが私達のために祈ってくれているという事実には、驚くべき効果があった。すべての緊張と不安は消え、私は落ち着きと自信を取り戻した。私は祈りの持つ力を重んじるようになっていた。ほんの1年前まで祈るという考えを冗談だと思っていた頑固な若い少女に、一体何という変化が起こったのだろう？

私は警察に電話し、緊急事態であることを話した。歩いて行くのが最も安全な方法だけれど、一番速いのは自転車だと言われた。警察官は、「ボンネットより先は見えないから自動車を送っても意味がないでしょう。誰かに前を歩いてもらわないといけないからね。自転車の付き添いをそちらにやりましょう。」と言ってくれた。

10分で準備すると私は伝えた。分娩鞄はすでにまとめてあり、準備ができていた。私はコンチータのことだけに意識を向けていた。赤ん坊は在胎週数が28週前後なので、生きてはゆけないだろうと考えていた。スモッグのなかで自転車置き場を見つけることと自転車に乗ることは簡単ではなかったけれど、10分経ずに私はノンナート・ハウスの前に出た。

その直後に2人の警察官が自転車に乗って到着した。とても強力なライト

を前と後ろにつけ、2ヤード（約1.8m）先をも照らしていた。1人は私の前を走り、自分についてくるよう言った。もう1人は私の横を走り、私は歩道側を走った。このようにして、周りに人や車はなかったので、私達は驚くべきスピードで進んだ。

半世紀近く経って振り返ってみると、時速10マイル（約16.1km）の自転車で緊急のお産に向かうのは馬鹿げているように思われる。だが、今日でさえ、私にはこれ以上の方法は考えられない。最強のパトカーであっても何も見えなかったら、何のメリットがあるというのだろう？

私達は15分とかからずウォーレン家に到着した。私1人ではこのようなことはできなかっただろう。警察官は、もしもの場合に備えて待機すると言ってくれた。ウォーレン家の娘達は、お茶を出すために警察官を下の台所へ連れて行った。

私はコンチータのいる上の階に向かった。コンチータは青ざめて死んだように白く、目の下のシミだけが明るいピンク色をしていた。彼女は呻いていた。熱を測ると、体温は華氏103度（摂氏39.4度）だった。最初は脈を触れることができなかったけれど、注意深く数えると120回で間欠性だとわかった。血圧はほとんど触知できなかった。呼吸は速く浅く、1分間に40回前後だった。2、3分の間、コンチータを静かに見つめていると、陣痛がやってきた。陣痛は強く、彼女の顔は痛みでゆがみ、喉から高い音の唸り声を発した。目は開いていたけれど、誰も見えていないようだった。

レンは彼女を腕に優しく支えていた。レンの苦しい表情は、誰もが心を痛めるほどのものだった。レンはコンチータの髪をなで、彼女に囁いていたけれど、コンチータには感じたり聞こえたりする様子はなかった。リズも部屋のなかにいた。

私は医師に電話をしたか尋ねた。電話はしていたけれど、その時はまだ外出中だった。別の医師にも電話をしたけれど、彼もまた患者のところに行って不在だった。この時期は、どの医師もひどく忙しく働いていた。ロンドンのスモッグは悪名高い殺人者だった。

私はなるべく早く病院に入院する調整が必要だと言った。

「彼女はそんなに悪いのですか？」レンは尋ねた。

いかに人は見たくないものから目を背けるものか！私にとっては、陣痛や分

娩で合併症が生じれば、コンチータがすぐにでも死んでしまいそうなことは明らかだった。しかし、レンにはこのように見えていなかった。

　私は警察官のところに行って状況を話した。1人は病院に電話すると言ってくれた。もう1人は、その地域の家庭医を探し、可能ならば家に連れてくることを引き受けてくれた。ただ、どのように救急車がここまで来て病院に戻るかは、未解決の問題だった。

　私はコンチータのところに戻り、分娩に必要なものを広げ始めた。早産児と、状態が悪く亡くなるかもしれない女性を1人で対処することになる可能性があった。

　突然、シスター・ジュリアンヌが私達のために祈ってくれていることを思い出した。再び圧倒的な安堵を感じた。恐れは消え去り、すべて良くなるだろうという穏やかな確信が私の心と身体に押し寄せた。ノリッチのマザー・ジュリアンの言葉を思い出した。

　　　全ては上手くいくように定められており、全て上手くいく
　　　全ての物事は上手くいくよう定められている

　私は安堵で大きく吐息をついたようで、レンはそれを見逃さなかった。「あなたは、コンチータは大丈夫だろうと思っていますよね？」と彼は言った。
　シスター・ジュリアンヌが私達のために祈ってくれていることを彼に話すべきかしら？それはとても愚かでおよそ不適当なことだと思われた。けれども、私はレンのことを十分に理解していると感じていたので話した。レンはその言葉を捨て去らなかった。
　「えぇ、僕も大丈夫になるだろうと考えています。」
　レンは私が部屋に入ってきた時から今までで、一番明るい顔をした。
　コンチータの分娩の進行をみるために内診することが賢明であったけれど、私はコンチータを正しい体勢にすることができなかった。彼女はレンや私が身体を動かそうとすることを許さなかった。リズは言われたことをスペイン語で説明したけれど、どちらにしてもコンチータは理解できなかったし、反応することもできなかった。私は陣痛の強さと周期で分娩の進行を評価するしかなかった。陣痛はほぼ5分毎にやってきていた。児心音を聴いたけれど、何も

聴こえなかった。

「赤ちゃんは生きていますか？」とレンは尋ねた。

はっきりと「いいえ」とは言いたくなかったので、言葉を濁した。

「そうではないと思います。奥さんは今日、極度に冷えてしまいましたね。そして意識を失ってしまいました。今、熱があります。これらすべてはお腹の子どもに影響を与えます。私はお腹の子の心拍を聴くことができません。」

コンチータの今の妊娠週数における早産の現実的な問題の1つは、胎児が子宮に対してしばしば横になっていることである。人間の子どもは頭から先に生まれてくることが理想だ。骨盤位分娩は可能であるけれど困難だ。横位や肩からの分娩は不可能である。頭は通常36週まで骨盤内には下りてこない。もし子宮収縮で横位の胎児が下方に押されると、28週前後の胎児は子宮頸部を完全に塞いでしまうほど大きい。このような事態では、手術をしなければ赤ん坊の死は避けられない。私は赤ん坊の位置を診断しようと子宮を触診したけれど役には立たず、位置はわからなかった。内診すればわかるかもしれなかったけれど、コンチータに協力してくれるよう説得する方法はなかった。

ただ待つことしかできなかった。陣痛間歇はゆっくりと過ぎていった。今や3分毎の陣痛となっていた。彼女の脈拍はさらに速くなり1分間に150回で、呼吸はより浅くなっているようだった。血圧は全く触知できなかった。医師か救急車の到着を知らせる扉のノックが聞こえないかと祈ったけれども、誰も来なかった。家の中は静まりかえり、陣痛のたびにコンチータの低い唸り声だけが響いていた。

当然のことながら陣痛は強くなっていき、コンチータは叫び始めた。私は人生のなかで後にも先にも、このような恐ろしい声を聞いたことはない。その声は、高熱に侵され衰弱した状態では有り得ないほどの力で、苦しんでいる身体の奥底から発せられた。コンチータは見えていない目に大きな恐怖を浮かべて叫び続け、その声は部屋の壁や天井に繰り返し反響していた。彼女は夫にしがみつき、夫の顔や胸、腕から血が出るほど引っ掻いた。レンはコンチータの痛みを和らげようと彼女を支えていたけれど、彼女の痛みは少しも軽くならなかった。

私は無力感を感じた。痛みを減らし彼女を静めるための鎮痛剤も、あえて与えなかった。コンチータの脈拍も血圧もかなりの異常値であり、どんな薬であっ

ても彼女を死に至らしめる危険性があったからだ。何も異常のない分娩であれば、コンチータには生存の見込みがあるだろう。そしてもし横位であれば、すぐに救急車が来ない限り彼女は死ぬだろうと考えた。コンチータは罠にはまった野生動物のような力でベッドの周りに身を投げ出していたので、近づいて子宮を触ることもできないし、脚を支えることもできなかった。

　かわいそうにリズはひどく怖がっているようだった。レンは無償の愛で今もコンチータを腕の中に支え、なだめようとしていた。コンチータはレンの手に歯をあてると、ブルドッグのような力で噛みついた。レンは声を出さなかったけれど、痛みにたじろいだ。レンの額から汗が、目からは涙が流れた。レンは決して彼女の顎を無理に開いて手を引き抜こうとしなかった。私はコンチータが腱を切ってしまうかもしれないと不安になった。最終的に彼女はレンの手を離し、ベッドの反対側へ転がった。

　その時、それは始まったと思った瞬間に全て終わった。コンチータは恐ろしい声で叫ぶと大きく努責し、羊水、血液、胎児、胎盤、全てを一気にベッドのシーツに娩出した。彼女は疲れ切って後ろに倒れこんだ。

　脈はまったく触れなかった。コンチータの呼吸も止まっているようだったけれど、心臓が不規則に動くのを感じたので聴診器で聴いた。弱々しく不規則だったけれど、動いていた。赤ん坊は青く、完全に死んでいるように見えた。処置台から大きな膿盆をさっと取ると全てをすくい入れ、膿盆を処置台にどさっと置いた。

　「さぁ、はやく彼女を暖めましょう。」と言った。「きれいにして気持ちよくしてあげましょう、コンチータには見込みがあるかもしれないから。リズ、手伝って。清潔で温かいシーツと湯たんぽを2、3個お願い。胎盤が完全に出ているかすぐに調べるわ。コンチータに何か熱いものを飲ませることができれば嬉しいわ。熱いお湯とはちみつがいいわね。ブランデーを小さじ1杯入れるとなお良いわ。大事なのは、ショックに対処することよ。出血がひどくならないように祈りましょう。」

　レンはいくつかの指示を伝えに、そして扉の周りに集まり怖がっている家族をなだめに部屋の外へ出ていった。リズと私はコンチータの下の汚れたシーツとリネンを片付け始めた。レンが清潔なシーツと湯たんぽを持ってすぐ戻ってきたので、リズと私は動かないコンチータの体を楽にしようとした。

レンは処置台の向こうに行ったようだった。リズと私は処置台には背中を向けていて、コンチータのことで忙しくしていた。その時、はっと息をのむ音が聞こえた。
「生きている！」
「何ですって！」私は叫んだ。
「生きているって言ったんだ。赤ちゃんは生きている。動いている！」
　処置台まで走って行き、膿盆の中の血だらけの塊を見た。それは動いていた。血液が確かに動いていた。私の心臓は止まりそうだった。溜まった血液のなかに小さな生き物が見え、脚が動いた。
　あぁ、神様、私はその子を溺死させてしまうところでした！
　すぐさま、その小さな身体を片手ですくい出し、逆さまに傾けた。重さは感じなかった。同じくらいの大きさの、生まれてすぐの子犬を抱いたことがある。私の頭は活発に働いた。
「臍帯を留めて、すぐに切断しなければ。それから赤ちゃんを暖めなければいけないわ。」
　赤ん坊は小さな男の子だった。
　私はひどい罪悪感にさいなまれた。臍帯は5分前に留められたはずだった。もし彼が今死んでしまったら、それは全て私の責任だろう。私はこの小さな生きている生命を捨てて、血液と羊水の入った膿盆で溺れさせていたのだ。もっと細かく注意してみるべきだったし、もっと考えるべきだった。
　だが、自責の念に浸っていてもどうしようもない。私は臍帯を留めて切断した。脆い胸郭に触ってみると呼吸をしていた。助かったのだ。レンが湯たんぽに小さなタオルを巻いて暖めてくれた。そのタオルで私達が赤ん坊を包むと、頭や腕を少し動かした。3人ともその生命力に衝撃を受けた。私達は誰もこんなに小さな人間の子どもを見たことがなかった。2か月早産だと、たいてい4ポンド（約1810ｇ）くらいの重さで十分に小さく見える。この赤ん坊は1.5ポンド（約680ｇ）くらいで、まるで小さな人形のように見えた。その腕と脚は私の小指よりも小さかったけれど、とても小さな爪がそれぞれの指にそろっていた。身体には不釣合いに大きい頭は、ピンポン玉よりも小さかった。胸郭は魚の骨のようだった。小さな耳があり、鼻孔はピンの頭くらいの大きさだった。28週前後の赤ん坊がこんなにも可愛らしいとは、今まで想像したことも

なかった。咽頭の分泌物を吸引する必要があると感じたけれど、そうすることで赤ん坊を傷つけてしまうのが怖かった。どちらにしても、カテーテルを用意しても随分大きすぎるし、口の中に入れることはできなかっただろう。ホースを普通の大きさで生まれた赤ん坊の口に無理やり入れることが不適切であるのと同じだ。片手で彼をほとんど逆さまにして、優しく1本の指で背中をこすった。

　早産児のケアをしたことがなかったので、どうすればよいかわからなかったけれど、暖め安静を保つこと、できれば暗くするのがよいこと、そして頻回の授乳が必要だということを本能は告げていた。コットは準備していなかった。どこに赤ん坊を寝かせられるだろう？ちょうどその時、静かに横になっているコンチータが喋った。

「Niño. Mi niño. Dónde está mi niño?」（赤ちゃん、私の赤ちゃん、わたしの赤ちゃんはどこ？）

　私達は顔を見合わせた。皆、コンチータは意識がぼんやりして眠っていると考えていたけれど、明らかに彼女は何が起こったかはっきりと理解していて我が子を見たがっていた。

「赤ちゃんをコンチータに渡しましょう。リズ、赤ちゃんは本当に小さくて、とても注意しないといけないことを伝えて。」

　リズが母親に話すと、コンチータはかすかに微笑んで、疲労で吐息をついた。レンは私から赤ん坊を受け取ると妻の横に座った。レンは、コンチータがじっと子どもを見つめることができるように片手で赤ん坊を抱いた。しばらくコンチータの目には何も映らず、焦点が合っていなかったので、初めは見えてもいないし理解もしていないように思った。コンチータは正期産児を腕に抱けることを期待していたのだろう。リズが彼女にもう一度話しかけると、言葉が聞こえた。

「El niño es muy pequeño.」（赤ちゃん、とても小さいわね。）

　コンチータはレンの手に抱かれた小さなものをどうにか視界に入れようとした。それが彼女にとって、どれほどの努力が必要な行為であるか目に見えるようだった。徐々にコンチータの意識ははっきりし、息を素早く吸い込むと、震える手を差出して子どもに触れた。彼女は微笑み、「Mi niño. Mi querido niño（わたしの赤ちゃん、私のいとしい赤ちゃん）」と囁いた。そして手をレンの手と

赤ん坊においたまま眠りに落ちた。
　その時だった。産科救急派遣隊が到着した。

THE FLYING SQUAD（産科救急派遣隊）

　産科救急派遣隊は、助産婦の行う自宅分娩に対する緊急時の後方支援として、ロンドンのほとんどの大きな病院に設置されていて、確か全ての地域病院にあったと思う。このシステムによって何千もの命が救命されたはずである。1940年代以前には、このシステムは存在していなかったので、助産婦は胎位異常、大出血、臍帯脱出、前置胎盤といったあらゆる産科救急時に完全に1人で対応せざるを得なかった。助産婦は、分娩介助術に熟練しているかどうかもわからない地元の家庭医を呼ぶことしかできなかった。

　ロンドン病院の救急派遣隊は、どんな産科救急にも20分以内で到着できることが大きな自慢だった。けれども、ロンドンのスモッグは計算に入れていなかった。警察官がコンチータの件でロンドン病院に連絡をした時、産科救急派遣隊を派遣するために使える救急車はなかった。スモッグのために毎年、何千人もの老人に致死性の急性呼吸器障害が生じ、このようなときは医師と救急車は全て出払っていた。1台の救急車がようやく本部に戻ってきた時、その運転手は16時間も休まず働き続けていたために非番を言い渡されたので、違う運転手を探さなければならなかった。そのうえ、警察官が自転車で救急車の前を先導しなければならなかった。そのため3時間近く遅れをとったけれど、産科分野の研修医、医学生、看護婦が病院から派遣されてきた。

　そして、全ては同時に起こった。つまり、産科救急派遣隊が到着するやいなや、家庭医も徒歩で到着したのだ。彼に神のご加護がありますようにと私は思った。家庭医はとても疲れているように見えた。昼間も夜も、おそらく前日の夜もほとんど働き続けていたけれど、未だ遅くなったことを謝罪するほどのプロ意識と礼儀正しさを持っていた。

　医学的専門知識が一同に揃ったので、母親と赤ん坊にとって最も良い方策を決めるためにケースカンファレンスをする必要があった。私達は話し合いのため台所へ下り、レンに同席してくれるようお願いした。リズは母親と赤ん坊のもとに残った。2人の救急隊と警察官も参加した。彼らに寒いなか外に座っておくようにとは言えなかったし、家の中には他のどこにも座る場所はなかった。

年上の姉の1人であるスーは皆にお茶を入れて回った。

　私はコンチータの経過を説明して、経過記録を回した。医師は全員、母親と赤ん坊をすぐに病院に搬送するべきであると意見が一致した。レンは警戒した。

　「コンチータは行かなければならないのですか？彼女は行きたくないと思います。今まで家から離れたことがないのです、本当に一度も。きっと途方に暮れて怖がると思います。コンチータがどうしたいのかはわかります。彼女の世話は僕達でできます。コンチータが良くなるまで僕は家にいますし、娘達もみんな一緒に手伝ってくれます。」

　医師達はお互いの顔を見て溜息をついた。病院を怖がることはごく普通のことだった。年を取った世代の人は、病院の建物の多くが、死よりも恐れられていた救貧院を建て替えたものであることから病院を怖がっていた。医師達は、コンチータは今のところは安全に分娩したので、もし分娩後の合併症がおこらなければ、おそらく家で治療できるであろうという意見にまとまった。抗生剤を投与すれば熱の原因である感染を治療することができるだろう。頭の怪我のため脳震盪と精神錯乱を起こしているけれど、休息と安静で回復するだろう。子どもたちに囲まれた家にいるよりも病院のほうが休息できると医師達は指摘しようとしたけれども、レンが全く受け入れそうになかったので医師達は降参した。

　けれども、赤ん坊は別の問題だった。体重はまだ計測していなかったけれど、1.5ポンド（約680g）から2ポンド（約907g）の間だろうという私の見立てが採用された。医師達は、28週の赤ん坊はめったに生存できず、その在胎週数で生きるためには最新の技術機器の備わった病院で、24時間の専門的な看護と医学処置を受けなければならないと口を揃えた。そして、すぐにグレート・オーモンド・ストリート小児病院に搬送すべきだと提案した。レンは疑っているようだったけれども、医師達がそのようなケアを受けなければ赤ん坊は死んでしまうと伝えると、レンは躊躇なく同意した。

　私達は全員、寝室へ上がった。廊下にある乳母車を全て押しやって通り抜けなければならないことや、木の階段を上るときに頭の周りをはためく洗濯物を分けて進むことを病院から派遣された医師達がどう思っているか私にはわからなかった。もちろん聞くこともしなかった。ただ心の中で笑っていた。

　コンチータは小さな赤ん坊を胸にのせて眠っていた。片方の手で赤ん坊を守

るように覆って、反対の手は身体の横にだらんと置いていた。コンチータは微笑んでいて、呼吸はまだ浅かったけれども規則的でやや遅くなっていた。ベッドに近づき、彼女の脈拍を触知した。脈はやや強くなっていて規則的であったけれど、まだ速かった。1 分間に 120 回で異常な値だったけれども、状態は改善していた。リズが静かに手際よく片付けてくれていて、その場所は全て穏やかだった。

母親の片手の中にすっぽり覆われていたので、赤ん坊はさらに小さく見えた。頭だけが覗いていた。到底生きているようには見えなかったけれど、皮膚色からは死んでいないようだった。

研修医はコンチータの診察を望んだ。私は研修医に、分娩後すぐに救急車が到着したのでまだ胎盤を観察していないことを伝えた。私達は胎盤を一緒に観察した。胎盤は極めてぼろぼろだった。「期待できないね。」と研修医は呟いた。「全て一度に出てきた、と私に言ったね？すぐに診察しないといけない。」

研修医はコンチータの腹部と腟からの出血を診るために、掛け布団を下げた。コンチータの意識はまったくなく、子宮を触診してもじっとしていた。血液が勢いよく流れた。

「もう 1 枚パッドを。」と研修医は医学生に言った。「0.5 cc のエルゴメリンを引いて。注射の準備をしてくれ。」

研修医が臀部の筋肉に注射針を深く刺しても、コンチータは動かなかった。彼はコンチータに掛け布団をかけて、レンに言った。「胎盤の一部がまだ残っていると考えられます。子宮内容除去術のために病院に行かなければならないかもしれません。入院は 2、3 日しかかかりませんが、家にいて大出血の危険にさらすことはできません。彼女の状況では、重篤な状態になってしまうでしょう。」

レンが青白くなっていくのがわかった。倒れてしまわないように椅子の背もたれを掴まずにはいられなかった。

「ただ・・・」と研修医はやさしく続けた。「その必要はないかもしれません。5 分後、注射の効果があったかどうか判断しましょう。」

彼はコンチータの血圧を測定した。

「何も聴こえない。」と研修医が言い、3 人の医師は意味ありげな目配せを交わした。レンは呻き、立っていることができなかった。レンの娘は手を父の肩

に置き、レンはその手を強く握った。

　私達は皆、待った。「赤ん坊を診察する意味はない。明らかに生きてはいるけれども、私達は誰も小児科は専門ではない。診察は専門医を待つべきだ。」と研修医は言った。

　彼はグレート・オーモンド・ストリート小児病院に電話するように頼んだけれど、この家に電話はなかった。研修医は静かに小声で悪態をついて、一番近い電話ボックスの場所を聞いた。それは道を200ヤード（約183 m）下った通りの反対側にあった。辛抱強い医学生は、病院に電話して必要な調整を行うために、私達全員から集めたペニーをポケットに詰め込んで、冷たい霧と氷の道路へと急ぎ走らされた。

　私達は待ち続けた。子宮が収縮する兆候はなかった。瞬く間に5分が過ぎた。医学生が戻ってきて、グレート・オーモンド・ストリート小児病院は赤ん坊を収容するための保育器と専用の器材をもってすぐに小児科医と看護婦を派遣してくれるけれど、到着時間は視界によると伝えた。

　さらに5分が経過した。一定の性器出血が続いていたけれど、収縮はなかった。

　「もう一度0.5 cc引いてくれ。」と研修医は言い、「これは、静脈内に注射しなければいけません。排出させるべきものが残っているのです。もしこの方法で無理であれば、掻爬するために私達と一緒に病院に行かなければなりません。彼女の命が大切なら、同意して下さい。」とレンに告げた。

　レンは呻り、黙ってうなずいた。

　私はコンチータの上腕を締め、注射をするために静脈を浮かび上がらせようとしたけれど、何も見えなかった。コンチータの血圧はとても低かったので、静脈血の戻りは見えなかった。研修医は静脈血管の場所を突き止めるために2回刺してみた。3回目で注射器のなかに血液が見られた。彼が静脈内に0.5 cc注射したので、私はコンチータの上腕を緩めた。

　すぐにコンチータは痛みにたじろぎ、脚を動かした。腟からは大量の鮮血が噴き出し、運よく大きな暗赤色の塊もいくつか排出された。少し間があき、2回目の収縮がおきた。研修医は子宮底を掴み、子宮を下方と後方に強く押した。さらに多くの血液と胎盤が排出された。

　この間ずっとコンチータは自力で動くことはなかったけれど、その手は赤ん

坊をしっかり覆っているように見えた。

「もう少し様子を見ないといけませんが、大丈夫でしょう。」と研修医は言った。

彼はすっかりリラックスし、グリニッジでのゴルフの素晴らしさやダリッジの家を購入しようとしていること、スコットランドでの休暇についておしゃべりを始めた。

次の10分間はそれ以上の出血はなく、収縮もなかった。現代の産科医療に感謝だ。コンチータの分娩後の大出血の危険は克服されたのだ。しかし、コンチータは依然として重症のようだった。呼吸と脈拍は速く、血圧は異常に低く、体温は高かった。彼女の眼は閉じていたので眠っていたのかもしれないけれど、意識があるようには見えなかった。それにもかかわらず、コンチータの手は赤ん坊をしっかりと覆っていて、その手を外そうとしても抵抗された。

リズと私はやっとのことでもう一度ベッドをきれいに片付けた。医学生には面倒な仕事が与えられ、胎盤の破片を最初に娩出された胎盤の大きな塊と合わせたり、私達が何とか集めた血液量を測ったりしていた。

「先生、胎盤はこれで全部出たと思われます。血液量は1.5パイント（約0.85ℓ）です。それと、ベッドに流れたのを約8オンス（約0.23ℓ）として加えると、出血量は2パイント（約1.1ℓ）前後になります。」

研修医は独り言を呟いた後、大きな声で「彼女には絶対に輸血が必要だ。血圧はすでに低い。」と言った。そして、「ここで行うことは可能ですか？」と家庭医のほうを向きながら言った。

「えぇ、私がクロスマッチングのサンプルをとりましょう。」

家庭医は帰ることもできたのに、なぜずっと残っていたのか私は不思議に思っていた。この時になって私は理解した。彼はコンチータが家で治療を受けることになった場合、そのまま自分で診るつもりでその場に残り、起こったことのすべてを把握しておきたかったのだ。

その時、グレート・オーモンド・ストリート小児病院から赤ん坊を搬送するための救急車が到着した。

A PREMATURE BABY（未熟児）

　ライムハウスの格好のうわさ話という点からすると、ことの全てがロンドンのスモッグの中で起こったことは大変残念なことだったと思う。その夜がもし雲一つない澄み切った夜だったならば、警察に先導された助産婦、警察官、医師団、救急隊一人一人の一挙手一投足が目撃され、報告されていたに違いない。このような大騒ぎは、少なくとも1年間はうわさ話の格好の話題になったことだろう。そうであったなら、たとえ隣に住んでいなくとも、ウォーレン家の前に救急車が2台も止まり、一晩中警察官が行ったり来たりしたのを見ることができたに違いない。近所の人達にとっての唯一の慰めは、20分程度続いた血の気も凍る叫び声により、通りの全ての人が目を覚ましたことだったかもしれない。

　2台目の救急車から現れた器材と人材は圧巻だった。まず、1人の医師が保育器を抱えて急いで通り過ぎた。続いてもう1人の医師が、人工呼吸器を抱えてやってきた。看護婦は巨大な箱を抱え、彼らに続いた。最後に救急隊員2人と警察官が、それぞれ酸素シリンダーを携えてやってきた。これら全ての器材は、玄関に並ぶ3台の乳母車と2本の梯子の間をすり抜けて運ばなければならなかった。頭上に干されている洗濯物が邪魔をした。洗濯物は器材にひっかかり、家に住む若い女性の小さなパンティーのようなものは、上の階に運ばれた。一晩中ベッドから出たり入ったりしていた子どもたちは階段の手すりにぶら下がったり戸口に隠れたりして、一行の様子を一部始終うかがっていた。

　寝室に到着すると医療スタッフは中に入り、警察官と救急隊員は同僚と一緒にお茶をするよう下の階の台所へ案内された。にもかかわらず、平均的な広さの寝室は、今や5人の医師、2人の看護婦、1人の助産婦、そしてレンとリズで所狭しという状態だった。器材はそこら中に置かれ、私の分娩介助の道具はまだ台の上に広げられたままだった。産科医の道具は引き出しを引いた上にのっていた。私達は急いでスペースを空けたけれど、小児科医の道具は床の上に置くしかなかった。

　「我々はもう引き上げた方がいいでしょう。」産科研修医は同僚に言った。「お

会いできてよかったです。母親は家で看病することになりました。赤ん坊の幸運を祈ります。」

彼らは帰って行ったけれど、家庭医は残った。

小児科医は赤ん坊を見て息をのんだ。

「先生、助かりますか？」と若い医師は尋ねた。

「大変な挑戦をすることになりそうだね。」と小児科医は言った。「酸素の準備を。それから吸引も。保育器を温めて。」

医療チームは慌ただしくなった。

小児科医はコンチータの方に身をかがめて、赤ん坊を受け取ろうとした。彼女は眠っていたのか半分意識があったのかわからないけれど、腕に力を入れてしっかりと赤ん坊を抱きしめた。

医師はレンに言った。「コンチータに赤ん坊を見せてくれるように言ってくれませんか？赤ん坊を搬送する前に診察をしたいのです。」

レンは妻の方にかがんで囁やきながら、手の力を抜くように試みた。手は硬直していて、下の手をもう片方の手で覆っていた。

「リズ。母さんに、赤ちゃんは病院に連れて行かないといけないって言っておくれ。」

レンはコンチータをやさしく揺すって起こそうとした。彼女の眼はまばたきして、わずかに開いた。

リズは母親の方に身をかがめて、スペイン語で話しかけた。誰もリズが何と言ったのかわからなかった。コンチータはさらに目を見開いて、自分の胸に横たわっている小さな生き物に焦点を合わせようとした。

「いや。」彼女は言った。

リズはもう一度、今度は母親を説得するように差し迫った調子で話した。

「いやよ。」母親は言った。

リズは３度目を試みた。

「*Morirá! Morirá!*」（赤ちゃんは死んでしまうわ！）

コンチータに与えた影響は即座で劇的なものだった。彼女は大きく目を見開き、必死に周りにいる人々に焦点を合わせようとした。そして医療器具と白衣を見た。コンチータのぼんやりした頭は全てを察知したのだと思う。起き上がろうともがいた。リズとレンは彼女を手助けした。コンチータは荒々しく皆を

見渡すと、赤ん坊を自分の胸の間にぐいと押しやって両手を赤ん坊の上に重ねた。

「いや。」彼女は言った。そして大きな声で繰り返した。「いやよ。」

「母さん、そうしなきゃだめよ。」リズは優しく言った。「Si no lo haces, morirá.」（そうしなきゃ、赤ちゃんは死んでしまうわ。）

コンチータの顔は苦痛でうつろな表情だったけれど、彼女の心に何かが浮かんだ。何とか自分の統制の下に考えを取り戻そうとしているのが目に見えるようだった。何とか考え、思い出そうとしながら、自分の胸と赤ん坊をぎゅっと抱きしめ、その頭を見下ろした。その光景をきっかけに、彼女は全てを理解したに違いない。コンチータは正気を取り戻したようで、大きな黒い瞳ははっきりと決意に満ちた目つきになった。

コンチータは部屋にいる一人一人を見渡し、最後には焦点を合わせはっきりした目で完全な自信をもって言った。「いいえ。Se queda conmigo.」（この子は私と一緒にいます。）「No morirá.」そして、さらに語気を強めて言った。「No morirá.」（この子は死なないわ。）

医師達はどうしていいかわからなかった。荒々しく腕を剥がして赤ん坊をひったくるようなことをレンが許すはずもなかったので、医師達には成す術はなかった。

小児科医はリズに言った。「お母さんに、自分で赤ちゃんの面倒は見られないと言ってくれないかな？器材もないし、専門的な知識もないんだから。赤ちゃんは世界で一番優れた子ども病院へ運ばれて、専門的な治療を受けるんだと伝えておくれ。赤ちゃんは保育器がなければ生きてはいけないんだと言ってくれないか？」

リズは話し始めたけれど、レンが割って入り、真の強さと男らしさを見せた。医師と看護婦に向かってこう言った。

「すべて僕が悪いのです。謝らなければなりません。妻の承諾なしに、赤ん坊を病院へ連れて行っていいと言いました。そうすべきではありませんでした。子どもたちに関することは、常に母親である彼女が決定権をもつべきです。ご覧のように彼女は搬送に同意していません。ですから、赤ん坊はどこへも連れて行けません。僕達と一緒にここに留まり、洗礼を施されるでしょう。もし亡くなれば、教会葬をすることになるでしょう。ですが、母親の同意なしにはど

こへも行きません。」

レンは妻の方を見た。コンチータは微笑んで赤ん坊の頭をなで、自分のそばにいることになると理解したようだった。闘いは終わった。彼女は、自信に満ちた愛情をもって赤ん坊を見つめ、静かに言った。「No morirá.」

「この通りです。」レンは楽観的に言った。「赤ん坊は死にません。僕のコニーがそう言うのなら、赤ん坊は死なないのです。信じて下さい。」

それはそれだ。医師達は負けを認め、器材をまとめ始めた。

レンは迷惑をかけたことをもう一度丁重に謝罪し、医師達に感謝を示した。そして、全ては自分が悪いのだともう一度言った。彼は救急車の費用と医師や看護婦の費やした時間に対して、支払いをすると申し出た。そして台所でお茶をしようと提案した。医師達は断った。レンは愛嬌のある笑みを浮かべて言った。

「さぁ、どうぞ、お茶を1杯。遠いところから来てくれたのですから。温まりますよ。」

レンにはそんな魅力があったので、彼らは無駄足に腹を立てていたけれど、もてなしを受けることにした。

レンとリズは医療チームが全ての器材を持って階下に下りるのを手伝い、家庭医と私だけが残された。家庭医はこの3時間余りの間ほとんど言葉を発していなかったので、私はそのような態度の家庭医を好意的に感じていた。私達は自分達が大きな責任を担っていて、母親も赤ん坊もまだ死ぬ可能性のあることをわかっていた。コンチータの容態は重体だったけれど、これまでに2パイント（約1.1L）も出血があり、今や危篤だった。

「輸血をしなければならない。」と家庭医は言った。「クロスマッチの採血はしたので、血液バンクから輸血が届き次第、静脈ルートを確保しよう。輸血を行っている間、地区看護婦に付き添ってもらう必要があるだろう。シスター達から誰か1人来てもらえるだろうか？」

私はそのようにすることを約束した。医師は、「すぐに抗生剤を投与しよう。肺の上部だけで呼吸をしているようだから。胸の音を聴きたいのだけれど、赤ん坊がいるから、そうさせてくれるだろうか？」と言った。

彼は正しかった。コンチータは聴診させなかった。だから、医師はペニシリン1アンプルを吸って彼女の大腿に注射した。

「1日2回7日間、1アンプルを筋肉注射する必要があるだろう。」医師はそう言いながら記録に書き込み、処方箋を書き上げた。

「さぁ、私はこの血液を調べるとしよう。私に今できることはここまでだ。看護婦さん、正直に言って私は赤ん坊に何をすればいいのかわからない。あなたとシスター達に任せるべきだろう。シスター達には私よりも経験があるだろうから。」

「私は・・・、今まで未熟児を扱ったことは一度もありません。」

私達はお互いをやり場のない思いで見つめた。そして、家庭医は帰って行った。彼に神の御加護があらんことを、と祈った。神は、どのくらいの時間この家庭医が一睡もしていなかったか御存じだろう。すでに午前5時頃ですっかり朝だ。医師は深い霧の中を血液検査のために歩いて帰っている。午前9時には手術があり、その後1日中仕事があることは疑いようもなかった。

私はかなり疲れていて、ほとんど思考することができなかった。アドレナリンが一晩中出ていて、もはや私の体はくたくただった。コンチータは眠っていて、私にわかることは、赤ん坊は生きているのか死んでいるのかだけだった。何かできることはないか考えようとしたけれど、思考が止まっていた。ノンナート・ハウスに帰るべきだろうか？どうやったら帰れるだろうか？警察官は行ってしまったので、霧の中を1人で自転車を漕ぐことはできそうになかった。

その時、ちょうどリズがお茶をもって部屋に入ってきた。

「どうぞ、座って。休んでね。」とリズは言った。

肘掛け椅子に座り、お茶を半分ほど飲んだことは覚えているけれど、次に気付いた時は真っ昼間だった。レンは部屋にいて、ベッドに座ってコンチータの髪を梳きながら、何か甘い言葉を囁いていた。コンチータは夫と赤ん坊に微笑んでいた。レンは私が起きたのを見て言った。「看護婦さん、気分はよくなりましたか？今は10時ですよ。ニュースでは、今日は霧が晴れるそうです。」

ベッドに座っているコンチータを見ると、赤ん坊はまだ彼女の胸の間にいた。赤ん坊の小さな頭をなで、優しくあやしていた。彼女は痛々しいほど弱って見えたけれど、皮膚色と呼吸は改善していた。さらに、目の焦点は定まっていて落ち着いた様子だった。脳震盪によるせん妄状態は、すっかり治まっていた。

その時からコンチータは見る見るうちに回復した。自分の夫もわからないくらい死に瀕した人が、数時間の間に、自分がしていることとその理由をはっき

り理解している落ち着いた有能な女性へと変わった。ペニシリンが功を奏したのは疑いようもないけれど、ペニシリンだけでは驚異的な変化をもたらすことはできなかった。

　コンチータを治したのは、生きている赤ん坊だったのだと思う。赤ん坊が連れて行かれてしまうと考えた時に、運命の分かれ道は訪れた。その瞬間に母性本能が強くなり、自分が赤ん坊を保護すべき者であり、ケアをすべき者であることを思い起こしたのだ。彼女には具合が悪くなっている暇はなかった。考えを混乱させている暇はなかったのだ。赤ん坊の命がかかっていたのだから。
　もし赤ん坊が生まれた時に死んでいたか、病院へ連れて行かれていたら、コンチータも死んでいただろう。動物の世界にはこのような話がよくある。羊や象は、赤ん坊が死ねば母親も死に、赤ん坊が生きれば母親も生きると言われている。
　意識があるか、無意識かという境界もとても興味深い。長年にわたり多くの死にゆく患者と共に過ごしたことで、いわゆる「無意識」というものは私達が思っているような何もわからない状態では全くないと私は確信している。無意識は、深いところで直観的にわかっている場合がある。コンチータは全くの無意識に見えたけれども、小児科医が赤ん坊を連れて行こうとした時、彼女は手で強く赤ん坊を抱きしめた。目の焦点は合っていなかったのでコンチータには部屋に誰がいるか見えていなかっただろうし、言葉がわからなかったので何が言われているかも理解できなかっただろう。でも、なんとかして我が子が連れて行かれようとしていることを理解し、渾身の力で抵抗した。このことが彼女を回復へと導いたのだ。
　第二次世界大戦のバトル・オブ・ブリテンでエースパイロットだったダグラス・バーダーも似たような話をしている。飛行機の墜落事故で両方の大腿を真ん中で切断した後、声が聞こえた。「静かに！若い飛行士があの部屋で死んでいるぞ。」その言葉で彼の考えは集中して、思った。「死んでいる？私が？今に見せてやる。」その後は歴史が示す通りである。

　コンチータは横にある受け皿に手を伸ばし、乳首を絞り始めた。受け皿には初乳が数滴押し出されて落ちた。そして娘がケーキの飾りつけに使っている細

いガラス棒を手に取った。コンチータは左手に小さな我が子を抱きかかえ、ガラス棒に初乳を1滴つけて、それで赤ん坊の唇を刺激した。私はそれを見て心を奪われた。唇はひな菊の花びら2枚くらいの大きさしかなかった。小さな舌が出てきてその初乳を舐めた。彼女はこれを6回か8回ほど繰り返し、再び赤ん坊を胸の間に押し込んだ。

　レンは言った。「コンチータは6時からずっとこれを30分おきにしているんです。それから2人とも少し眠っては、また繰り返しています。彼女は、赤ちゃんは死なない、死なないと言っていましたよね。赤ちゃんの世話の仕方をよくわかっているんですよ。」

　私はコンチータの出血が多くないことを確認し、その場を去った。ノンナート・ハウスに戻って報告し、輸血が届いたら処置中に観察する地区看護婦の依頼をしなければならなかった。スモッグは晴れ始めていて、かろうじて道の向こう側が見えるほどになっていた。汚いスモッグが晴れるにつれて、まるで世界が新しい命で満ちてゆくようだった。私は明るい気持ちで自転車を漕いで戻った。

　私のために「飢餓をしのげるように」とシスター・ジュリアンヌ自ら、ダブルベーコンエッグの大量の朝食を用意してくれていた。そして彼女は、私が食べている間に台所で報告を聞いてくれた。彼女は言った。「そんなに小さい未熟児をケアした経験は、私にはありません。でも、他のハウスのシスターの中に1人、経験のある人がいます。彼女に相談しましょう。コンチータも、さらに出血しないか気を付けて観察する必要があります。」

　シスター・ジュリアンヌは全ての出来事が驚くべき話であることを知って、静かに言った。「神の御加護がありますように。」そして、輸血を見守る手配をしに行った。

　コンチータにはそれ以上の出血はなかった。輸血の後、彼女の頬には色が戻り、レンの頬にも色が戻った。彼女は衰弱しきっていたけれど、全ての危機的な状態を脱した。赤ん坊は母親の胸の間に昼も夜も横たわり、先述のやり方で約30分おきに授乳された。ノンナート・ハウスの職員とシスター全員が2人を見に行った。それはとても美しく、めずらしい光景だった。生後4日目に私はハンカチを使って体重を測った。彼は1ポンド10オンス（約737 g）だった。

3週間後には、コンチータは短い時間起き上がって過ごし始めた。私は先のことを考えて、赤ん坊はどうなるのだろうと思っていた。明らかにコンチータも先のことを考えていたようで、何をすべきか正確にわかっていた。彼女はリズに、仕立て屋で最上の生成りの絹を数フィート手に入れてくるように頼んだ。腕のよい一番上の娘のリズが手伝って、下はきつくて上はゆったりとした肩と胸の周りにつけるスリングのようなしっかりしたブラウスを用意した。赤ん坊は5か月の間、この中で母親の胸の間に抱っこされ、母親から離れることはなかった。

　誰がコンチータに教えたのだろう？後にも先にも、未熟児をこのように抱っこする方法を聞いたことも、本で見たこともない。それは純粋に母性本能だったのだろうか？お産を振り返り、赤ん坊が連れて行かれようとしたときの彼女の必死の抵抗を思い出した。あの時の彼女には何かを考えようと、思い出そうとしていた印象がある。そして彼女は突然、はっきりと確信を持って言ったのだ。「*No morirá.*」

　南スペインで子どもだった頃、小さな未熟児をこのように抱っこしている小作人やジプシーの女性を見たことをコンチータは思い出したのだろうか？この半分忘れていた時代の儚い記憶が、赤ん坊は死なないという確信をもたらしたのだろうか？

　その後何年かしてユーストンのエリザベス・ギャレット・アンダーソン病院で夜勤看護婦をしていた時、私は同じくらいの週数と体重の未熟児を何人か看護した。彼らは全員保育器で育てられていて、死に至ったケースは思い出せない。病院のスタッフは未熟児の命を守る優れた近代的なケアに誇りを持っていた。病院のやり方とコンチータのやり方は対極にある。保育器にいる赤ん坊は昼も夜も一人ぼっちで、通常は強い明かりのもとで硬い台の上に寝かされている。手と診察器具だけが赤ん坊に触れる。栄養は一般に牛の人工乳だ。コンチータの赤ん坊は決して一人ぼっちではなかった。母親の温かさ、感触、柔らかさ、匂い、潤いがあった。母親の心臓の鼓動と声が聞こえていた。母乳も与えられた。それら全てに加えて、母親の愛があった。

　おそらく今日では、赤ん坊の入院を拒否するという彼女の決意は、訓練されたスタッフと高度な技術だけが未熟児にふさわしいケアをできる、という仮定に基づいた裁判所の法律命令で却下されてしまったことだろう。1950年代に

は、医療者はほとんど家庭生活に入り込むことはなく、両親の責任が尊重された。現代の医学は両親の責任を全く理解していないと結論せざるを得ないと思う。

　確かにコンチータは幸運だった。急速な出産は赤ん坊に脳障害を起こす可能性があったけれど、脳障害は起こらなかった。それ以外にも、未熟児は特に肺や肝臓といった生命維持に必要な身体器官の未熟性に起因した大きな危険にさらされる。実際に、コンチータの赤ん坊は最初の数か月間、一度ならずひどい黄疸を呈したけれども、その都度黄疸はひいた。私が不注意にも膿盆の中に赤ん坊を放っておいてしまった後でも、出生後から肺が完全、いや、部分的にも虚脱しなかったことは奇跡だった。この事に関して、私は全く役に立っていない。しかし、赤ん坊が呼吸したことは事実である。私が赤ん坊を逆さまにして壊れそうな背中を1本の指でタッピングしたことで、第1呼吸を促したのだと考えたい。コンチータは授乳が終わる度に同じようにすることを勧められた。なぜなら、もし液体が気管に入ったら、未熟児は正期産児がするように咳をすることはできないからだ。彼女には非常に細い吸引チューブが渡され、その使い方も教えられた。

　そんな小さなことの他に、赤ん坊は何の医学的治療も受けていなかった。母親の皮膚は一定の温度であり、赤ん坊の体温を安定させた。ひょっとすると絶えず上下する母親の呼吸の動きが、初めの数週間に渡って危機にあった赤ん坊を救ったのかもしれない。母乳を数滴ずつ、頻回に唇に置くという彼女の授乳方針も適切だったと確信する。コンチータは夜の間もずっとこれをしていたようだ。コンチータは授乳用品を滅菌することに関しては予防策を取っていなかった。消毒については聞いたことがなかったのではないかと思う。受け皿とガラス棒は毎回使った後、次に備えてただきれいに拭かれただけだった。けれども赤ん坊は生き延びた。究極のサバイバーだったのか、それとも我々が科学技術や専門技術を重要視しすぎなのだろうか。

　私達は6週間、毎日3回訪問し、次の6週間は1日2回訪問した。その間、在宅でのケアは順調だった。4か月で赤ん坊の体重は6.5ポンド（約2kg）になり、笑顔を返し、頭の向きを変えるようになった。小さな手を伸ばして人の指を掴むようにもなった。ごろごろ喉を鳴らしたり、1人で笑ったりするようになった。赤ん坊はほとんど泣かないとのことだった。

産後の数か月間、私は何度か赤ん坊が生まれたあの恐ろしい夜のことを考え、出発する時のシスター・ジュリアンヌの言葉を思い出した。「神様がついていますよ。私はコンチータ・ウォーレンとおなかの赤ちゃんのために祈りましょう。」彼女は、ただコンチータのために祈りますと言ったのではなかった。赤ん坊が死んで生まれてくると思っていたのでもなかった。等しい重さで2人のために祈りますと言ったのだ。実際に彼女は、私達全員のために祈ってくれた。

　真夏のある幸せな日に、私は赤ん坊の体重を確認しに定期的な訪問に行った。階段を下りていると、下の台所から笑い声が聞こえた。赤ん坊は兄弟や姉妹に囲まれてコットの中に寝ていた。彼らは皆笑っていた。美味しそうな匂いが私の方に漂ってきた。コンチータは笑いながら完全に指揮をとって、プラムのジャムを作るため湯気を立てた銅製の釜を見守っていた。彼女が大きな木のさじでかき混ぜると、銅釜はぐつぐつと沸騰した。彼女が我が子を病院に行かせなかった智恵と強さを持っていたことを神に感謝します。コンチータが赤ん坊を病院に行かせていたら彼女は死んでしまい、家庭の幸せのすべては彼女と共に消え去ってしまっていたと確信している。

OLD, OLD AGE（年老いた晩年）

いくらシスター・モニカ・ジョアンに魅了され心を奪われていたとはいえ、彼女が本当に老齢に近づいているのかどうか、私にはどうしても判断することができなかった。老婦人の特権を得て自分の思い通りにするために、昔から私達を巧みにごまかしているのかも知れないという疑念を私は払拭することができなかった！彼女はとても知的で、見聞が広く、いくつかの事柄においては非常に博識だったことには間違いはなかったけれど、彼女の話は支離滅裂で、そのもつれを解くのはしばしば難しかった。ロンドンのイースト・エンドで50年間、誓いを立てた修道女、看護婦、助産婦として働いてきた経歴から見て、彼女のキリスト教徒としての使命感には疑いはなかった。それでも彼女の振る舞いは、多くの場合、少しもキリスト教徒らしくなかった。彼女は時に利己的で、思いやりがなかった。才気と老いが瞬時に稲妻のように交差し、善良な面と無慈悲な面が隣り合わせで、記憶と忘却が絡み合っていた。老いというものは、とても興味深いもので、私はしばしば彼女を観察していた。一体どちらが本当のシスター・モニカ・ジョアンなのだろう？私は、答えを出すことができなかった。

　間違いなく、彼女はいつも風変りだった。教会への行き方さえも変わっていた。ノンナート・ハウスを出ると、レイランド・ストリートを足早に下り、角を曲がって、左右の確認すらせずにイースト・インディア・ドック・ロードを真っ直ぐ横切っていた。ガウンとヴェールを後ろに膨らませたこの年配の修道女が、ロンドンで最も交通量の多い道路を横切る時、運転手達は急ブレーキを踏み込み、タイヤがキーッと音を立て、トラックは激しく揺れて急停車したものだ。

　ある日、漆黒色の馬に乗った警察官が、落ち着き払って道路の真ん中を進んでいた。彼は豪華な白いヘルメットをかぶり白い長手袋を身につけ、オペラの登場人物のような、ルリタリア王国から出てきたような雰囲気だった。彼はシスター・モニカ・ジョアンを見ると、これから起きることを予想して、自分の馬を道路の端につけ、手袋をはめた両手を上げて、シスターが横断することを

示して両方向の車両を停止させた。彼女は道を渡る時、向きを変えて馬と馬上の警察官を見上げ、かなりはっきりと大きな声でこう言った。「若い方、とてもご親切にありがとう。でも、どうぞお構いなく。私は絶対に安全です。天使が私を守ってくれますから。」彼女は頭をつんと反らせると、足早に歩き続けた。

　この出来事は、私が彼女と知り合う何年も前に起こった。彼女の風変わりさは常々から明らかだったけれど、おそらく年を取るにつれ更に際立ってきていた。私は時々、彼女の名高い風変わりさは見せかけで、自分に注目を集めたいという子ども染みた喜びのためではないかと思った。そう、あのチェロ奏者との事件のように。かわいそうに、あのことで、彼は意気消沈してしまっただろう。そして、あの事件がピアニストに与えた影響について考えると、ひどく心配になる。

　イースト・インディア・ドック・ロードの諸聖徒教会は、今も昔も名高い教会で、教区で大きな支持を集めている。伝統的な摂政建築で建てられており、美しく均整がとれていて、室内には非の打ち所がない装飾が施され、演奏会にはうってつけの素晴らしい音響設備が整った場所だった。

　牧師は、世界的に有名なチェロ奏者に頼み込み、なんとか演奏してもらえることになった。シンシアと私は、演奏会に出席するために夕方の休みをもらった。いよいよその時になって、私達はシスター・モニカ・ジョアンを連れて行ったらどんなにいいだろうと考えた。もう二度と連れて行ったりしないけれど！

　最初に、彼女は編み物を持って行くと主張した。後知恵でしかないのだけれど、絶対にあのとき反対すべきだったのに、シンシアも私もそのことについて反対したりはしなかった。私達が教会に入ると、会場は人でいっぱいで、シスター・モニカ・ジョアンは最前列に座りたがった。公爵の未亡人のように、彼女は中央の通路をしずしずと歩いていった。私とシンシアは、まるで貴婦人の女中の2人組のように急ぎ足でその後をついて行った。彼女はど真ん中に座り、その向かいにはチェロ奏者のために用意された椅子が置かれていた。私達は彼女の両側の席に座った。誰もがシスター・モニカ・ジョアンのことを知っていて、初めから私は人目にさらされて居心地悪く思っていた。

　椅子はあまりにも固かった。シスター・モニカ・ジョアンは骨ばったお尻を木製の椅子になんとか合わせようとしながら、そわそわして落ち着かず、ぶつぶつ文句を言っていた。私達はお祈り用の膝枕を差し出したけれど、何の役に

も立たなかった。クッションを見つけなければならなかった。副牧師達は聖具保管室の戸棚の中を探したりあちらこちら走り回ったけれど、不運なことに見つからなかった。教会にはすべての備品が揃っていたけれど、柔らかいクッションだけはなかった。最もクッションに近いものは、1枚のベルベットのカーテンだった。それを折り畳んで彼女の骨ばったお尻の下に敷いた。彼女は、人を喜ばせたいと思っている新しく来たばかりの若い副牧師に対してため息をついた。

「これがあなたにとってできる限りのことならば、受け入れざるを得ませんね。」彼女の険しい口調に、彼の顔から笑みが消えた。

牧師は前に進み出て聴衆を歓迎し、幕間にコーヒーが出されることを伝えた。

「さぁ、本日は大変光栄なことに———」

彼の言葉は突然さえぎられた。

「コーヒーを飲まない人のために、カフェイン抜きのものはあるかしら?」

牧師は動きを止めた。チェロ奏者は舞台に片足を踏み出したまま、立ち止まった。

「カフェイン抜き?全く気がつきませんでした、シスター。」

「できましたら、探してくださいませんか?」

「えぇ。もちろんですよ、シスター。」

彼は副牧師に目配せして、探しに行くよう伝えた。私はそれまで牧師のはっきりしない様子を見たことがなかったので、新鮮な経験だった。

「続けてもよろしいですか、シスター?」

「えぇ、もちろん。」非常に優雅に彼女は頭を傾けた。

「・・・諸聖徒教会に有名なチェロ奏者とピアニストをお迎えすることを大変嬉しく思います・・・」

彼らは聴衆に一礼した。ピアニストはピアノの前に座った。チェロ奏者は腰掛を調節した。聴衆は静寂に包まれた。

「まぁ、彼女はブロケード織を着ているわ。」

前述のように、諸聖徒教会の音響は大変優れていたので、シスター・モニカ・ジョーンの明瞭な声は申し分なかった。ラッシュアワーの駅でもよく聞こえそうな彼女の聞えよがしの囁き声は、教会の隅々まで響き渡った。

「1890年代には、古いカーテンを切って次善のドレスを作ったものよ。彼女

は誰のカーテンをもらったのかしら?」

　ピアニストは睨んだけれど、チェロ奏者は男性なので侮辱には全く気付かず音合わせを始めた。シスター・モニカ・ジョアンは座り心地を良くしようと、私の横でそわそわしていた。

　チェロ奏者は音に納得すると、自信を持って観衆に微笑み、弓を持ち上げた。

　「良くないわね。こんな風では座れません。背中にクッションがないといけないわ。」

　チェロ奏者は腕を下ろした。牧師はどうすることもできず、副牧師達を見つめた。後ろのほうから1人の女性が前へやってきた。彼女は前もって自分用にクッションを持ってきていて、シスター・モニカ・ジョアンにそれを使うよう差し出した。

　「なんてご親切に。心から感謝します。お優しいのね。」

　シスターの堂々とした優美さは、皇太后陛下以上に女王らしかった。彼女はクッションを触って確かめ、クッションの上に座って折り畳んだカーテンを背中に当てることに決めた。シンシアと牧師は、これらすべてを調整し、その間、チェロ奏者とピアニストは楽器を見ながら黙って座っていた。私は身もだえしながら、注目されないようにしたが無駄だった。

　演奏会が始まり、やっと快適になったシスター・モニカ・ジョアンは編み物を取り出した。

　演奏会で編み物をするなど、普通ではない。実際、そんな人を今まで見たことがない。けれども、シスター・モニカ・ジョアンは、他人が何をしようがしまいが全くお構いなしだった。彼女はいつも自分が選んだ通りに行動した。通常、編み物はうるさい作業ではない。私は、シスター・モニカ・ジョアンが全く穏やかに音を立てずに編み物をしているのを何回も見たことがあった。しかし、この時は違った。レースの模様を編んでいた3本の編み針が大騒乱を引き起こした。

　彼女は何度も編み針を落とした。鋼でできた編み針は木の床に落ちるたびにカチャカチャ音を立てた。どちら側に落ちたかによって、シンシアか私が針を拾わなければならなかった。毛糸の玉が落ちて、椅子の下を転がっていった。4席くらい後ろの椅子に座っている人がシスターの方へ毛糸の玉を蹴り返したけれど、解けた毛糸が椅子の脚に引っかかり、きつく引っ張られ、シスター・

モニカ・ジョアンの手の中でいくつかの編み目がほどけた。「気を付けて頂戴。」彼女は私達を叱った。その時、チェロ奏者は特に難しい独奏パートに近づいていて、歓喜の中で目を閉じていた。彼がとげとげしく目を開くと、意外にも間違った音が弦から聞こえてきた。シスター・モニカ・ジョアンが毛糸の行方を探しているのを見ながら、真のプロ根性をもったチェロ奏者は独奏パートに入っていった。彼は見事な演奏でその楽章を終えた。

ゆっくりとしたテンポの楽章がそっと静かに穏やかに始まったけれど、毛糸玉はそう簡単にはいかなかった。4席後ろの人は、毛糸玉を回収して、転がって来た方向に押し返そうとしたけれど、上手くいかなかった。毛糸玉は後ろに転がって、後ろに座っている人の足の回りにからまった。その人はそれを拾い上げたので、毛糸玉の端を再びきつく引っ張ることになり、シスター・モニカ・ジョアンの編み針から更にいくつかの編み目がほどけてしまった。

「あなたが台無しにしているのね。」と彼女は後ろの男に吐き捨てた。

ピアニストは忘れられないほど優しい音色で一節を奏でていた。彼女はピアノから視線をはずして、最前列を睨み付けた。

最後の独奏パートが近づいたとき、もう1本の編み針が床に落ち、カチャカチャいう音が鳴り響いた。2つ目の楽章のクライマックスというところで、チェロの哀切を帯びた旋律をぶち壊した。

牧師は必死の形相を浮かべて前に来て、シスター・モニカ・ジョアンに静かにするよう囁いた。「何とおっしゃいましたか、牧師さん?」まるで耳が遠いかのように、彼女は大きな声で言った。もちろん、彼女は耳など遠くなかった。彼は愕然として、事態をさらに悪化させてしまうことを恐れて、後ろに下がった。

3番目の楽章はアレグロ・コン・フォーコで、2人の奏者は、私が今まで聴いたことがないほど速く、情熱的に演奏した。

ちょうど屈辱で死にそうになっていたシンシアと私は、シスター・モニカ・ジョアンをノンナート・ハウスへ連れて帰ることができる曲の合間になるのを今か今かと待っていた。私は激怒で歯ぎしりしながら、心の中で殺人を企んでいた。私より優しい心をもつシンシアは、我慢強く思いやりがあった。けれども、さらに悪いことが起きることになった。

2人の音楽家は、3番目の楽章を意気揚々と締めくくった。堂々とした態度で、

チェロ奏者はさっと弓を上に持ち上げると、自信に満ちた表情で聴衆に微笑みながら腕を高く上げた。
　拍手が始まるまで、わずか数秒しかなかったけれど、シスター・モニカ・ジョアンが退席するには十分だった。彼女は、出し抜けに立ち上がった。
「この椅子は痛すぎます。これ以上は我慢できません。もう帰ります。」
　編み針をそこら中に落としたまま、彼女は演奏者の前を横切り、観客の皆が見ている中で、中央通路を颯爽と扉へ向かって行った。
　嵐のような喝采がポプラの聴衆から湧き起こった。足を踏み鳴らし、歓声をあげ、口笛を吹いた。どんな音楽家もこれ以上の大喝采を要求することはできないだろう。けれど、彼らも私達も、この喝采は演奏者とその演奏に向けられたものではないことを知っていた。そして、そのことを私達が知っていることも演奏者にはわかっていた。2人の奏者はひきつった笑顔を顔に張り付けてぎこちなくお辞儀をし、舞台を下りた。
　黒い怒りの感情が私を支配した。音楽家の長年にわたる厳しい訓練を知っているので、私は彼らを大いに尊敬している。だから、私は意図的に見えたこの謂れのない侮辱を許すことができなかった。数百人の人々の前で、シスター・モニカ・ジョアンを激しく殴れたらどんなによかったか。私は怒りで震えていたようで、シンシアが驚いて私を見た。
「私が彼女を連れて帰るわ。あなたは残って、どこか後ろの座席を見つけて。そして、後半を楽しんでね。」
「あんなことの後に、楽しむことなんてできないわ。」私は歯を食いしばりながら言った。私の声はおかしく聞こえたに違いない。
　彼女は柔らかくて温かい笑みを浮かべた。「もちろん、あなたは楽しめるわ。コーヒーを1杯飲んで。次はブラームスのチェロソナタの演奏よ。」
　彼女は編み針を集め、椅子の脚の周りから毛糸を外して、それら全部を編み物の鞄に詰め、「じゃあ、またね。」と囁いて投げキスをし、シスター・モニカ・ジョアンの後を追って出て行った。

　何日も、もしかすると何週間も、私はシスター・モニカ・ジョアンに話しかける気にならなかった。彼女が意図的に演奏会を滅茶苦茶にし、演奏者に恥をかかせたのだと私は確信していた。自分の思い通りにならない時の不機嫌や、

反対された時のふくれ面、そしてシスター・エヴァンジェリーナに対する容赦ない嫌がらせを思い出した。見せかけの老いは、彼女が楽しみのために行っている手の込んだ遊びに過ぎなかったのだと結論した。私は、これ以上彼女には関わりたくないと心を決めた。そうと決めたら、私はシスター・モニカ・ジョアンと同じくらい傲慢になって、お互いが顔を合わせた時はいつでも、顔を背けて一言も話さないこともできただろう。

　しかしその後、彼女の精神状態の現実を知る事件が起こり、私は全く疑問を抱かなくなった。

　朝の8時半頃だった。シスター達と他の職員は皆、朝の家庭訪問に出払っていた。チャミーと私が最後で、外に出ようとしたちょうどその時に、電話が鳴った。

　「ノンナート・ハウスですか？シド魚店です。ちょうど今、シスター・モニカ・ジョアンが寝間着のままうちの店の前を通り過ぎたことをお知らせしておかなければと思いまして。うちの若いやつに見に行かせたので、危険なことはないと思いますがね。」

　私は恐怖ではっと息を呑み、すぐにチャミーに伝えた。私達は分娩鞄を置いて、コート掛けからシスターの外套を引っ掴んで、シド魚店に向かい全力疾走した。確かに、イースト・インディア・ドック・ロードをジグザグ進んでいるのはシスター・モニカ・ジョアンだった。その2、3歩後ろに、魚店の男の子が歩いていた。シスターは、長袖の白くて丈の長い寝間着だけを着ていて、骨ばった肩と肘が薄い服の下から突き出していた。脊柱にあるすべての背骨を数えることもできるくらいだった。彼女は羽織物もスリッパもヴェールも身に付けておらず、風がほとんど毛のない頭から細くて白い髪の毛を吹き上げていた。寒い朝で、彼女の足と足首は、寒さと出血のために青黒かった。斑に青い皮膚だけに覆われた骸骨の骨のようなこの哀れな年老いた足が、混濁した精神だけが知る方向へと根気強く、断固とした足取りで進んでいくのを私は背後から眺めた。

　ヴェールと修道服がないと、彼女はほとんど誰だかわからなかったし、なんとなく異様なものに見えた。赤く縁取られた目からは涙が出ていた。鼻は真っ赤で、鼻先には鼻水が垂れていた。私の心は揺れ動き、自分がどんなに彼女を愛しているか理解した。

私達は追いついて、彼女に話しかけた。彼女は、まるで初めて見る人であるかのように私達を見て、私達を脇に押し退けようとした。
　「いいですか、そこを退いてちょうだい。彼らの所に行かなくてはなりません。破水したのよ。あの人でなしは、赤ちゃんを殺してしまうことでしょう。天に誓って言いますが、彼は前の子も殺したんです。私はあそこへ行かなくては。そこを退きなさい。」
　彼女は出血する足でもう数歩歩いた。チャミーは彼女の肩に暖かい毛織りの外套を掛け、私は自分の帽子を取って彼女の頭に被せた。突然の暖かさで、彼女は正気に戻ったようだった。目の焦点が合い、彼女は私達を認識した。私は彼女の方にかがんでゆっくりと言った。「シスター・モニカ・ジョアン、朝ごはんの時間です。あなたの為に、ミセスB.がおいしくて温かいポリッジ*を作ってくれています。蜂蜜入りですよ。今行かないと、どんどん冷めてしまいます。」
　彼女は食い入るように私を見て言った。「ポリッジ！蜂蜜入り！まぁ、素敵だわ。さぁ、行きましょう。なぜ、あなた方はそこに突っ立っているの？ポリッジと言ったわよね？蜂蜜入りなのでしょう？」
　彼女は2歩進んで、痛みのあまり大きな声をあげた。明らかに彼女は、足が切れて出血していることに気付いていなかった。神様、チャミーに大きな体格と力強さを与えてくれて有難う。チャミーはまるでシスター・モニカ・ジョアンが小さな子どもであるかのように腕に抱き上げて、ノンナート・ハウスに戻るまでずっと抱えてくれた。大勢の好奇心旺盛な子どもたちが後をついて来た。
　私達は心配でいっぱいのミセスB.に、くれぐれも注意して介抱するように伝えた。
　「あぁ、哀れな子羊よ。彼女をベッドに連れて行ってあげて。体が冷え切ってしまったようだわ、可哀想に。ひどい風邪を引いてしまうかも。湯たんぽをいくつか持ってきますね。それから、ポリッジとホットチョコレートも作りますね。彼女が好きなものは何か心得ていますから。」
　私達はシスターをベッドに連れて行き、ミセスB.の有能な腕にシスターを託した。チャミーも私も、取りかからなければならない朝の仕事があって、も

---

*オートミールに牛乳を入れて作ったお粥。英国の定番の朝食。

う行かなければならなかった。

　まるで上の空のような感覚で、私は朝の家庭訪問をしていた。人生では時折、愛が不意に人を捕えて、心の暗い一角を照らし光で満たすことがある。時々、全く用意もしていない時に突然、魂を奪うような美しさと喜びに直面するのだ。その朝、私は自転車を漕ぎながら、シスター・モニカ・ジョアンその人だけでなく、彼女の信仰心、使命感、聖職者としての宣誓、教会の鐘、修道院での絶え間ない祈り、静謐、神への奉仕、無私の務めといった彼女を象徴するすべてを自分は愛していると悟った。それからあることに気付き、驚きで自転車から落っこちそうになった。ひょっとして、これが神の愛というものなのだろうか？

IN THE BEGINNING（始まりの時）

　シスター・モニカ・ジョアンは肺炎になった。あの寒い朝、チャミーとミセス B. と私がベッドへ寝かせた時、彼女は深い眠りにつき、どうやら一日中意識不明のままだった。体温は高く、最大限に脈を打ち、呼吸は努力様を呈していた。ノンナート・ハウスは悲しみに静まり返った。1日の日課を告げる礼拝堂の鐘は、まるで葬式の鐘の音の前兆のように聞こえた。私達は皆、彼女は死んでしまうだろうと思っていた。しかし私達は、抗生剤と彼女の生まれ持った驚異的なスタミナという2つの重要な要素を考えに入れていなかった。

　今日では、抗生剤は1杯のコーヒーのようにありふれたものだが、1950年代には比較的新しいものだった。今では濫用によって効果が落ちてしまったけれど、1950年代には本当に奇跡の薬だった。シスター・モニカ・ジョアンは、それまでにペニシリンを投与されたことがなく、即座に反応した。2度の注射で熱は下がり、脈拍は正常に戻り、胸の雑音は消え去り、そして目を開いた。シスターは周囲を見渡してこう言った。「どうして皆何もしないで、そうやって突っ立っているのかしら？何もする仕事がなかったのかしら？きっと、私が死んでしまうとでも思っていたのでしょうね。いいえ、私は死にませんよ。ミセス B. に、朝食にゆで卵を1ついただくと伝えていただけるかしら？」

　それからの数週間で、彼女のスタミナと体力が証明された。上流階級に生まれた彼女が、もし、与えられた贅沢で怠惰な生活を享受していたとしたら、ペニシリンを投与されても、きっと死んでいただろう。けれども、激しい重労働の人生を通して、彼女は古いブーツのように頑丈になった。ただ肺炎にかかるくらいでは、彼女を死に至らしめることはできなかった。シスターは見る見るうちに回復し、医師の出したベッド上安静の指示にかなりイライラしていた。彼女は軽い風邪をひいたと考えていて、そもそもなぜベッドに運ばれたのかについて全く記憶がなかった。シスター・モニカ・ジョアンは、実際に医師を馬鹿呼ばわりした訳ではなかったけれど、医師や他の誰もが間違いなくそう思うようなそぶりで医師を見た。

　「ドクター、私はあなたのすばらしい知識を理解しているふりはしていませ

ん。けれども、私達はどんな時も神とともにあるのです。私は面会者と会ってよいと考えてよろしいですね?」

確かにその通りだった。シスター・モニカ・ジョアンは(面会者が彼女を疲れさせなければ)面会者と会うことができただろうし、(目が疲れなければ)何でも読みたいものを読み、(消化を妨げなければ)何でも食べたいものを食べることができただろう。

シスター・モニカ・ジョアンは、満足げに枕の上に背中を預けた。本が与えられ、どんな望みも満たすようミセス B. が付き添いを指示された。

修道女の寝室は正式には庵室と呼ばれ、狭くがらんとした質素で快適さのない部屋だった。けれども、シスター・モニカ・ジョアンは助産業務を引退してから上手に物を手に入れていたので、彼女の庵室は比較的広く、快適に家具が添えられて可愛らしい部屋になっていた。上品な寝室という言葉のほうが、ふさわしい表現かもしれない。通常、普通の人は修道女の庵室に入ることは許されない。しかし、シスター・モニカ・ジョアンは面会者と会って良いという医師のお墨付きを引き出した。こうして、私の人生におけるとても幸せな時間が始まった。

私は毎日、彼女のもとを訪れた。部屋に入ると、触れそうなくらい確かな、平和で静かな感覚に包まれた。シスター・モニカ・ジョアンはいつもベッドの上に座っていて、目に見えた病気や疲労の様子は全くなかった。ヴェールは完璧に合い、白い寝間着は高く首まであり、やわらかい皮膚はくすんでいて、大きな目は澄んでいて鋭かった。ベッドはいつも本で埋め尽くされていた。彼女は何冊ものノートを持っており、しっかりした上品な筆跡でふんだんに書き込まれていた。

私は、シスターが詩人であることを発見した。それは驚くべきことではないのだろうが、私は驚いた。彼女はそれまでの人生で詩を書き続けていて、ノートには、1890年代の日付から始まる数百の詩がしたためられていた。

私には、詩を評価することはできないし、良い詩を聞き分ける耳もない。けれども、シスターが一貫して書き続けていたことに感動して、ちょっと見せてもらえないか尋ねた。彼女は無造作に肩をすくめた。

「持って行きなさい。私には何も隠すことはありませんよ。私は、神の火に舞う火の粉に過ぎないのですから。」

私はくる夜もくる夜もそれらの詩を読んだ。修道女が書いたので全て宗教的な詩だろうと予想していたけれど、そうではなかった。多くは次のような愛の詩や、風刺、ユーモラスな詩だった。

　　　この世で一番見るのが楽しいものは
　　　静かにじっと止まっているハエ
　　　気難しい顔をきれいにしながら
　　　私の選んだ読みかけのページの上で
　　　お尻の周りに脚をからませて
　　　ゆっくりしている
　　　まるでメガネをかけた美女のように

あるいは、このようなものだ。

太った雌のダックスフントの詩

　　　両方ともかわいいのよ
　　　私のつま先も私のおっぱいも
　　　一緒にぶらぶらしたり、駆けたりするの

　　　どうしよう？
　　　両方とも新調しなくちゃならなくなったら
　　　乳首が擦り切れて
　　　どこかへいっちゃったら

これは、私のお気に入りだ。

　　　ブライトンの海岸だったら
　　　酔ってもいい
　　　でも、本当よ
　　　ホブ*だったら、気をつけて

＊ブライトンの隣町

IN THE BEGINNING（始まりの時）

すばらしい詩ではないかもしれない。けれども、私は魅力的だと思った。いや、おそらくシスター・モニカ・ジョアン自身の魅力が、判断を鈍らせたのかもしれない。

シスターの父親についての意味ありげな詩も見つけた。それは、彼女の若い頃の生活の多くを物語っていた。

> イライラして、優しくない、がさつなパパ
> なんて硬い殻をかぶった老人なの、あなたは
> なんてやり方なの！
> 大根役者みたいにラッパを吹き鳴らして
> なんて吹き方なの！
> パパ、何のために吹いているの？
> 息を無駄にしているだけじゃないの？
> 「すべて私に任せておけ」
> いたずらに老人が言っている

尊大で支配的な父親だったので、シスターの自分を表現したい、家を出たいという苦しみは、途方もないものだったのだろう。弱い性格だったなら、押しつぶされてしまっていたことだろう。

彼女の愛の詩は、恋に悩む若かりし頃の私の心に響き、涙を誘った。

まだ見ぬ神へ

> 私はあなたに歌いました
> 至福の日々に
> あなたは私と共にありました
>
> 私はあなたを思いました
> 恋人とのキスの中に
> あなたをそこに感じました

私はあなたのもとに戻りました
愛があまりにもはかなく終わってしまった時に
あなたの強さに気付きました

私にはあなたが必要でした
悲しみの歳月に
ついに、あなたを知りました

「愛があまりにもはかなく終わって。」あぁ、私にもよくわかる。人は、まだ見たことのない神を知るために、これほどまでに苦しまねばならないのだろうか？誰といつ、どんなことが、シスター・モニカ・ジョアンの失恋にはあったのだろうか？私は知りたかったけれど、あえて聞かなかった。彼は亡くなったのだろうか？それともシスターは両親に反対されたのだろうか？なぜ彼を手に入れることができなかったのだろう？彼はすでに結婚していたのだろうか？それともただ彼女を好きではなくなって、いなくなってしまったのだろうか？私は知りたくて仕方なかったけれど、聞くことはできなかった。どんな出すぎた質問も、彼女の辛辣な言葉による痛烈な批評をもらうだけだっただろう。

宗教的な詩は驚くほどわずかだった。私は彼女の信仰についてもっと知りたかったので、彼女の詩の宗教的な面について尋ねた。彼女は、キーツの「ギリシャ壺に捧げるオード」から数行を引用して答えた。

「美しいもの、それは真実。真実こそ美しい。」
これは汝らがこの世で知る全てであり、知る必要のある全てである。

「生命の偉大な神秘について、私に話させないでちょうだい。私はただの卑しい労働者よ。美を知りたければ、詩編とイザヤ書[*1]とヨハネの福音書をお読みなさい。私のつたない文章でどうやってこれらの詩をなぞることができるでしょう？真実を知りたければ、福音書[*2]をお読みなさい。神が人を創りたもうた4編の短い話を。これ以上、何も言うことはありませんよ。」

[*1] 詩編もイザヤ書も旧約聖書の中の一書。
[*2] 福音書にはマタイ、ルカ、ヨハネ、マルコの4書がある。

その日、彼女はいつになく疲れて見えた。枕に背を預けていたので、冬の陽光が彼女をいっそう青白く、気品ある姿に見せていた。私の心は、優しさに溢れた。私は間違って修道院にやってきてしまった、不信心な少女だった。どんな霊的なものも信じない確固とした無神論者というより、むしろ、多くの疑いと不確かさを抱く不可知論者であったと言えるだろう。それまで修道女に出会ったことはなかったし、初めは彼女達をちょっとした冗談だと思っていたけれど、後には、容易には信じがたい驚きとなった。最後には尊敬にかわり、深い愛を感じるようになった。

シスター・モニカ・ジョアンはなぜ特権階級の生活を捨て、ロンドンのドッグランズのスラムで働くという苦労の多い人生を送ることにしたのだろうか？「それは、人々への愛だったのですか？」私は尋ねた。

「もちろん違いますよ。」彼女は素早くさえぎった。「まだ知りもしない無知で野蛮な人々を、どうして愛することができますか？汚いものや卑しいものを愛せますか？シラミやネズミを愛せますか？誰がつらい肉体的疲労を愛し、それでも働き続けることができますか？人は、そんなものを愛せはしません。人が愛せるのは神だけです。そして、神の恩寵によって、神の民を愛することができるようになるのです。」

私は、どのように神の思し召しを聞き、誓いを立てることになったのか尋ねた。すると、シスターはフランシス・トンプソンの「天の猟犬」の一節を引用した。

> 昼も夜も、私は神から逃げた
> 何年もの歳月にわたって、私は神から逃げた
> 心の中の迷宮をさまよい、私は神から逃げた
> 心の中で、涙の最中に
> 私は神から隠れた。

「神から逃げた」というのがどういう意味か尋ねると、彼女は不機嫌になった。「質問、質問、質問で私を弱らせるのね、ひよっこさん。自分で見つけなさい。最後には皆そうしなければならないのですよ。誰も信仰を与えたりはできません。それは、神だけが与えられる恵みなのです。尋ねよ、さらば見出さんとね。

福音書をお読みなさい。他に方法はないのですよ。終わりのない質問で私を困らせないでちょうだい。ひよっこさん、神と共に行きなさい。ただ神と共に行けばよいのです。」

彼女はすっかり疲れていた。私は彼女にキスをして、部屋を抜け出した。

何度も繰り返された「神と共に行く」という言葉に、私はずいぶん悩んだ。そして突然、それは明らかになった。それは天啓であり、受容であった。私は喜びでいっぱいになった。いのち、世界、聖霊、神など呼び方は何であれ、そういうものを受け入れたら、全てが後に続いてくる。私は理解するのに、あるいは少なくとも人生の意味に折り合いをつけるのに、何年にもわたって探し求めた。「神と、共に、行く」というたった3つの言葉は、私にとって信仰の始まりとなった。

その晩から、私は福音書を読み始めた。

あとがき

"Call the Midwife: A True Story of the East End in the 1950s（来て！助産婦さん）"はジェニファー・ワースによって書かれた物語で、2002年にイギリスで出版されました。ジェニファー・ワースが本書のまえがきにも書いているように、医師や看護師が登場する話は多くありますが、助産師を扱った物語は日本でもほとんどありません。助産師の仕事はドラマの連続です。本書は、1950年代にジェニファー・ワースが実際にロンドンの貧困地区であるイースト・エンド地区で助産師として働いた経験をもとに書かれています。お産や合併症など助産のことだけでなく、著者が働いていたノンナート・ハウスという助産所兼修道院での生活や同僚の話、1950年代のイギリス・ロンドンのイースト・エンドに住む人々の生活などが生き生きと描かれています。1950年代のイースト・エンドは決して豊かではありませんでしたが、人々は明るくたくましく生きていました。魅力ある同僚たちや、イースト・エンドの人々の出産に関わる中で、主人公は助産師として成長していきます。今より50年以上も前のイギリスのお話ですが、助産の場面では、今の助産に携わる私たちにも共感できるお産の場の臨場感が感じられます。

　2012年4月、私たちは本書がイギリスのノン・フィクション部門の売り上げで1位となっていることを知りました。助産師の物語がそんなにも多くの人に読まれているなんて、初めは信じられませんでした。当時、大阪大学大学院に在籍していた私たち助産師9名は、助産師が書いた助産師についての物語ということに興味を持ち、本書を読み始めました。同じ職業の助産師として共感できる部分も多く、なおかつ、物語としても非常に面白く、ぜひ助産師にこの本を知ってもらいたい、助産師でない多くの人に助産師の仕事と助産師のドラマを知ってもらいたいという思いで翻訳に取り組みました。本書を読んでいただいた人の中から、1人でも多くの人が助産師を目指してくれれば、これ程嬉しいことはありません。

最後になりますが、この本の出版にあたり、多くの方々にご協力いただきました。クオリティケア社の鴻森和明様は、私たち大学院生の翻訳本の出版を引き受けてくださりました。そして、なかなか原稿の進まない私たちを気長に見守ってくださり、心より御礼申し上げます。また、村上睦子先生、藤原美幸先生には本書を出版してくださる出版社が決まらない中、クオリティケア社をご紹介いただき深く感謝いたします。

訳者を代表して
土屋さやか

来て！ 助産婦さん
Call the Midwife
定価（2,500 円＋税）

2015 年 12 月 25 日　第 1 版第 1 刷発行Ⓒ

著者　　　　JENNIFER WORTH
訳者代表　　土屋さやか
発行　　　　クオリティケア
代表取締役　鴻森和明
〒 176-0005　東京都練馬区旭丘 1-33-10
TEL & FAX　03-3953-0413
e-mail：qca0130@nifty.com
URL：http://www.quality-care.jp/
ISBN 978-4-904363-51-5
C3047　￥2500E